包括的
歯科診療
入門
現象と時間の視点から

小川廣明 著

Dd デンタルダイヤモンド社

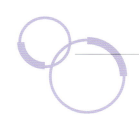

はじめに

　さまざまな形で現れている現象（病態）をどう処理すればよいのか、その判断と方法を試行錯誤し、結果に一喜一憂しながら臨床を重ねていくうちに、気づいてみれば30年を優に超える年月が経過していた。そして現在、好むと好まざるとにかかわらず、自分の臨床経過を時間軸に沿って見ざるを得なくなった。時間の再評価は容赦なく診断や手技のあまさを思い知らせてくる。そして、崩壊の流れが見えてくると同時に、手をつけても大過ない症例、治療介入すれば大きなリスクを覚悟しなければならない症例が見えてきた。悪戦苦闘するのは、大半が過剰な力（Hyper functional force）である。

　本書は、このような筆者のありのままの歯科臨床の記録であり、残念な結果に至った症例もたくさん提示している。しかし、このような患者さんからこそ、かけがえのない非常に多くの示唆をいただいた。

　系統だった考察もなく、経験的に診断を下し対処していた暗中模索の歯科臨床に方向性を見出すことができたのは、20数年前、故筒井昌秀先生、筒井照子先生の臨床に触れて以来である。その卓越された手技と明晰な治療体系に感銘し、包括的な視点で臨床に取り組むことの重要性を知るに至った。以後、筆者なりに自分の臨床のなかで試行錯誤を繰り返し、われわれ一〇（いちまる）会（山口歯科臨床研究座談会）のスタイルに見合った包括的歯科診療の体系ができあがってきた。

　本書が、読者諸氏の臨床の一助になれば幸いである。

2017年10月

小川廣明

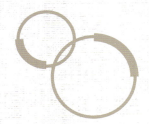

包括的歯科診療入門―現象と時間の視点から
目次

はじめに ——— 3

第1章 なぜ包括的歯科診療なのか？ なぜ基礎が重要なのか？ ——— 7

第2章 包括的な視点から病態を診断するための3つの柱 ——— 13
［Ⅰ］病態分析　［Ⅱ］炎症と力　［Ⅲ］時間軸

第3章 ［Ⅰ］病態分析 ——— 19

個別的診断 ——— 20
1. 患者個別の病態 ——— 20
2. 顎顔面の病態 ——— 20
3. 歯列咬合の病態 ——— 31
4. 歯牙歯周の病態 ——— 37
5. 個別的診断に基づいた病態分析と咬合再構成 ——— 40

総合的診断 ——— 48
1. 疾患を総合的に診るとは ——— 48
2. 総合的診断のための3つの指標 ——— 54
   ① 機能要素間の動的平衡がとれているか ——— 54
   ② 顎口腔系全体としてうまく適応しているか ——— 56
   ③ 治療介入の是非と治癒の可能性 ——— 60
3. 総合的診断に基づいた病態分析と咬合再構成 ——— 69

第4章 ［Ⅱ］炎症と力 ——— 79

炎症のコントロール ——— 80
1. 歯周治療における基本事項 ——— 80
2. 炎症と力のコントロールによる咬合再構成 ——— 91

力のコントロールはどこまで可能か ——— 99
1. 咬合再構成における力のコントロール ——— 99
2. ブラキシズムに対して犬歯誘導は有効か ——— 101

3. 睡眠時ブラキシズムと犬歯誘導 ——— 106

4. 犬歯誘導と臼歯離開咬合は本当に必要か ——— 113

5. 神経生理学的視点からみた力の問題 ——— 121

6. 咀嚼筋以外の外部からの力に気づく ——— 121

第5章 ［Ⅲ］時間軸 ——— 129

1. 歯科臨床を時間軸のなかでみる ——— 130

2. 患者とその疾患の背景にある流れを診る ——— 133

3. 崩壊する歯列と崩壊しない歯列はどこが違う？ ——— 138

4. 現象と時間の視点から咬合崩壊を振り返る ——— 147

第6章 包括的歯科診療における修復治療 ——— 157

1. 歯冠修復における基本事項 ——— 158

2. 歯周組織のマネジメント ——— 171

3. 咬合再構成における修復治療 ——— 180

第7章 咬合崩壊と咬合再構成 ——— 185

1. 咬合崩壊とは ——— 186

2. 下顎位をどう診断し、どう求めるか ——— 188

3. 咬合再構成における優先順位を考える ——— 195

4. 形態的調和と機能的調和の模索 ——— 204

5. 咬合再構成における補綴処置 ——— 214

第8章 包括的歯科診療を実践するには ——— 225

第9章 フォローアップからみる経年的変化 ——— 233

おわりに ——— 239

参考文献 ——— 240

索引 ——— 242

表紙デザイン：金子俊樹
本文デザイン：安倍晴美

第 1 章

なぜ包括的歯科診療なのか？
なぜ基礎が重要なのか？

なぜ包括的歯科診療なのか？
なぜ基礎が重要なのか？

なぜ包括的歯科診療なのか？

1．顎口腔系疾患をどう捉えるか

われわれが対象とする顎口腔系疾患は、図1に示すように顎関節・咬合・歯牙歯周・筋肉といった各機能要素間の密接な関連性のなかで、互いに鋭敏に影響し合って発症している。たとえば、1歯の位置異常、あるいは欠損が歯列咬合関係を乱し、下顎偏位、筋の過緊張などに繋がる可能性をはらんでいる。

換言すれば、1歯に現れた病態も歯列咬合・顎顔面・ひいては全身のなかで位置づけられることを認識しなければならない。

顎口腔系に見られる疾患は、種々の原因因子、関与因子が複雑に絡み合って発症している。これらの因子を分析し、排除していくことが診断であり、治療的処置であるといえる。そのためには、歯科全般にわたるバランスのとれた診断能力と手技が要求される。「自分は補綴は得意だがエンドは自信がない」では、すべての治療は砂上の楼閣と化してしまう。

われわれGPにとっては、1つの手技に秀でているよりも、むしろ歯科治療全般にわたる平均的な手技をもつことのほうが重要と考える。

2．包括的歯科診療とは

包括的歯科診療とは、「顎口腔系に現れた病態を歯牙歯周から顎顔面骨格に至るまで包括的に診断し、諸機能要素間の調和を獲得、維持すること」であると考えている。

誤解しないように注意すべきは、包括的歯科診療は診断においての概念であって、咬合崩壊した症例に対して画一的に全顎補綴、矯正治療、インプラントなど、考えられるあらゆる手段を駆使して再構成することだけをいうのではない。包括的な診断の結果、数歯の処置で済むこともあれば、治療介入しない場合もあり得る。下顎偏位や歯列の乱れがすべて機能障害に繋がるわけではないからである。

全顎的な治療をしなければならない、といった脅迫観念に駆られて、その患者にとって不必要で

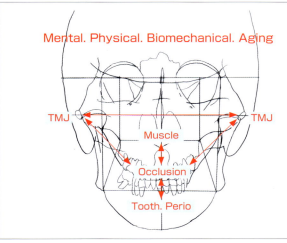

・1歯の位置異常（Tooth. Occlusion）に対する生体の回避運動の結果、下顎が偏位し、偏位した下顎位での強制的な筋活動を強いられ、筋痛や開口障害（Muscle）を惹起するかもしれない。
・筋の非協調的で過剰な活動と下顎偏位により、下顎頭と関節円板の位置関係に変化が生じ、関節円板転位（TMJ）を引き起こすかもしれない。
・片側噛みが定着し、咬合平面の傾斜、顔面の非対称や姿勢の歪みに進展する可能性もある。
・そして、これらの病態発現の鍵を握っているのは個体差である。

図❶　顎顔面における機能要素間の相互関係

症例1　基本的なインレー形成と適合

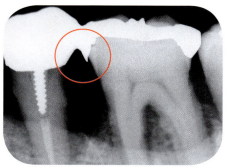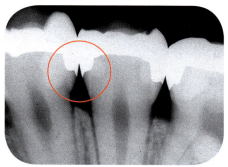

図❷　右のX線写真のように基本的な支台歯形成と辺縁の適合が得られていないと、新たな医原性疾患をつくることになってしまう

症例2　より美しく、そして機能的に

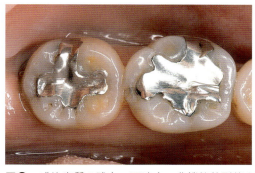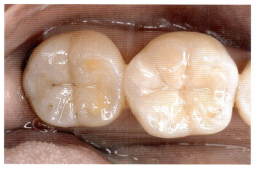

図❸　感染歯質の残存、不適合、非機能的形態を改善し、対合歯との咬合接触による歯質の破砕を予防するため、一部機能咬頭を被覆したポーセレンインレーを装着

過剰な治療を行わないように厳に慎まなければならない。しかし、包括的に診断したうえで必要と判断されれば、ためらうことなく全顎的な治療介入を行うことになる（症例3～6）。その際には、歯科治療全般にわたるさまざまな手段と手技をもち合わせていなければ、良質な歯科治療を提供することはできない。

3．なぜ基礎が重要なのか

そして、重要なことは、具体的な処置が確実な基礎に裏打ちされていなければ、病態を改善することは不可能であるばかりか、新たな病因を作り出すことにもなりかねない。全顎にわたる高度で派手な処置を望む前に足下を見つめなおして、「基礎」が達成されているかを確認してみなければならない。

包括的な歯科治療は、歯科全般に及ぶ基本的な手技と診断能力の上に成り立つものである。それゆえに、何よりも「基本を大切に」し、「再評価できる手技やシステム」を学び、歯科治療全般にわたるバランスのとれた臨床を目指すべきである。

 基本に忠実な処置の積み重ねのみが包括的歯科診療に繋がる早道である

いくら包括的な診断のもとに素晴らしい治療計画が立案されたとしても、症例1（図2）に示すように、インレーの基本的な支台歯形成や適合が得られていなければ、新たな医原性疾患を作り出すことになってしまう。

図2左のX線写真ではプロキシマルボックス、プロキシマルベベルの形成もなく、隣接面部にインレーの不適合な状態が認められる。さらに歯周炎に罹患した歯の自然挺出を妨げ、炎症を悪化させるような無意味な連結がされている。

また、症例2（図3）のように咬合面においても、より機能的で審美的な歯冠修復を目指すべきである。たとえば、支台歯形成のバイオメカニカル

症例3　Implant & Full bridge

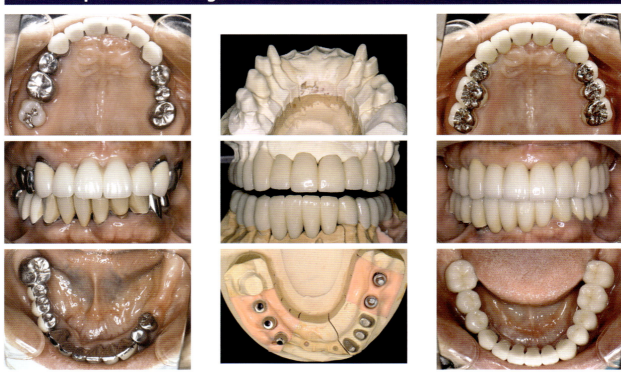

a：Before treatment　　　b：Provisional restoration　　　c：Maintenance

図❹　55歳、女性。う蝕と歯周炎によって咬合支持の脆弱化した歯列に対して、歯周外科治療の後、天然歯とインプラントの混在したクラウン・ブリッジで咬合再構成した症例

症例4　Crown Bridge & Milling Partial Denture

a：Before treatment　　　b：Final preparation　　　c：After treatment

図❺　68歳、女性。まず炎症をコントロールし、少数残存歯の支持能力を加強すべく、ブリッジによる1次固定とミリングされたリジッドな義歯を装着

症例5　Crown Bridge & Implant with Bone augmentation

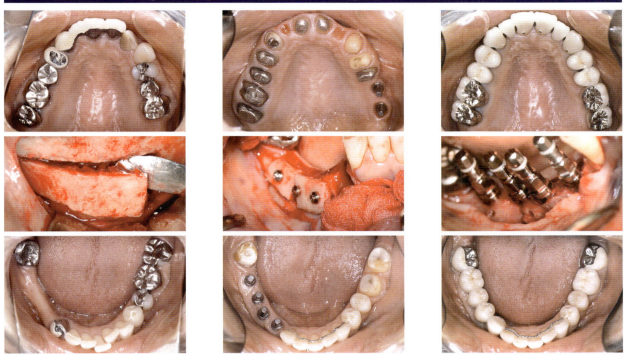

a：Before treatment　　b：Autogenous bone graft　　c：After treatment

図❻　48歳、女性。26年間にもわたる片側欠損の放置のため、下顎頭の変形、下顎偏位、咬合平面の歪みを伴った咬合崩壊症例（骨移植は、徳山中央病院歯科口腔外科主任部長　村木祐孝先生による）

症例6　Bone anchored Bridge & Full Denture

a：Before treatment　　b：Provisional restoration　　c：After treatment

図❼　73歳、男性。破壊的な咬合力をもち、歯根破折により崩壊してきた歯列を、より安全で安定した咬合再構成として下顎インプラントと上顎総義歯で対応

第1章　なぜ包括的歯科診療なのか？　なぜ基礎が重要なのか？

原則に則って健全歯質を保護し、適切な保持抵抗形態を付与し、適合性を上げるといった基本的な処置をしていくことは、実はものすごくエネルギーを必要とするものであるが、ここは理屈ではなく、歯科医師としてのモラルとプライドにもかかわる絶対に手の抜けない部分である。

DH・DT・Dr.のチームプレーを活かせるシステムと患者の治療参加

基本に忠実な処置を行うことが歯科治療の原点であるが、臨床においてはそれだけですべての症例をカバーできるわけではない。病的な歯牙移動を伴う重度の歯周炎、臼歯部咬合支持の喪失、歯列咬合関係の乱れ、顎関節機能障害、下顎偏位などさまざまな病態が合併した咬合崩壊症例に対しては、顎口腔系全域にわたる総合的な診断のもとに、最適な治療手段を駆使して咬合再構成に当たらなければならない。

症例3（図4）はImplantの混在したFull Bridge。症例4（図5）はPartial Denture。症例5（図6）はBone augmentationを伴ったImplant。症例6（図7）はBone anchored Bridge & Full Dentureである。同じ咬合崩壊症例でも、患者サイドの要件や口腔内の条件、あるいは術者の治療方針によって治療ゴールが変わってくる。

それゆえ、総合的な診断力とさまざまな治療手段を統合できる臨床力を身につけなければならない。

それと同時に、歯科衛生士・歯科技工士とのチームプレーを活かせるシステムなくしては、包括的歯科診療を達成することは難しい。歯科衛生士による歯肉のコントロール、歯科医師による総合的な補綴設計、それに基づく歯科技工士による精密なラボワーク、3者のうちいずれの1つが欠けても崩壊した顎口腔系を再建することはできない。

また、その根底に患者さんの意欲的な治療参加が得られなければ、すべては机上の空論である。長期間にわたり患者さんのモチベーションを維持し、治療を成功に導くためには、歯科衛生士をはじめとした医療者サイドのサポートが必須である。

このようにわれわれは、診断力・技術力を磨くと同時に、それを活かせる診療システムの樹立を急がなければならない。最後に、ここに提示した咬合再構成症例はすべて、基本に忠実な処置の積み重ねのうえに成り立つものであることを強調したい。

第2章

包括的な視点から病態を診断するための3つの柱

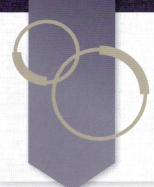

包括的な視点から病態を診断するための3つの柱

病態を診断するのための3つの柱とは

[Ⅰ]病態分析
　顎口腔系疾患を、患者個別・顎顔面・歯列咬合・歯牙歯周の病態に分けて捉える
[Ⅱ]炎症と力
　炎症と力による病態を読み解く
[Ⅲ]時間軸
　時間軸のなかで患者と患者のもつ疾患を診る

　咬合の諸問題、歯周疾患、患者自身と疾病の経年的変化を包括的に診断するためには、上記の3つの視点から病態を診断する必要がある。
　図1に示すように「病態分析」および「炎症と力」という2つの切り口から疾病を観察し、加えて患者のライフステージや継時的変化といった「時間軸」のなかでの再評価を繰り返すことによって、病態や個体差を読んでいく。

　そこには常に、Adaptation、Compensation、Remodelingによる生体応答が働いている。「生命は絶え間ない校正作業の連続である（F. ジャコブ）」といわれるように、われわれの扱う顎口腔系の諸組織や諸器官も一定不変ではなく、たえず環境に応じて変化している。
　つまり、時間軸のなかで生体は変化し、その結果、「適応」か「崩壊」の道を歩むことになる。これを読んでいくことが総合的な診断であり、治療介入の是非を決定するのである。

病態分析とは

　歯科臨床において、従来"一口腔単位"で診ることの必要性が問われてきた。この一口腔単位という何となく曖昧な概念を、もっと明確に系統立てて理解しやすくしたのが、「病態分析」である。
　これは、顎口腔系疾患の要因を「患者個別」「顎顔面」「歯列咬合」「歯牙歯周」の4つの単位に分けて分析し、さらに各単位群の因果関係や関連性を考察し、疾患の実態をあきらかにするのに非常に有効な診断法である（この病態分析は、故筒井昌秀先生の考案された分類法を参考に改変している）。
　歯周疾患は感染による病態であり、原因を把握しやすく比較的容易に診断がつくが、咬合にかかわる病態は目に見えない多数の要因が絡み合っていて、的確な診断が容易ではない。患者を前にして、ただ漠然と診ているだけではその実態を把握することは難しい。
　上記のMacro～Microにわたる4つの各病態に注目して、顎口腔系に現れているSigns（徴候：他覚的で目に見えない部分）とSymptoms（症状：

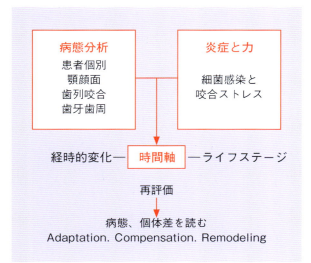

図❶　包括的な視点から病態を診断するための3つの柱
（筒井昌秀先生講義より引用改変）

症例1　病態分析：顎口腔系疾患の分析と統合のために

病態を分析し Signs（徴候）・Symptoms（症状）を総合的に読み取るための手法として、患者個別の病態、顎顔面の病態、歯列咬合の病態、歯牙歯周の病態に分けて捉える（Macro〜Micro）

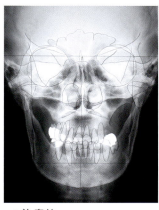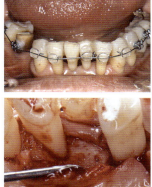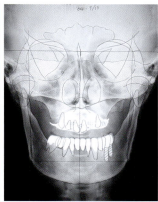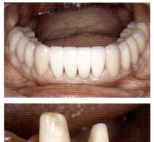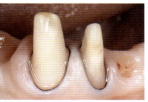

a：治療前　　　　　　　　　　　　　　　　　　　b：治療後

図❷　59歳、女性。顎顔面、歯列咬合、歯牙歯周のそれぞれのレベルにおける病態を診ることが大切である。その治療前後を示す。なお、顔面頭蓋はMesiofacial、下顎骨はBrachyfacial、骨格性のⅢ級で顎関節は正常で、下顎偏位はない

自覚的で目に見える部分）を読み取っていくことによって、どこに問題があり、それらがどう関連しているのかがみえてくる。

図2aは、顎顔面・歯列咬合・歯牙歯周の病態を表したもので、図2bはその治療後を示している。治療前のセファロ写真では顎顔面骨格の対称性および下顎偏位等を、歯列写真では歯列形態や咬合関係を、歯周外科の写真では外傷性病変や歯槽骨の歯牙支持能力等を評価できる。

また、治療後の歯列写真からは、術前の歯列および歯肉歯槽骨の複雑で乱れた形態がシンプルに整理されているのがわかる（歯肉の厚み、歯頸ライン、歯軸、スピーの湾曲、ウィルソンの湾曲、機能咬合面の連続性等）。

図2bの右下はリマージニング前の形成と歯肉の表情であるが、歯周組織と共存できるフィニッシュラインの設定と炎症のコントロールされた健康な歯周組織を認めることができる。

図3aはプロビジョナルレストレーションによる下顎位、歯列の形態的調和、上下顎咬合関係等の再評価時である。その後、歯肉移植による歯槽堤増大とオベイトポンティックの調整により、審美的でメインテナンスしやすい歯周環境に改善し

た（図3b：歯列模型作製のためのピックアップ印象時）。図3cに最終補綴を示す。

図4aに初診時、重度の広汎性歯周炎による歯列咬合の崩壊を示す。図4bは治療終了時で、歯周組織の内部環境・外部環境を改善後、統合性のとれた歯列咬合関係を付与した。上顎は前歯部のみ保存し、オーバーデンチャーとした。

炎症と力を読み解く

歯周疾患は直接的には歯周ポケット内の細菌による炎症と、それに対する生体応答の結果としての歯周破壊をきたす疾患であるが、そこには潜在的にあるいは二次的に複雑な咬合の問題を惹起していることが多い。

炎症と咬合による病態は、互いに深くかかわり合いながら進行していき、悪循環を形成する。したがって、臨床的に健康な歯周組織を回復するためには、歯周治療と咬合治療を並行する必要がある。

症例2は、窮屈な咬合および干渉に修飾された中程度の歯周炎に対して、歯周治療と咬合治療を併用した。日常遭遇する多くの症例は、このような炎症と力による歯周組織の破壊と、それに続く

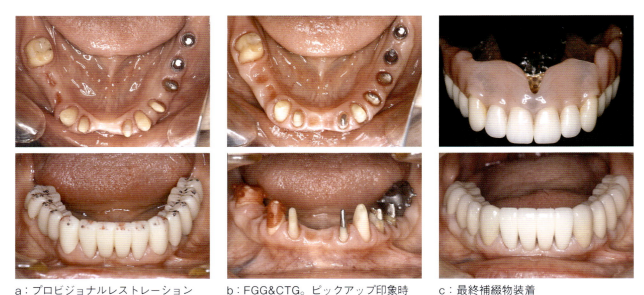

a：プロビジョナルレストレーション　　b：FGG&CTG。ピックアップ印象時　　c：最終補綴物装着

図❸a～c　歯周組織内部・外部環境の改善による形態の単純化とプロビジョナルレストレーションによる再評価に基づく咬合再構成

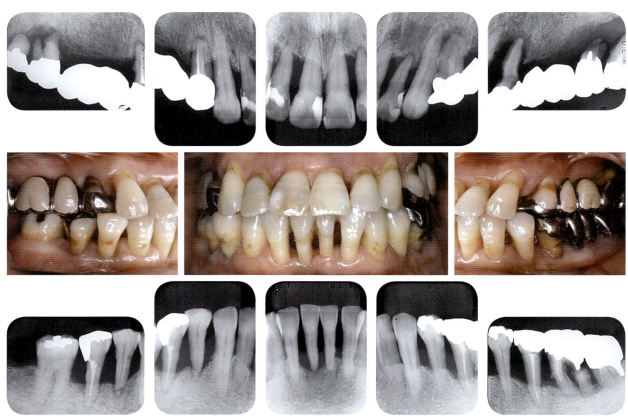

図❹a　2001年、初診時。重度の広汎性歯周炎による咬合崩壊。頑強な骨格形態のため、顎顔面レベルでの崩壊はなく、主に歯牙歯周レベルが崩壊。炎症と二次性の咬合性外傷が合併した咬合崩壊症例。歯周治療の後、矯正治療による歯列と骨のレベリングを経た後、プロビジョナルレストレーションによる再評価を経て咬合再構成

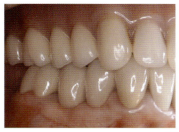
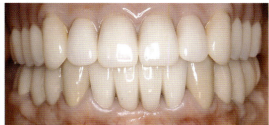
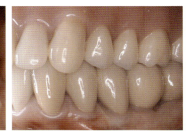

図❹b　2004年、咬合再構成後。処置内容：歯周基本治療、歯周外科治療、歯肉歯槽粘膜手術、矯正治療、プロビジョナルレストレーション、ファイナルレストレーション

症例2　炎症と力：炎症と力の合併による歯周組織の破壊

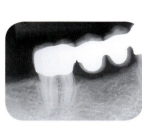
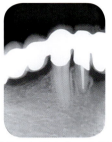
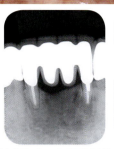
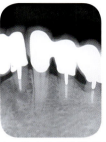
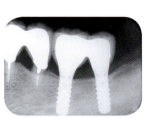

a：近心舌側傾斜　　b：窮屈な咬合状態　　c：近心傾斜と骨吸収　　d：デブライドメント

図❺　42歳、女性。1994年、治療前

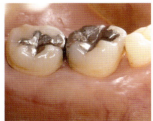
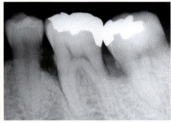
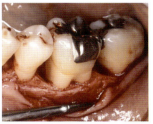
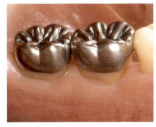
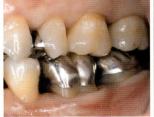
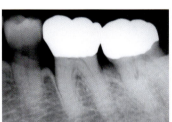
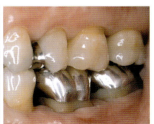

a：メタルプロビジョナル　　b：9年後　　c：18年後（2012年）　　d：18年後

図❻　治療後ならびにメインテナンス

咬合の崩壊像を呈している。

　図5に治療前の状態を示す。下顎大臼歯は近心舌側に傾斜し、非常に緊密にロックされた咬合関係となっており、非作業側での咬合干渉も加勢して、下顎運動を著しく制限している。その近心部には、咬合も関与すると思われる垂直性の骨吸収がみられる。

　このような症例を治療するにあたって重要なこととは、炎症のコントロール以上に、下顎位をも考慮した咬合関係の改善である。すなわち、下顎運動を強く規制している大臼歯部の緊密な咬合に自由度を与え、筋の緊張を取り除き、歯牙、歯周、顎関節に加わっているコンプレッションを解放することである。

　本症例に対する処置としては、根面と歯周ポケットのデブライドメント、バイトプレーン療法、

症例3　時間軸：圧倒的な加齢変化のなかで諸組織・諸器官の維持安定は可能か

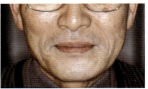
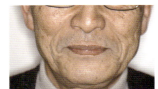
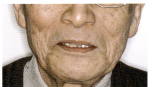
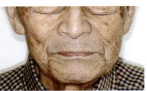
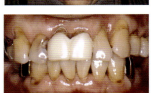
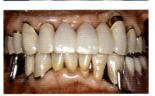
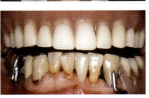
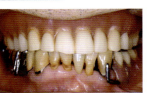

a：1988年、62歳。治療前　　b：1996年、70歳。メインテナンス中　　c：2009年、83歳。21年後　　d：2016年、90歳。28年後

図❼　28年間の下顔面の加齢変化と口腔内の変化。加齢に伴って歯牙や修復物も疲労が蓄積されていく

歯冠形態の修正と犬歯誘導の付与および咬合面形態の改善と、歯根膜感覚を活かすためにメタルプロビジョナルによる再評価を行った。

図6に治療後を示す。下顎臼歯のメタルプロビジョナルは、患者の経済的な都合により、そのまま最終補綴物として使用することになったが、9年後、18年後と良好な咬合状態を保持している。歯科衛生士と患者の努力によって、歯肉も歯槽骨も長期にわたって安定しており、X線写真より若干の歯牙の整直と骨頂部の安定が得られている。

時間軸のなかで診る

顎口腔系の諸組織や諸機能を長期間にわたって維持安定させるには、炎症による歯周組織破壊や口腔内外の破壊的で過剰な力をコントロールし、力のバランスがとれた咬合関係を構築することが必要である。しかし、それだけで目的が達成できることは少ない。

初めに述べたように、生活環境や心理的変動といった疾病構造の背景にあるものによって、口腔の健康状態は強く影響を受けている。われわれの治療技術の優劣より、むしろ生活環境や心理的ストレスといった患者サイドの要因の影響のほうが大きいであろう。

なぜなら、現時点での病変は、もともとその患者の生活環境や習慣の流れのなかの一時点として発症したものだからである。つまり、ここに"時間軸"をもって患者とその疾患を観察すると、口腔内の状態が不変ではなく、経時的に変化していることに気づく。

症例2のように18年間歯周組織の健康が維持されている症例もあるが、その背景には患者の口腔の健康に対する意識の転換と日々の多大な努力があり、また定期的なメインテナンスの成果であるといえる。

多くの症例では、炎症の再発や二次う蝕、あるいは過剰な力の蓄積による歯牙や修復物の破壊が進行していく。さらに、圧倒的な加齢変化の枠組みのなかで、顎口腔系の諸組織・諸機能の維持安定は可能であろうか？　たとえば、全身疾患の発現に伴う口腔環境の悪化、口腔清掃の低下、唾液量の減少による根面う蝕、歯牙硬組織の疲労蓄積などが考えられる。

われわれが精魂込めて咬合再構成した口腔内も、この時間軸のなかでみていくことによって、本当の再評価を受けることになる。

症例3（図7）は、62～90歳までの約28年間の顔貌と口腔内の変化である。この症例のように臼歯部咬合支持が脆弱で、歯周疾患により歯牙支持能力が低下した歯列は、加齢に伴い残存歯を喪失していくことが多い。

第3章

［I］病態分析

［Ⅰ］病態分析
個別的診断

　咬合に由来する病態は、**図1a**に示すように、歯牙の咬耗から下顎の偏位、顔面頭蓋の歪み、ひいては全身に至るまでさまざまな現象として発現する。

　このような羅列された多様な病態を4つの単位群に整理・分析することを「個別的診断」といい、それらの関連性を考察・統合していくことを「総合的診断」という。

　そして、両者を総称して「病態分析」と呼んでいる（**図1b**）。本節では各単位群の要点を、順を追って説明を加えることにする。

1 患者個別の病態

　われわれが歯科医療の方向性を見失わないために考慮すべき大きな項目である（**図2**）。口腔内だけにとらわれず、身体的・精神的な諸々のストレスを抱えて生活している患者自身を知ることが大切である。

2 顎顔面の病態

　顎顔面頭蓋とそれに付着する筋群は、それぞれの骨格パターンに特徴的な機能を営み、病態の現れ方にも相違がみられる。この歯列咬合を収めるベースとなる顎顔面骨格のタイプを知ることは、病態の診断および治療方針の決定に際して大きな鍵を握っている。診断すべき項目は、**図3**に示す5項目である。

1．顎顔面頭蓋の骨格形態と機能

　顎顔面頭蓋の診断にはセファロ分析を用いる。図4、5に正貌セファロならびに側貌セファロか

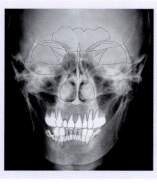

a　多様な病態

歯牙歯周　：咬耗、アブフラクション、咬合性外傷
咬合関係　：咬合高径、咬合平面、咬合干渉
顎関節　　：円板、靱帯、下顎頭、中心位
筋肉　　　：凝り、痛み、肥大、萎縮、神経筋機構
下顎位　　：水平的・垂直的・三次元的偏位
顔面頭蓋　：骨格形態、歪み、頭位
情動・全身：生活習慣、咬合ストレス、姿勢

b　病態分析

■ 個別的診断
　　患者個別の病態
　　顎顔面の病態
　　歯列咬合の病態
　　歯牙歯周の病態
■ 総合的診断
　　個々の病態の関連性

図❶　顎口腔系にみられるさまざまな病態をマクロからミクロの単位群に分類、整理して診査・診断する

患者個別の病態

① 身体的要因
　年齢、全身疾患、遺伝、姿勢
② 心理的要因
　性格傾向、価値観、ストレス
③ 生活習慣
　健康観、職業、食生活、態癖

図❷　成長・発育・成熟・老化と、加齢とともにたえず変化する個体を、時間軸をもって病態の観察をすることが肝要である。また、身体的・心理的要因、加えて生活習慣は病態の発現に深くかかわっている。ここでは、顎口腔系に現れた疾患を診るだけでなく、身体的・精神的な問題を抱えて生活している患者を知ることが目的である

顎顔面の病態

① 顎顔面頭蓋の骨格形態と機能
　：Facial pattern（Skull & mandibular）
② 顎顔面頭蓋における上顎骨と下顎骨の前後的位置関係と機能
　：Skeletal class（Skeletal reration of the maxlla and mandibul in the skull）
③ 筋肉・神経筋機構
　：咀嚼筋、口腔周囲筋、舌筋、咬合力、嚙み癖、クレンチング、ブラキシズム
④ 顎関節
　：TMJ condition、靱帯、エミネンス、中心位（Fossa-Disk-Condyle の関係と適応）
⑤ 下顎位－咬合高径－咬合平面
　：骨格形態の異常に由来するもの

図❸　歯列・咬合を収める顎顔面頭蓋の性格を知り、歯列・咬合の上位にある筋肉・顎関節・下顎位の病態を把握することは、顎口腔系領域の疾患を総合的に診断するために重要である

正貌セファロから読めるもの

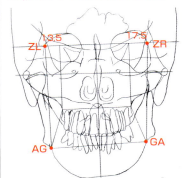

- 顎顔面骨格の左右対称性を評価する
- 非対称が
　下顎骨の偏位（機能的適応）によるものか
　形態的非対称（代償性変化）によるものか
　の診断は治療計画立案上重要である
- 非対称の部位が下顎骨に限局しているか、中顔面部、上顔面部まで及んでいるか
- 歯突起に対する顔面頭蓋の回転
- 顎顔面頭蓋は立体的構造物であり、その変形は三次元的に評価すべきである

- 左右顔面高の差（ZL～AG：ZR～GA）
- 上顎骨の側方偏位と傾斜度
- 下顎骨の側方偏位と傾斜度
- 上顎骨に対する上顎歯列の偏位
- 下顎骨に対する下顎歯列の偏位
- 上下顎歯列の咬合関係
- 咬合平面の傾斜度
- 下顎角の傾斜度
- 顔面頭蓋と歯突起との関係
- オトガイ棘、鼻中隔の歪み

図❹　正貌セファロは、顔貌の観察だけでは見えない顎顔面骨格の非対称や上顎骨と下顎骨の偏位などを知ることができ、包括的な診断を下すための重要な資料である

側貌セファロから読めるもの

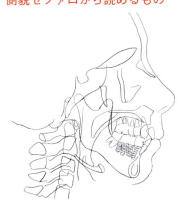

- 顎顔面骨格形態の違いによって機能的な特徴が認められる。したがって、下顎偏位、顎関節機能障害、さらには咬合崩壊等の病態の現れ方にも違いが出てくる
- それゆえ、骨格型を考慮した治療方針の立案が必要であり、その際の指標が得られる
- セファロ分析項目以外に下顎骨の形態、下顎頭、筋突起、下顎枝およびSymphysisの形態、咬合力の強弱方向、舌骨、気道等をみることができる
- Adaptation、Compensationが適切に働いているかどうかの評価が得られる

- Skeletal trend of the skull
- Skeletal trend of the mandible
- Skeletal class
- Maxilla/Mandibla differential sklet
- Maxllary skeletal location
- Mandibular skeletal location
- Lower facial height
- Protrusion & Inclination of the upper & lower incisor
- Occlusal plane, etc.

図❺　側貌セファロは、Facial pattern、Skeletal classの他にも下顎骨体部や下顎頭・筋突起の特徴を知ることができる。ここでは咬合再構成のための診断が目的であり、矯正治療時のような詳細なデータは必要ない。患者固有の大まかな骨格の傾向を把握することができればよい

症例1、2　Facial patternの相違による病態の現れ方と対応の違い

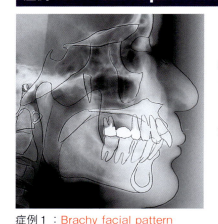
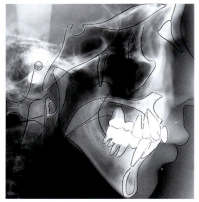

咬合崩壊の病態は、患者個別的で多様である。それゆえ、治療にあたっては個体差を考慮した個別的な診断と対応が必要であり、同じ咬合再構成するにも顎顔面・歯列咬合・歯牙レベルで条件がまったく違い、難易度も違ってくる

症例1：Brachy facial pattern　　　　　　　　　　　　症例2：Dolicho facial pattern

図❻　症例1：53歳、男性。症例2：44歳、男性。顎顔面頭蓋の骨格パターンにより、病態の現れ方にも相違がみられる

症例3　Skeletal classの相違による病態の現れ方と対応の違い

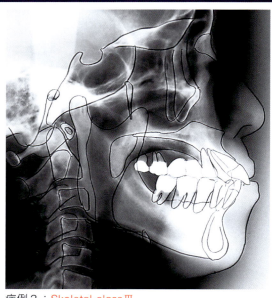
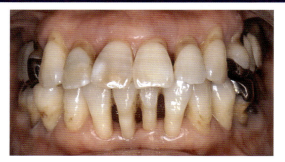
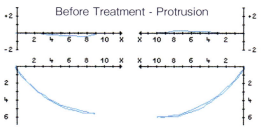

症例3：Skeletal classⅢ

図❼　59歳、女性。TMJ-normal。下顎位や顎関節が安定している骨格

ら読影可能な事項を示す。以下症例によって解説を加える。

「Facial pattern」をセファロ分析によって診査する。症例1は強いブラキフェイシャルで、症例2は極端なドリコフェイシャルである（図6）。このように両者はまったく違う骨格形態を示し、その形態に応じて機能や病態の現れ方も違ってくるのは当然であろう。

「機能的特徴」として、ブラキフェイシャルは、Low angleで下顔面高が短く、筋の作用方向が垂直的である。咬合高径は低下しやすく、咬合挙上が難しい。下顎頭は大きく、下顎は比較的ブレにくく安定している。一方、ドリコフェイシャルは、High angleで下顔面高が長く、筋の作用方向は前後的要素が増加する。下顎は偏位しやすい傾向があり、咬合採得が難しいことが多い。

また、「形態的特徴」として、下顎骨、下顎頭、筋突起、下顎枝、Symphysisの各形態に違いがみられる。咬合平面の傾斜は、ブラキフェイシャルでは平坦で、ドリコフェイシャルでは急峻な傾向

症例4　Skeletal class の相違による病態の現れ方と対応の違い

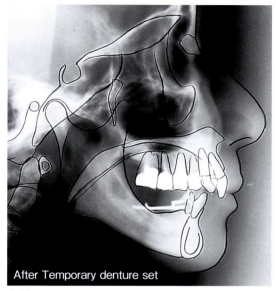
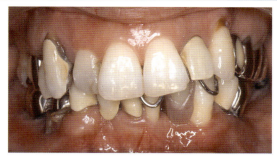
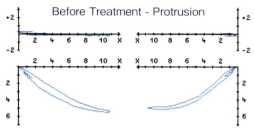

症例4：Skeletal class Ⅱ
図❽　48歳、女性。CMD Ⅲa。下顎の運動範囲が広いブレやすい骨格

がある。その他、舌骨の位置、気道狭窄の程度など、セファロから得られる情報は多い。

2．顎顔面頭蓋における上顎骨と下顎骨の前後的位置関係と機能

「Skeletal class」の相違による病態の現れ方と対応の違いについて述べる。症例3は、骨格性のⅢ級で、下顎が前方に位置するため、前後左右への滑走成分よりも回転成分を主とした下顎運動となる（図7）。

そのため、下顎の偏位は起きにくく、顎関節の状態も正常である。コンディログラフの軌跡から、下顎頭の動きは左右対称で、サイドシフトもなく、靱帯のルーズニングもない、関節窩と関節円板と下顎頭の機能的関係も良好であることが推測できる。すなわち、下顎位や顎関節が安定している骨格である。

一方、症例4は、骨格性のⅡ級で下顎は後方位にあり、前方、側方への滑走成分が大きく、咬合再構成時のガイダンスが重要になってくる（図8）。下顎安静位と中心位と咬頭嵌合位の間に差があり、タッピング運動も不安定になりやすい。

コンディログラフの軌跡から、往路と復路のズレが大きく、閉口直前にブレの大きい変曲点もみられる。左側に時々クリックもあり、関節円板の前内方転位が疑われる。靱帯のルーズニングを伴った下顎の運動範囲が広いブレやすい骨格である。

このように咬合崩壊の病態は、患者個別的で多様である。それゆえ、治療にあたっては個体差を考慮した個別的な診断と対応が必要であり、同じ咬合再構成を行うにも顎顔面、歯列咬合、歯牙歯周レベルで条件がまったく違い、難易度も違ってくる。症例3は前項で提示したので、ここでは症例4の咬合再構成を提示する。

診断：極度なⅡ級骨格で、靱帯のルーズニングの大きい復位性円板障害のある顎関節症である。強い口唇圧による上顎前歯の舌側傾斜、それに伴い下顎は後方へ規制されている。さらに咬合平面の歪み、咬合支持の喪失により、顆頭位、咬合位、筋肉位の前後的側方的ズレの大きい咬合崩壊である。

治療経過：オーバーデンチャーにて咬合支持の確保と咬合高径の回復を図り、顎関節のコンプレッションの軽減と同時に下顎位の変化をみていく。その後、咬合の安定を得るために、瞳孔間線と平行な咬合平面上にArch integrityのとれた歯牙・

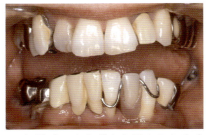 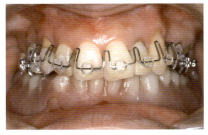 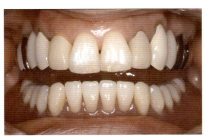

a：初診時、さまざまな歪みのある咬合崩壊　　b：歯周と咬合機能改善のための矯正　　c：意図する咬合を具備したプロビジョナル

図❾　48歳、女性。歯周治療、矯正治療、顎関節治療、咬合治療を有効に組み合わせて咬合再構成を目指す。最終的な下顎位の決定までに、咬合挙上、下顎の前方誘導、左右咬合高径のバランスの調整、負荷のかからない下顎頭の位置の模索、筋のリラックスタッピングによる評価などの手段を用いた

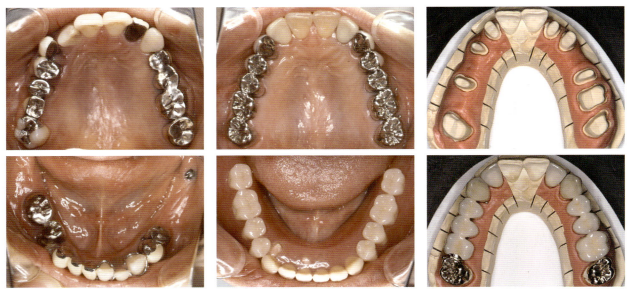

a：初診時、非機能的な歯冠修復物　　b：プロビジョナルによる咬合の再評価　　c：最終補綴物。統合性のある歯列

図❿　後退してアーチの小さい下顎を上顎と咬合させるには、歯列の自由性の高い義歯のほうが有利である。Ⅱ級骨格のため、かなり舌側寄りに位置する根面板。下顎位は、靭帯のルーズニングもあり、座位と水平位の間で前後的に1.5mmのズレがある

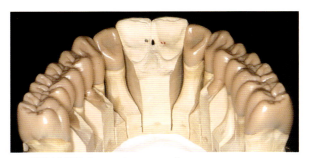 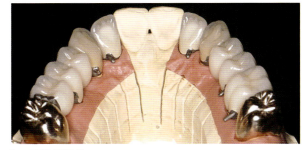

a：最終補綴物のワックスアップ　　　　　　　　　　　　　　b：最終補綴物

図⓫　下顎位を安定させるため、やや咬頭傾斜の強い咬合関係を与えた。検討項目：Curve of Spee & Wilson, Canine guidance & Disocclusion, Occlusal table, Ridge & Groove, Cusp angle, etc.

歯列を再構築する。

　歯列の歪みと上顎前歯のオーバーガイダンスの解除、および3|の挺出と2+2の圧下を目的とした矯正治療。その後、縁上マージンとしたメタルプロビジョナルにて、下顎位、筋機能、咬合状態の再評価を行った（図9）。

　図10bの下顎プロビジョナルデンチャー上から透けて見える1|と3|の根の位置より、強いⅡ級

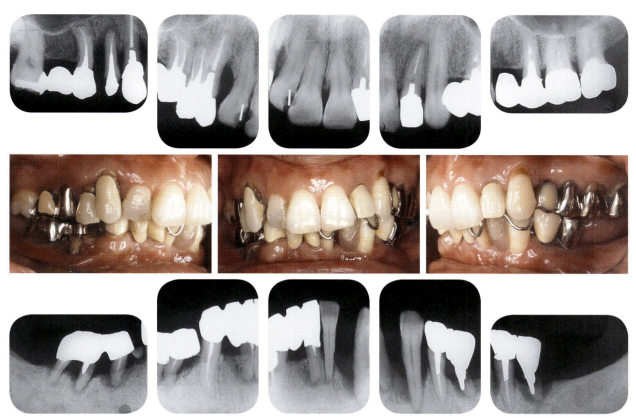

図⓬　1998年、初診時。重度の慢性広汎性歯周炎：歯列歯槽骨の歪み、低位唇側転位の 3|、規制の強い上顎前歯の舌側傾斜と左側への歯軸傾斜

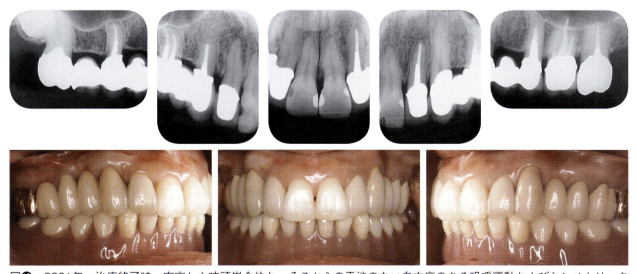

図⓭　2001年、治療終了時。安定した咬頭嵌合位と、そこからの干渉のない自由度のある咀嚼運動およびシンメトリックな限界運動を確認できた。3|の垂直性骨欠損は矯正的挺出で改善された。上顎前歯の歪みの解消と強い規制の緩和も矯正治療により改善された

関係であることがわかる。

　図11に、咬頭嵌合位を安定させるためにやや強めの咬頭傾斜を付与し、連続性のとれた歯列の再構成を示す。

　図12は初診時、重度の歯周炎と上顎前歯の舌側傾斜および歯列の歪みが認められる。

　図13は治療終了時、歯列・咬合関係に統合性が得られた。

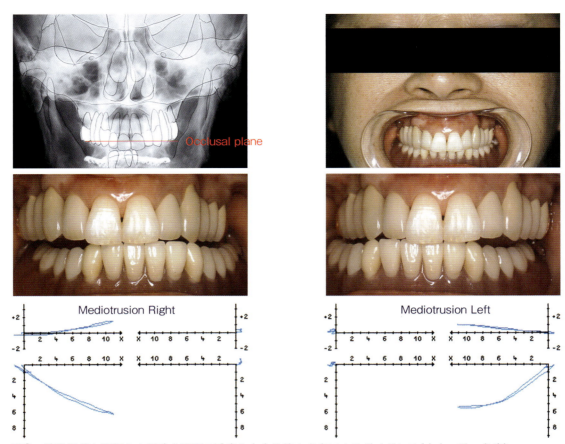

図⓮　瞳孔間線と平行な上顎咬合平面の設定と左右均等な犬歯によるガイダンス（方向、量、角度）

筋肉＆神経筋機構

神経筋機構　Neuromuscular system
中枢神経と末梢の感覚受容器によって筋肉が調節され、反射的に身体の位置や運動を制御するシステムである。顎口腔系は破壊的なストレスを回避するために神経筋機構により幾重にもガードされている。患者の現在の下顎位や咬頭嵌合位が、そうしたガードの所産である可能性は高い（参考文献[4]より引用）

筋肉の触診　：咀嚼筋、口腔周囲筋、舌筋、咬合関連筋、咬合力
噛み癖　　　：顎関節障害、咬合干渉、咬合平面の傾斜、う蝕や欠損
舌癖　　　　：Tongue thrust - Open bite
　　　　　　　舌低位 - 口蓋が深く、狭くなる
　　　　　　　口呼吸 - 歯牙挺出 - 下顎回転 - FMA大（Ⅱ1に多い）
口唇癖　　　：口唇を緊張させたり、噛んだりしていないか
クレンチング、ブラキシズム：著しい咬耗、舌、頬粘膜の圧痕等

図⓯　神経筋機構の働きと筋の診査項目を示す

　図14は、瞳孔間線を基準とした咬合平面と、そこからの左右犬歯のガイダンスを示している。コンディログラフからは、靭帯の弛緩があるため、始点と終点が一致せず、後方の安定性がよくない様子がわかる。

　本症例は、顎関節の破綻に加えて、極度のⅡ級骨格であるため、下顎位の安定性に問題が残る。咬合再構成した下顎位での顎関節、神経筋のリモデリングと適応を期待している。

3．筋肉、神経筋機構：クレンチング、ブラキシズム、噛み癖、舌癖

　図15に神経筋機構の働きと筋の診査項目を示す。

筋収縮のタイプ

機能的活動 「咀嚼・嚥下」は、リズミカルな筋の収縮と弛緩からなる。この等張性の活動は、細胞レベルで組織に酸素を添加し、蓄積された代謝副産物を除去するため、血液循環を十分にする。

過剰機能活動 「クレンチング、ブラキシズム」は、長時間にわたって筋収縮をする等尺性の活動で、筋組織内の血液の流れを抑制し、二酸化炭素レベルと細胞の代謝不要産物が増加し、疲労・痛み・筋肥大が生じる

筋活動と保護反射

機能的活動 「咀嚼・嚥下」は、習慣性、獲得性の反射運動で、末梢レベルでの歯根膜や筋紡錘の感覚受容器による有害反射、保護反射が働き、筋の抑制効果がある。神経筋機構により調節されている

過剰機能活動 「クレンチング、ブラキシズム」は、主に中枢性に由来する筋活動で、中枢レベルでの情動的ストレスと睡眠ステージによる異常な筋機能亢進が起こり、各種保護反射が働かない。神経筋機構の調節機構は無効となる

図❶ 中枢に由来するといわれるクレンチング、ブラキシズムは咬合治療によるコントロールが難しい（Jeffery P. Okeson「顎口腔機能異常と咬合のマネジメント」より引用改変）

筋の触診は、Krogh-Poulsenの術式に従って行う。

　図16に筋収縮のタイプと保護反射について記す。顎口腔系は種々の顎反射によって制御され保護されている。歯髄・歯根膜に感知された侵害刺激に対しては、閉口筋抑制反射が働き咬合力を調節している。また、咀嚼圧の調節は歯根膜や筋紡錘の下顎張反射によって行われ、下顎安静位や下顎の姿勢維持も同様に下顎張反射によってコントロールされている。しかし、成書によれば、これらの反射はストレスによって視床下部の緊張が高まると意志とは無関係に閉口筋の緊張が高まり、クレンチング等の等尺性収縮を惹起すると報告されている。これは、われわれ臨床医が力のコントロールを行ううえで最も頭を悩ます現象である。

4．顎関節：Fossa-Disk-Condyleの関係と適応状態

　下顎の回転・滑走運動の軸となる顎関節が生理的な状態なのか否かを知らず、咬合を語ることはできない。症例5に示すように多くの症例において、いわゆる健常な中心位は失われ、関節窩、関節円板、下顎頭の生理的な関係が破綻していることが多い（図17）。

　しかし、顎関節は適応能力が高く、クリック音がしたり、円板の転位、穿孔などの関節円板障害や骨吸収がみられても、関節窩内で下顎頭がおおむね安定していて、疼痛がなく、自由に機能運動できることも多い。このような状態は、適応が完了した顎関節であると評価することができる。

　この顎頭位で咬合再構成を行うことに、何ら問題はないであろう。つまり、下顎位や咬合を扱う前に、“健常な顎関節”か“病的な顎関節”か“適応した顎関節”かを判断することが必要である。

　本症例の場合、左側下顎頭は吸収され、下顎頸部の長さも減少している。コンディログラフに示すように、治療前の軌跡は左右非対称で、右側下顎頭は前方運動開始と同時に3mm下方へ引き出され、左側へ1.0mmサイドシフトしている。閉口終末直前には急激に後方へ引き戻され、最後方位へ戻っている。

　これらの所見から、右側関節円板の前内方転位が疑われる。咬合再構成後は対称性、軸ブレともに改善が認められる。咬合干渉の排除と左右咬合高径のバランスが回復された結果であろう。患者はこれでまったく問題なく咀嚼することができ、それなりに適応した顎関節とみなしてよさそうである。

　なお、2|欠損、|1ポンティックのため、最終補綴では3|を側切歯の形態とし、4|を犬歯の形態としている。そのため、上顎前歯部の形態的調和が得られていない。

　顎関節の簡便な診査法としてゴシックアーチ描記法を併用することもある。その運動路は、咬合

第3章　［Ｉ］病態分析　個別的診断　27

症例5　顎関節：Fossa-Disk-Condyleの関係と適応

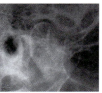
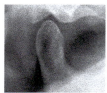
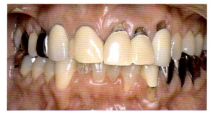
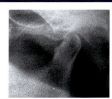
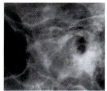

TMJ condition（治療前）
関節雑音、左噛み、
左顔面高の短縮、
右側 CMD Ⅲa、左側 CMD Ⅳ

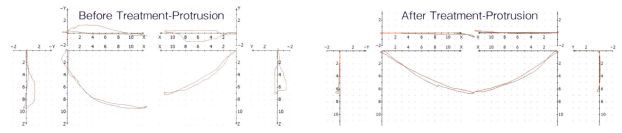

a：治療前、2008年。2̲欠損　　b：上顎のみ矯正治療、2009年　　c：治療後、2012年。1̲ポンティック

図❶　61歳、女性。顎関節が健常か病的かだけでなく、代償と適応がうまく働いているかどうかの診断も必要

症例6　ゴシックアーチトレーシングによる顎関節の診断と下顎位の模索

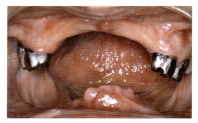
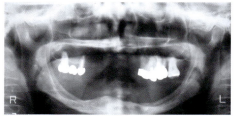
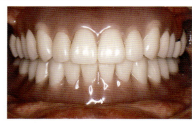
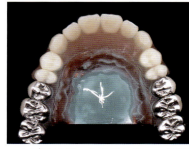
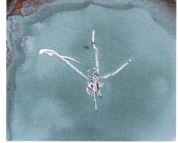
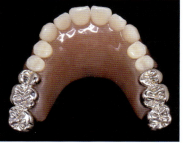

a：プロビジョナルデンチャーに装着された自家製ゴシックアーチトレーサー。不安定な筋と顎関節の状態が読み取れる　　b：コーヌスタイプの義歯を装着

図❶　74歳、女性。上下顎ともに高度に進行した骨吸収を呈し、下顎位の不安定な症例。ゴシックアーチの運動路が不安定で、アペックスとタッピングポイントも収束しない。筋肉や顎関節の問題を示唆している

症例7　有歯顎におけるゴシックアーチトレーシングの応用

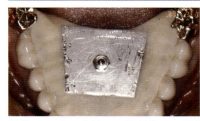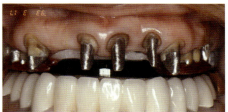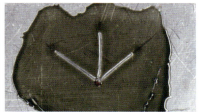

図⑲　47歳、女性。Ⅲ級骨格で下顎位の安定している有歯顎症例。ゴシックアーチトレーシングによって、下顎位の確認と顎関節の機能を評価することが目的。この際、最終的な咬合高径でゴシックアーチやタッピングを描記しないと誤差が出る。本症例は、運動路・アペックスともにスムーズかつ明瞭で、顎関節・筋肉・下顎位が安定していることがわかる。アペックスとタッピングポイントも一致しており、顎関節の健常な機能を表している

顎関節の画像診断
1. パノラマ
2. 側斜位経頭蓋撮影（Schuller法）
3. セファロ
4. MRI
5. CT

顎関節の機能診断
1. 問診
2. 咬合診査・触診
3. ゴシックアーチトレーシング
4. コンディログラフ（Axiograph）
5. アンテリアジグ

図⑳　関節円板の診査にはMRIが有効であり、下顎頭や関節結節の形態を診査するにはCTが有効であろう。コンディログラフは、下顎頭の運動経路から関節円板転位、筋や靭帯の状態、下顎頭のサイドシフト、下顎位の安定性、運動軌跡の左右対称性やタイミングのズレ等を評価できる

接触を排除した顎関節と筋肉による下顎頭の運動を示している。また、アペックスとタッピングポイントの比較から下顎位の診断にも応用する。症例6のように長期にわたる不安定な義歯の使用によって、下顎位の定まらない症例においては、下顎位の模索と同時に顎関節や筋の状態を診断するうえで有効な方法である（図18）。

症例7は有歯顎にゴシックアーチを用いた症例である。症例6の不安定な運動路、収束しないタッピングポイントに比較すると、Ⅲ級骨格でもある本症例は、運動路にブレがなく、アペックスとタッピングポイントもみごとに一致しており、筋肉・顎関節・靭帯が健常であることを示している（図19）。Ⅰ級やⅡ級骨格では、通常タッピングポイントはアペックスの0.5〜1.0mm前方にあることが多く、習慣性咬合位や咬頭嵌合位と等しい。

図20に当院で必要に応じて行う顎関節診断のための手段を示す。

5. 骨格形態の不調和に由来する下顎位、咬合高径、咬合平面（注：咬合高径は本来下顎位に含まれるものであるが、水平的な下顎位を左右する重要な要因であるため、別項目としている）

下顎偏位、咬合高径の低下、咬合平面の歪みの原因には、歯牙歯槽部の異常によるものと、骨格形態の不調和によるものがある。

症例8では、左側下顎頭の発育障害、咬合平面の左上がりの傾斜、左側顔面高の短縮、それに伴う下顎の左側偏位などの総体として非対称が認められる（図21）。

これらは骨格形態の不調和に由来しており、改善が難しい。顎顔面の非対称は、遺伝性障害や外傷等を除いては、成長期に生じる下顎の偏位を補償した結果として発現すると考えられる。

たとえば、長期間のおしゃぶり習慣により、頬筋や舌筋の機能的バランスが崩れ、上顎歯列の狭窄、下顎の機能的偏位を引き起こす。また、咬合干渉による下顎偏位によっても、下顎頭や下顎骨への負荷が片側的に変化する。圧縮された下顎頭は成長が抑制され、さらに左右の筋の長さが変化する。それに伴う咀嚼運動パターンの変化に対して、神経筋機構も新しい咬合状態に適応していくであろう。

その結果、下顎頭を起点とした左右アンバランスな成長を引き起こし、側頭骨、蝶形骨、上顎骨

症例8　骨格形態の不調和に由来する下顎位、咬合高径、咬合平面"非対称"

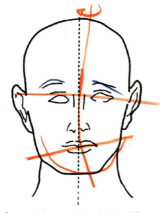 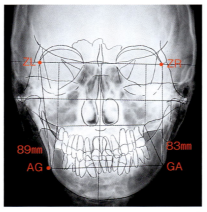 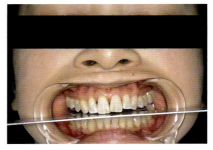

上下顎骨の歪みと非対称

Extremely Dolicho facial
Severe Skeletal Class Ⅱ

図㉑　39歳、女性。左側下顎頭の発育障害、咬合平面の左上がり、左側顔面高の短縮、それに伴う下顎の左側偏位などの総体として非対称が認められる。側頭骨・蝶形骨・上顎骨も含めた顎顔面骨格全体の非対称に進展している。下顎位・咬合高径・咬合平面を含んだ顎顔面骨格の非対称を診断することなく、歯牙・歯列だけを治療することは、局所のみ見て全体像を見失う危険性がある

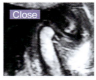 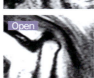 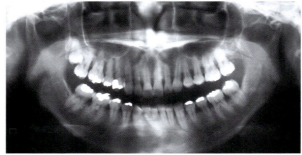 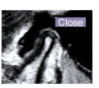 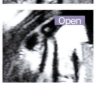

図㉒　パノラマX線写真よりとくに左側下顎頭の発育障害が認められる。MRI写真よりそれでも右側の関節円板は正常位にあることがわかる。左側は不明瞭

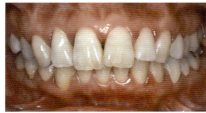 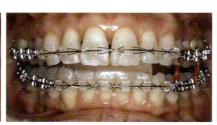 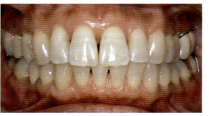

2000年2月、治療前　　　　　　　　2002年4月、矯正治療中　　　　　　　　2003年5月、治療後

図㉓　全顎にわたる歯周外科の後、Bite plane の左側を切断し、顎間ゴムによる臼歯の挺出を試みた。その結果、咬合高径の回復、顎関節への負担の軽減、若干の歯列咬合の安定を得た

にも影響して、顎顔面骨格全体の非対称に進展していく。つまり、機能的な不調和「下顎偏位」が形態的な不調和「骨格的非対称」に変貌していくと考えられる。その他、片側咀嚼や睡眠態癖などの習慣も非対称の原因となり得る。

症例8は、右側臼歯部の咬合状態が非常に不安定なため、矯正治療によって歯列弓の改善と左右咬合高径のコントロールを行い、下顎位の変更を試みた。その結果、咬合高径の回復による顎関節への負担は軽減し、咬合関係も初診時に比べて安定させることができた。しかし、下顎の左側偏位や骨格的非対称を改善することは不可能である。

本節では、われわれが直接扱っている歯列咬合の背景にあって、それぞれの症例を性格づけている顎顔面の病態について検討した。これらは総合的な診断と治療方針にかかわる重要な要素である。

3 歯列咬合の病態

歯列咬合の病態を静的な関係と動的な関係に分けてみていく。静的な関係では主に形態的な問題を、動的な関係では機能的な問題を診査する。診査項目を図24に示す。

1．静的関係：歯牙歯槽部の異常に由来する下顎位・咬合高径・咬合平面の診査

前節では、下顎頭の発育不全や長期にわたる力のアンバランスによって、骨格形態の非対称にまで移行した症例について検討を加えた。ここでは、まだ改変可能な歯牙歯槽部の異常に由来する下顎偏位、咬合高径の低下、咬合平面の歪みについて考察する。

症例9は、大臼歯欠損による咬合支持の喪失、歯周病による病的な歯牙移動、それに引き続く咬合干渉などの結果、咬合高径の左右アンバランスな低下と咬合平面の歪み、下顎の左側偏位を来した症例である（図25）。

その原因は、歯牙歯槽部の病変に由来している。すなわち、炎症と力の要因が複雑に絡み合った咬合崩壊である。このような病態を分析していくには、その推移や治癒像を見据えた診断をすることが大切である。

ただ単に下顎の左側偏位、重度の歯周炎を伴った咬合崩壊等と症状の羅列のような診断名をつけるだけでは病態の実態をつかむことはできない。なぜ下顎が左側偏位したのか、崩壊の流れをどうみていけばよいのかを考え、さらに治療法や治療手段まで脳裏に入れた診断を心がけるべきであろう。

2．静的関係：上下顎歯列の関係（Dental class、正中線、犬歯・臼歯の関係）の診査

上下顎歯列の関係をAngleの分類でみていく。

歯列咬合の病態

■ 静的関係
① 下顎位―咬合高径―咬合平面
　：歯牙歯槽部の異常に由来するもの
② 上下顎歯列の関係
　：Dental class、正中線、犬歯・臼歯の関係
③ 咬合支持と歯列の形態
　：左右差、歯牙湾曲

■ 動的関係
④ 下顎運動の診査：開口制限と開閉口時の下顎偏位
⑤ 下顎位の評価：顆頭位・咬合位・筋肉位の関係
⑥ タッピングによる早期接触と中心滑走の診査
　：有無、部位、方向、量
⑦ 咬合様式
　：前歯誘導と咬合干渉の有無、部位

図❷ 口腔内や模型上で、歯列形態と咬合関係を観察し、次に下顎を動かしたときの咬合関係を診査する

症例9　静的関係：歯牙歯槽部の異常に由来する下顎位・咬合高径・咬合平面

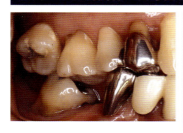
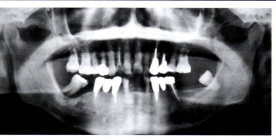
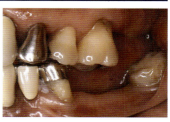

図❷ 61歳、女性。臼歯部欠損による咬合支持の喪失、挺出、圧下、傾斜、干渉、叢生、不適切な修復物等、歯牙歯槽部の異常に由来する下顎偏位・咬合高径の低下・咬合平面の歪み

症例10　静的関係：上下顎歯列の関係	症例11　静的関係：咬合支持と歯列の形態
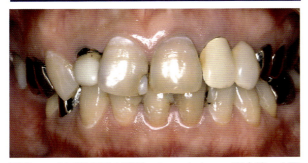	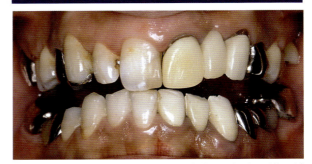

図㉖a　上下顎歯列の関係：Dental class、正中線、上下顎犬歯の関係、犬歯被蓋の程度と左右差、前歯部被蓋の程度、臼歯部被蓋の程度、臼歯の対合関係（1歯対1歯か1歯対2歯か）、態癖の影響

図㉖b　咬合支持：有無・良否・左右差。歯列の形態：対称性、歪み、狭窄、直線化。スピーの湾曲とウィルソンの湾曲の程度と左右差。歯軸傾斜の左右差。態癖の影響

症例12　動的関係：下顎運動の診査（開口制限と開閉口時の下顎偏位）

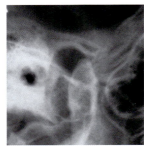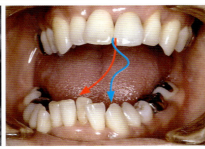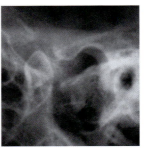

図㉗　開口量、下顎偏位の方向、左右下顎頭の協調性、クリック音の触知、顎関節部や筋の運動痛、開閉口のスムーズさや下顎頭の動きの重さ等を診査。パノラマX線、シュラー法X線、MRI写真等とリンクさせながら行う。開口量30mm以下は開口障害
青：開閉口の軌跡が振れるが、最大開口で正中に戻る ⇒ 復位性の円板転位が疑われる
赤：開口するに従って偏位が強調される ⇒ 片側性の非復位性関節円板転位や癒着、あるいは筋障害が考えられる

Ⅱ級1類は下顎が前方位をとりやすく、不安定になりやすい。前方・後方・側方への運動量が増える傾向がある。Ⅱ級2類は前歯の規制が強いため、スムーズな滑走運動ができず、顎関節は側方的に揺さぶられる傾向がある。Ⅲ級では下顎運動や顎関節機能は蝶番運動が主となり、ガイダンスの重要度は低い。

犬歯の被蓋や傾斜の左右差は、症例10のように正中線のズレと連携して、偏位側での片側咀嚼・クレンチング・下顎頭の後方偏位と関連していることが多い。また、3|の舌側傾斜は頬杖などの態癖の存在を示唆している（図26a）。

3．静的関係：咬合支持と歯列の形態の診査

症例11は、ディープバイトのⅡ級2類に特徴的な上下顎前歯部の挺出と強いスピーの湾曲を示している。前歯の規制により下顎の後方偏位や関節円板の前方転位も疑われる。咬合支持はあるものの、咬合高径が低下した状態での支持であり、十分とはいえない（図26b）。

4．動的関係：下顎運動（開口制限と開閉口時の下顎偏位）の診査

開閉口運動によって、大まかに筋肉と顎関節の状態を知ることができる。健常な筋肉や顎関節であれば、偏位することなくまっすぐに53〜58mm開口でき、側方運動もスムーズに行われる。しかし、筋肉や顎関節に障害があると、症例12のように下顎の運動が制限されることがある（図27）。

筋障害が原因の場合は、主に挙上筋のスパズム

動的関係：下顎位の評価（顆頭位・咬合位・筋肉位の関係）

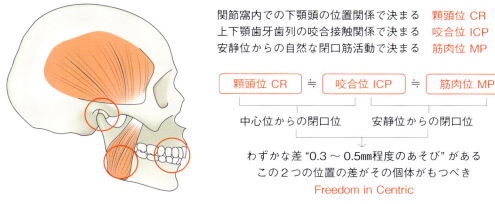

図❷ 顎関節・歯牙・筋肉によって、形態的・機能的に制御されている現時点の下顎位を再評価する

と痛みを伴って開口制限が起こる。しかし、側方前方運動では挙上筋が伸長されないので、あまり制限を受けない。一方、顎関節障害が原因の場合は、円板転位によって下顎頭の滑走が制限されるため、転位側に下顎が偏位する。下顎偏位には、軌跡が大きく振れるが最大開口で正中に戻るもの（青線）と、開口するに従って偏位が強調されるもの（赤線）があり、前者は復位性の円板転位が疑われ、後者は非復位性の円板転位や癒着あるいは片側性の筋障害が考えられる。本症例は右側顎関節のクローズドロックで、下顎切歯の軌跡は患側へ大きく偏位している。

また、開閉口運動に伴う痛みも同時に診査する。筋疲労やスパズムを伴う筋痛症など咀嚼筋障害に由来する痛みと、円板転位を伴う下顎頭による侵害によって引き起こされる円板後部結合織炎や関節包炎などのような炎症性障害に由来する痛みがある。

咬合診査にあたっては、このような基本的な視診や触診あるいは問診が大切であるが、昨今は、種々のME機器による機能検査が行われ、「百通りの機能検査があれば百通りの機能がある」とも言われかねない。そこには、患者さんの訴えに耳を貸すことなく、機能異常と診断する危険性をはらんでいる。まずはスクリーニングも兼ねて、下顎運動をしっかり観察することが重要である。

5. 動的関係：下顎位の評価（顆頭位・咬合位・筋肉位の関係）の診査

従来、下顎位を評価する基準として、顆頭位（中心位）・咬合位（咬頭嵌合位）・筋肉位（下顎安静位）が用いられてきた。この三者が生理的な範囲内で一致していれば、健常なストレスのない咬合ということができる。

しかし、三者間に不一致がある場合、咀嚼・発語などの生体の機能的要求として歯牙接触が優先されるため、ほとんどの場合下顎は咬合位（咬頭嵌合位）に誘導されている。そして、これら3つの要素の不調和が生体の適応範囲を超えたときには、顎関節機能障害、早期接触や咬合性外傷、筋のスパズムやさまざまな咬合関連症を引き起こす可能性がある。咬合診断や咬合再構成にあたって、顆頭位・咬合位・筋肉位の間でいかにその個体の生理的な範疇に収まる下顎位を求めるかは、われわれに要求された課題である。

動的な下顎位評価のための概念を図28に示す。中心位からの閉口位と安静位からの閉口位の間には、0.3〜0.5mm程度のあそびが存在している。この2つの位置の差が、その個体がもつべきFreedom in Centric（中心位からの自由性）であり、咬合再構成に際しては、前歯部で中心位かあるいはそのわずか前方に下顎が閉口できる自由度（前歯部におけるLong Centric）を与えることになる。

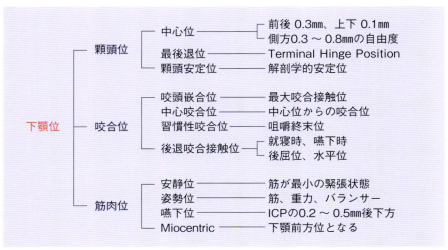

図㉙　顆頭位・咬合位・筋肉位それぞれに機能的な視点の違いによる下顎位が存在する

　しかし、臨床で遭遇する多くの症例では、円板はもはや復位せず、靭帯はルーズになり、下顎は偏位している。偏位した下顎位が長期間維持されれば、外側翼突筋は過剰な緊張を強いられ、歯は持続的圧力により偏位した位置でそれなりに咬み合うようになる。

　このような症例にとって、適切な下顎位はどこに求めればよいのだろうか。咬合崩壊症例の治療にあたっては、顆頭位・咬合位・筋肉位の機能的関係とそれぞれの障害の程度を診査し、適切な下顎位に導いていかなければならない。通常、ストレスを内蔵しない筋肉に誘導される下顎位を求めることが多い。

　古来、下顎位を表す言葉や概念は、諸先達の観点の相違によって数多く存在し、それぞれに意味づけられている（図29）。われわれはこれらの多くの下顎位を表現する言葉から臨床上生きた概念を学び、役立てたいと考えている。

6．動的関係：タッピングによる早期接触と中心滑走（有無、部位、方向、量）の診査

　下顎位を診る有効な手段として、タッピングによる早期接触と中心滑走の有無を診査する。タッピング運動は、歯や顎関節に依存しない神経筋系の制御による運動であり、その終末点は筋肉位である。ちなみに筋肉位とは、下顎安静位からいっさいの誘導を加えず最小の力で閉口したときの咬合位であって、自然な閉口筋活動によって決定される下顎位である。

　しかし、咬合診査においては術者が軽く指を添えないと、咬合接触の筋感覚記憶などによる影響を受けてしまい、正確な筋肉位でのタッピングが行われない。要領としては、筋のリラクセイションの得られた状態で、下顎安静位からの自然な閉口運動に術者の指を沿わせ（注：誘導するのではないが、そのベクトルは前上方に向ける）、軽くタッピングさせる。そして、早期接触歯や下顎のズレる方向を指先に感知する。ただし、タッピング運動は、体位・頭位・開口量・精神状態の影響を受けるため、体位は垂直（座位）に、頭位はフランクフルト平面を水平に、開口量は2〜3cmとし、ほぼHinge movementの範囲内で行う。

　図30は、タッピングさせたときの早期接触と前方への中心滑走を示す。これによって、下顎偏位の方向や量を知ることができる。

　症例13（図31）の口腔内写真は、最後方顆頭位から|4が早期接触して咬頭嵌合位にズレ込んでいる。左側のX線写真は下顎頭の最後方位、左下のコンディログラフは最後方位からの中心滑走の方向と量を示す。

　右側のX線写真は中心滑走して咬頭嵌合位に入ったときの顆頭位を示す。右下のコンディログラフは、中心滑走して入った咬頭嵌合位から前方滑走させたときの軌跡である。

　本症例は復位性関節円板障害で、最後方顆頭位

動的関係：タッピングによる早期接触と中心滑走（有無、部位、方向、量の診査）

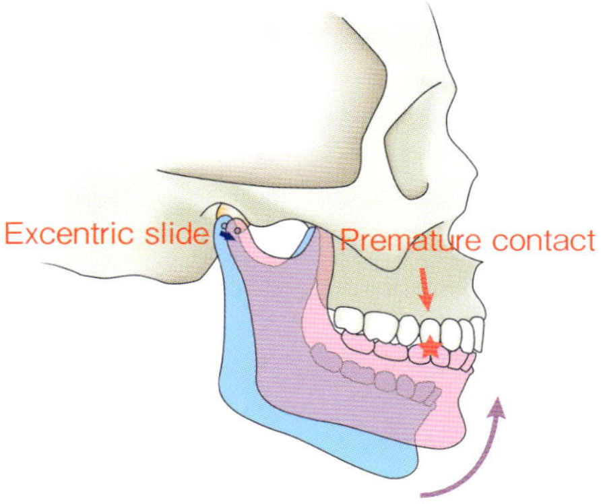

咬合診査としてのタッピング

- 筋活動の協調性の診査
  速度、リズムの安定性、筋のリラクセイション
- 咬合音の診査
  グシャグシャ（濁音）、カンカン（澄音）
- 早期接触と中心滑走の診査
  接触部位、フレミタス、ズレる方向と量を手指に感じ取り、目で確認する
- 下顎位の診査
  下顎偏位の方向、量

図㉚ タッピング運動の終末点は筋肉位であり、歯や顎関節に依存しない神経筋系の制御による運動である。図中のExcentric slide「中心（CR）から滑走する」は、Slide in centric「滑走して中心（ICP or CO）に入る」と同義である

症例13 早期接触と中心滑走時の下顎頭の動向

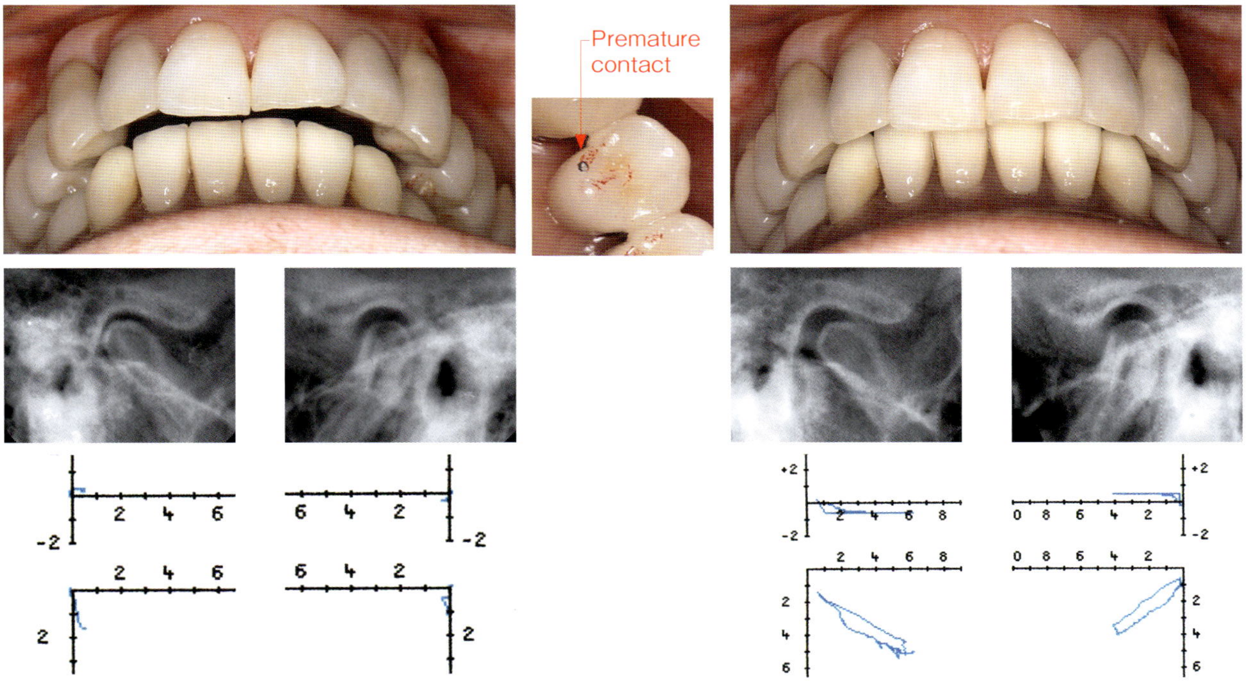

図㉛ コンディログラフ左：早期接触部位から中心滑走して咬頭嵌合位へ（右下顎頭が前内方へ約０.5mm、下方へ1.5mm、左下顎頭が下方へ１mm偏位）。コンディログラフ右：咬頭嵌合位からの前方滑走運動（円板の転位と靭帯の弛緩のため、咬頭嵌合位から右側へ0.6mmサイドシフトして前方滑走）

と咬頭嵌合位との間に0.5～1.5mmのズレが存在するが、咀嚼時に小臼歯が干渉して噛みにくいとの訴えはまったくない。つまり、顆頭位と咬合位のズレは大きいが、筋による習慣性の咀嚼終末位と咬頭嵌合位のズレは許容範囲内であると想像される。

7．動的関係：咬合様式（前歯誘導と咬合干渉の有無、部位）の診査

前方・側方滑走運動時の前歯および犬歯の誘導角度、方向、量、左右差を診査する。同時に、臼歯部における前方・作業側・非作業側の干渉を診査する。咬合干渉は、咬合性外傷を惹起したり、

動的関係：咬合様式（前歯誘導と臼歯離開咬合および筋の動向）

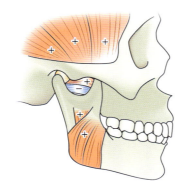
咬頭嵌合位では外側翼突筋下頭以外の閉口筋は緊張する

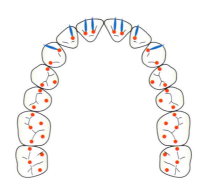
Centric stop & Anterior guidance

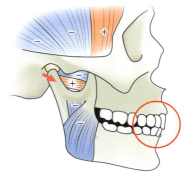
臼歯離開時、閉口筋の緊張は減少し、顎関節と前歯の負荷が減弱する

図❸❷　上下顎がⅠ級関係にあるときの、理想的とされている咬合様式：Centric stop - Anterior guidance and Disocclusion
（参考文献5)より引用改変）

症例14　動的関係：咬合様式（前歯誘導と咬合干渉の有無、部位）

Anterior Guidance and Disocclusion

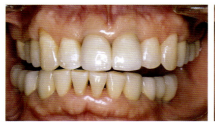
Right 5 4 3 | guidance
      5 4 3 |

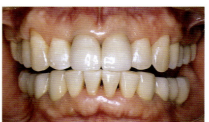
Protrusion 2 1 | 1 2 guidance
           2 1 | 1 2

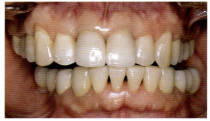
Left | 3 4 5 guidance
     | 3 4 5

図❸❸　咬合再構成にあたっては、Mutually protected occlusionを付与する。咬頭嵌合位では臼歯が前歯を保護し、前方運動では切歯が犬歯と臼歯を保護し、側方運動では犬歯が切歯と臼歯を保護する。つまり、咬頭嵌合位では臼歯が前歯の過度の接触を防止し、かつ下顎の偏心運動中には前歯が臼歯を離開させる咬合様式

Ⅱ級テコの支点として下顎頭を偏位させたりする。

また、歯ぎしりしたときの後方臼歯の接触は、筋活動を増加させ、歯や顎関節の負担を増大させる。そのため、適切なAnterior guidanceと臼歯のDisocclusionが重要となる。ただし、犬歯の誘導角度が強すぎると、下顎を後方へ引くような筋活動が強要され、とくにⅡ級骨格では下顎頭が後方へズレやすくなる。

図32に理想的とされている咬合様式を示す。下顎頭・関節円板複合体が関節窩の中で安定している状態で、すべての歯が同時に同じ強さで咬合接触している「中心位でのCentric stop」、そして下顎が中心位から移動すると同時に、前歯部に誘導されて「Anterior guidance」、すべての臼歯が離開する「Disocclusion」。この後方臼歯が離開する瞬間には、4つの閉口筋の活動が2/3以上停止し[6)]、その結果、顎関節および前歯への負荷が著しく減少する。ただし、これは上下顎がⅠ級関係にあるときの咬合様式であり、Ⅱ級やⅢ級関係の場合は咬合付与が難しいこともある。

症例14は咬合再構成において付与した前方運動と側方運動時のガイダンスと臼歯離開咬合（Mutually protected occlusion, 図33）を示している。ところが、症例15のように右側は1/2Ⅱ級で、

症例15　左右で犬歯の咬合関係が違う場合のガイダンス

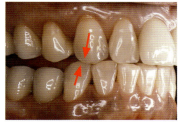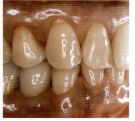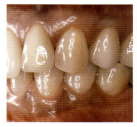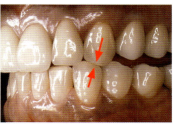

右側犬歯は1/2Ⅱ級のためDistal guidanceとなる　　　　左側犬歯はⅠ級関係ゆえにMesial guidanceとなる

図❸❹　右側は上顎犬歯の遠心斜面によるDistal guidanceとなり、左側は上顎犬歯の近心斜面によるMesial guidanceとなる

左側はⅠ級関係の場合、それぞれDistal guidance, Mesial guidanceとなってしまう（図34）。犬歯の遠心斜面によるガイダンスは下顎を後方へ押し込み、顎関節に障害を起こしやすいと報告されている。ただし、下顎の動向は骨格型や顎関節の条件によって変わるので、Distal guidanceが必ずしも顎関節を後方へ圧迫するとは限らない。また、今日Mutual protectionの考え方自体が系統発生学的・動物学的知見において検証されていない[7]ため、その真偽は定かとはいえない。

4 歯牙歯周の病態

　歯牙歯周の病態は、歯冠部と歯根部と歯周組織について診査する。その項目を図35に示す。症例16に歯・歯肉・歯槽骨に現れるさまざまなDCS（Dental Compression Syndrome：歯を噛みしめることによる症候群）所見を示す（図36）。われわれは、歯牙歯周組織の表現しているこれらのサインを読み取り、過剰な力をいかにコントロールするかを検討しなければならない。

　図37に臨床で使用している咬合診査表を付記する。図38に総括として、これまで記述してきた個別的診断の全項目を提示する。

歯牙歯周の病態

① **歯冠部の形態と機能**
DCS所見（Facet, Abfraction, WSD）、咬耗の程度と部位、窮屈な咬合、ルーズな咬合、咬合干渉、歯冠修復物の形態、う蝕活動性、歯髄腔

② **歯根部の形態と機能**
根管形態、根分岐部形態、歯根吸収、生活歯か失活歯か、歯根破折のリスク

③ **歯周組織**
内部環境：骨吸収および付着喪失の程度、歯牙支持能力、生物学的幅径、歯肉縁下カリエス、外傷性病変、歯根膜空隙
外部環境：バイオタイプ、付着歯肉の量、小帯の位置異常、歯肉退縮、欠損部顎堤の形態、骨隆起

図❸❺　歯周炎の程度や力による歯牙・歯周組織の病態を診る。歯科治療のベーシックをなし、絶対に手抜きのできない部分である

症例16　歯牙歯周の病態：多様なDCS所見

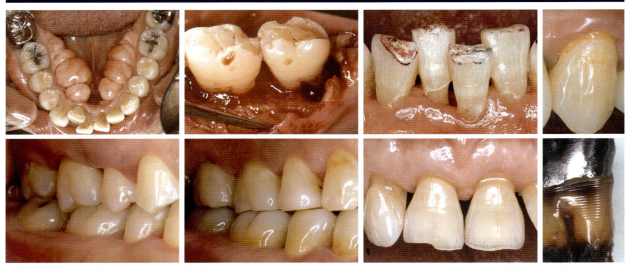

図❸⑥　左上より、骨瘤、歯冠の破砕と外傷性の骨吸収、アブフラクションとエナメルクラック、歯頸部う蝕、窮屈な咬合、ルーズな咬合、楔状欠損と咬耗、リューダース線条

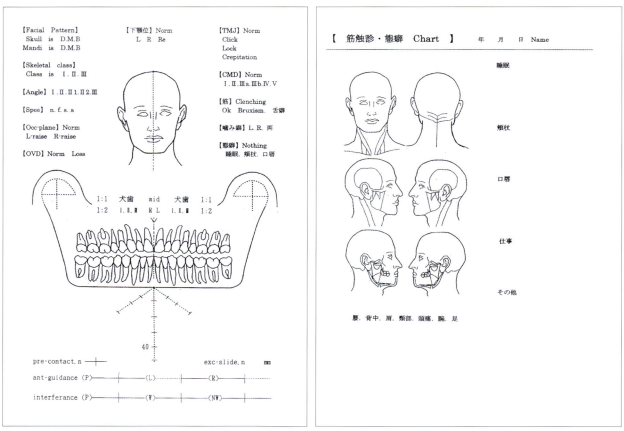

図❸⑦　咬合診査表。顎顔面・歯列咬合・歯牙歯周の病態、および筋触診・態癖の診査を行う

病態分析 顎口腔系疾患の分析と統合のために！

【患者個別の病態】
・身体的要因：年齢、全身疾患、遺伝、姿勢
・精神的要因：性格傾向、価値観、ストレス
・生活習慣　：健康観、職業、食生活、態癖

【顎顔面の病態】
・顎顔面頭蓋の骨格形態と機能
　　Facial pattern（Skull & Mandibular）
・顎顔面頭蓋における上顎骨と下顎骨の前後的位置関係と機能
　　Skeletal class（Skeletal reration of the maxilla and mandibul in the skull）
・筋肉 & 神経筋機構
　　咀嚼筋、口腔周囲筋、舌筋、咬合力、噛み癖、クレンチング、ブラキシズム
・顎関節
　　TMJcondition、靭帯、エミネンス、中心位（Fossa, Disk, Condyle の関係）
・下顎位 - 咬合高径 - 咬合平面（骨格形態の異常によるもの）

【歯列咬合の病態】
静的関係
・下顎位 - 咬合高径 - 咬合平面（歯牙歯槽部の異常によるもの）
・上下顎歯列の関係：Dental class、正中線、犬歯・臼歯の関係
・咬合支持と歯列の形態：左右差、歯牙湾曲
動的関係
・下顎運動の診査：開口制限と開閉口時の下顎偏位
・下顎位の評価：顆頭位 - 咬合位 - 筋肉位の関係
・タッピングによる早期接触と中心滑走の診査：有無、部位、方向、量
・咬合様式：前歯誘導と咬合干渉の有無、部位

【歯牙歯周の病態】
・歯冠部の形態と機能
　　DCS 所見（Facet, Abfraction, WSD）咬耗の程度と部位、窮屈な咬合、
　　ルーズな咬合、咬合干渉、歯冠修復物の形態、う蝕活動性、歯髄腔
・歯根部の形態と機能
　　根管形態、根分岐部病変、歯根吸収、生活歯か失活歯か、歯根破折のリスク
・歯周組織
　　内部環境：骨吸収および付着喪失の程度、歯牙支持能力、生物学的幅径、
　　　　　　　歯肉縁下カリエス、外傷性病変、歯根膜空隙
　　外部環境：バイオタイプ、付着歯肉の量、小帯の位置異常、歯肉退縮、
　　　　　　　欠損部顎堤の形態、骨隆起

図❸　個別的診断の全項目を示す

5 個別的診断に基づいた病態分析と咬合再構成

個別的診断に基づいた咬合再構成症例を提示する。図39は当患者の咬合診査表である。以下、病態分析の診査項目に沿って症例を提示していく。

 病態分析

1．患者個別の病態

2005年初診時、68歳、女性。交通事故による肘、肩、膝の骨折の既往がある。高血圧症の他、特別問題となる生活習慣はない。温厚な人柄である。

2．顎顔面の病態（図40）

正貌セファロより、左右の顔面高に差はなく、下顎骨の側方偏位も認められないが、下顎歯牙正中は左側へ偏位している。咬合平面と上顎歯槽骨は左上がりである。左側上顎歯槽骨を圧下するような咀嚼習慣やクレンチングがあったかもしれない。

側方セファロより、オトガイ部の後退した強いドリコタイプである。また、上顎骨の前突と下顎骨の後退した極端なⅡ級骨格で、臼歯部咬合支持の喪失により、下顎はさらに時計回りに回転後退し、顎関節にもコンプレッションがかかっている。

シュラー法X線より、咬合支持の喪失による負荷のため両側の関節腔の狭小化が起こり、左側下顎頭の頭頂部には若干の骨吸収が認められる。

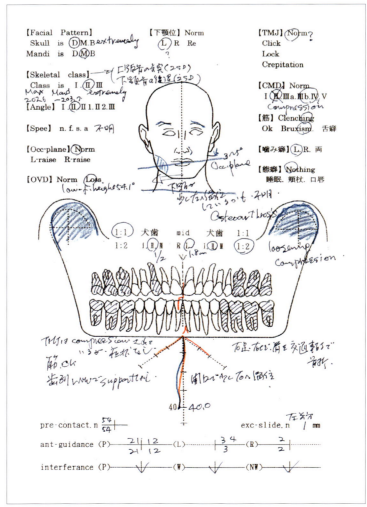

図39　咬合診査表

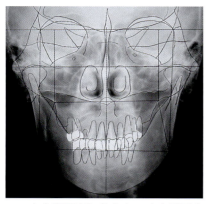
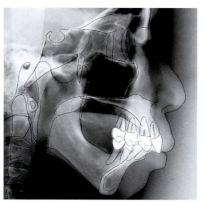
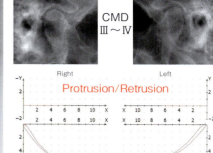

a：左右顔面高に差なし。咬合平面左上がり。下顎歯牙正中1.5mm左側偏位。下顎骨の側方偏位なし

b：強いドリコタイプで、上顎骨の前突（2SD）と下顎骨の後退（2SD）による極端なⅡ級骨格

c：左噛み、関節腔の狭小化、下顎頭のサイドシフトはないが、最後退位での安定性がない

図❹ **顎顔面の病態**。2005年、68歳、女性。顎顔面頭蓋の骨格形態、上顎骨と下顎骨の前後的位置関係、神経筋、顎関節

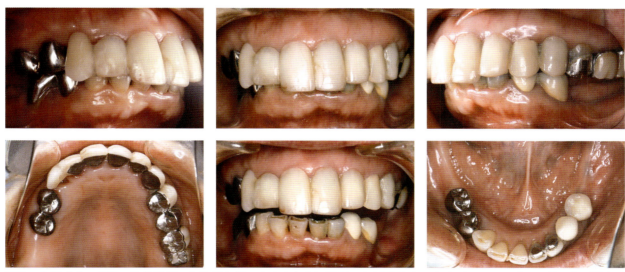

図❹ **歯列咬合の病態**。静的関係：臼歯部欠損のため咬合高径低下。咬合平面が5°左上がり。アングルⅡ級で上下顎歯列弓のアーチディスクレパンシーが大きい。動的関係：開口制限なし。最大開口時下顎が2.0mm右側偏位。ガイダンスは不良

　コンディログラフからは往路と復路が一致せず、顎関節内障や靱帯の弛緩が疑われる。顎関節の負荷を減少させるべく、確実な臼歯部の咬合支持と適切な前歯部の咬合誘導を再構築することが必要である。

3．歯列咬合の病態（図41）
1）静的関係
　臼歯部欠損と非機能的な歯冠修復物により、下顎位は安定せず咬頭嵌合位も不安定である。上下顎歯列弓のディスクレパンシーが大きく、咬合高径の低下と相まってディープバイトの状態を呈している。犬歯関係はⅡ級である。

　咬合再構成に際しては、咬合高径の挙上に伴う前歯部の垂直的前後的離開に対して、前歯をいかに咬合接触させ、適切なガイドを与えるか悩まされそうである。

2）動的関係
　開閉口時の運動制限はなく、顎関節・筋ともに現在の下顎位に順応していると考えられる。しかし、決して快適な状態とはいえず、現状の下顎位を受け入れることは適切とは考えられない。タッピングによる診査では、右側小臼歯部の早期接触

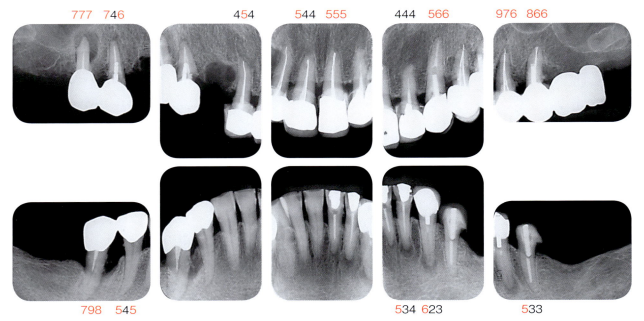

図㊷ **歯牙歯周の病態**。歯冠部：不適合で非機能的な歯冠修復物。歯根部：不適切な根管治療による根尖病変。歯周組織：残存歯のオーバーロードに炎症の合併した垂直性骨欠損を有する広汎性慢性歯周炎。数字はプロービングデプス

から左前方へ1mm中心滑走して咬頭嵌合位へ入る。しかし、本症例では咬頭嵌合位は不安定で崩壊しており、顎関節も健常とはいえない。筋肉もストレスを内蔵していて、適正な筋肉位は得られそうもない。

本症例において適切な下顎位を求めるためには、まず臼歯部の咬合支持を回復し、安定した咬頭嵌合位を付与したプロビジョナルレストレーションを装着後、ストレスの解消された筋に誘導される下顎位を採用することになる。

4．歯牙歯周の病態（図42）

歯周組織に対する配慮や咬合機能の無視された不適合で非機能的な歯冠修復物を撤去し、早期に炎症と咬合のコントロールが必要である。咬合支持歯数の不足と咬合性外傷を伴った中〜重度の慢性歯周炎である。

 診断と治療方針：Diagnosis & Treatment plan

ドリコフェイシャルで骨格性のⅡ級、上下顎歯列のアーチディスクレパンシーが大きく、下顎の後退と顎関節の障害を受けた咬合崩壊症例である。

まずは、咬合支持を回復し、三次元的に下顎位を模索する。その際、Ⅱ級骨格で上下顎骨間のサイズが違う歯列に対して、バランスのとれた咬合関係の再構築に配慮する。

咬合再構成の手順：Treatment step

①炎症のコントロール
②矯正治療による歯牙と歯槽骨のレベリング
③1stプロビジョナルレストレーションによる咀嚼機能の回復と下顎位の模索
④インプラント埋入による咬合支持の獲得
⑤顎顔面頭蓋と調和のとれた咬合平面・歯列形態・咬合関係を付与した2ndプロビジョナルレストレーションを装着
⑥再評価後、下顎からファイナルレストレーションを作製し、レジンプロビジョナルレストレーションの咬耗や下顎位の変化を補正する
⑦上顎ファイナルレストレーションを作製

● **1stプロビジョナルレストレーション（図43）**

まずは咀嚼機能の回復をめざして、下顎インプラント埋入後、上顎はパーシャルデンチャーを用

1stプロビジョナルレストレーションによる咀嚼機能の回復

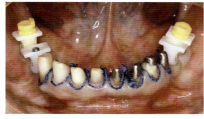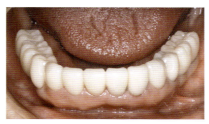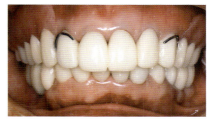

図❹❸ 咀嚼機能の回復、バランスのとれた筋活動の回復、下顎位評価の基準としての1stプロビジョナルレストレーション装着。上顎はまだパーシャルデンチャー

上顎インプラント埋入と歯周組織外部環境の改善

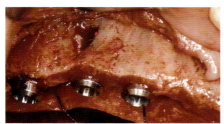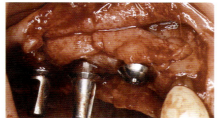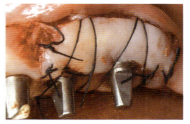

図❹❹ インプラント埋入部位に対して、右側は結合組織移植。左側には遊離歯肉移植を行い、歯周組織外部環境を強化

1stプロビジョナルとスプリントによる下顎位の模索

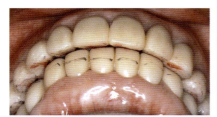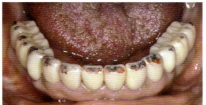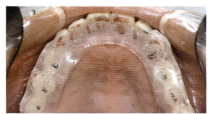

図❹❺ レジンプロビジョナルはすぐに咬耗劣化していく。患者の反応をみながら、筋・顎関節と調和のとれた下顎位と咬頭嵌合位を模索していく

いて、1stプロビジョナルレストレーションを装着。舌房の確保と、上顎歯列に較べて狭小な下顎歯列を拡大するため、インプラントを頬側に傾斜埋入した。

●**上顎インプラント埋入（図44）**

上顎インプラント埋入部位の歯周組織外部環境を強化する目的で、結合組織移植と遊離歯肉移植を行った。

●**下顎位の模索（図45）**

経時的にレジンの咬耗が進行し、咬合高径が低下していく。リラックスタッピングさせながら咬合面のレジン添加と削合を繰り返し、咬合高径と水平的顎位ならびにガイダンスの模索を行う。スプリントも併用しながら筋と顎関節に誘導される下顎位を求めていく。

●**2ndプロビジョナルレストレーション（図46）**

左右瞳孔間線と咬合平面の調和（咬合平面・歯頸ラインが左上がり）および口唇と切端ラインの調和などを再評価するため、ワックスアップしたプロビジョナルレストレーションを口腔内に試適修正する。図46右下はレジンに置き換わったプロビジョナルレストレーションである。

図47のワックスアップの段階で、歯科技工士と歯牙、歯列の形態の精度を高めていく。口腔内にて下顎位、筋、顎関節との機能的調和を再評価する。図48は、プロビジョナルレストレーショ

2nd プロビジョナルレストレーションによる咬合平面の設定

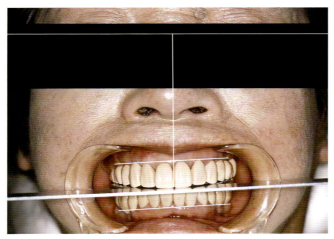
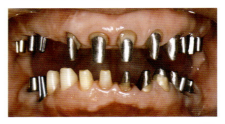
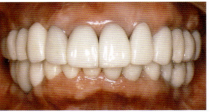

図㊻　2ndプロビジョナルレストレーションのワックスアップと口腔内試適による再評価。評価事項：瞳孔間線と咬合平面の関係、咬合平面の傾斜と左右臼歯歯冠長のバランス、切端ライン、前歯・臼歯の歯軸。上下顎歯槽骨が瞳孔間線と平行ではないため、左右臼歯部の臨床的歯冠長を調整しながら（できる範囲で、上顎右側臼歯の歯冠長は短く、上顎左側臼歯の歯冠長は長く）、兼ね合いのなかで咬合平面の傾斜を緩和していく

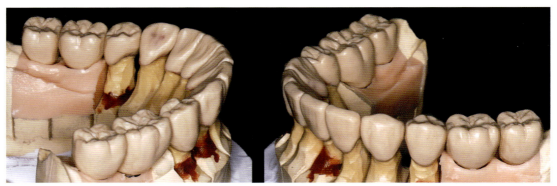

図㊼　2nd下顎プロビジョナルレストレーションのワックスアップ。検討事項：歯列の連続性、スピーの湾曲、ウィルソンの湾曲、前歯・臼歯の被蓋の程度、オクルーザルテーブルの大きさ、セントリックストップ、咬頭傾斜、隆線と裂溝、歯周組織との調和など

ンからファイナルレストレーションへの移行を示す。

●ファイナルレストレーション（図49）

下顎ファイナルレストレーション装着後、上顎ファイナルレストレーションのワックスアップを口腔内に試適して再評価した。左右臼歯部歯冠長の補綴的調整による咬合平面の水平化と舌側より見た咬合関係を示す。Ⅱ級骨格のためディープバイトになる。スピーの湾曲はやや急峻になり、ウィルソンの湾曲は標準より弱くなる。

図50に上顎ファイナルレストレーションを示す。歯列の連続性、均等なセントリックストップ、適切な咬頭傾斜と前後的、側方的歯牙湾曲を付与した。図51に安定した咬頭嵌合位からの左右均等な犬歯誘導と適度な臼歯離開咬合を示す。図52に短縮歯列ではあるが、左右シンメトリックな歯列形態を示す。咬合の要となる左右犬歯、第1大臼歯の位置、咬頭、隆線のシンメトリックな連続性が表現されている。図53、54に治療終了時の口腔内を示す。

●咬合再構成

安定した下顎位、負荷の減少した顎関節、瞳孔

―――― 2nd プロビジョナルレストレーション〜ファイナルレストレーションへ ――――

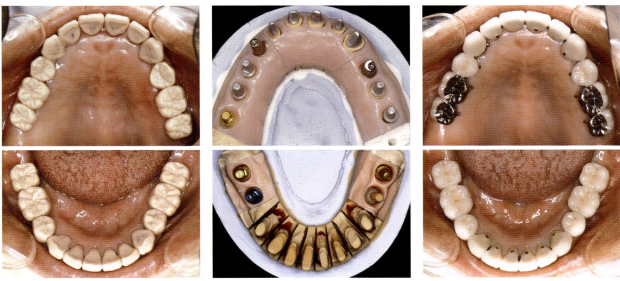

a：2ndプロビジョナルレストレーション　　b：アバットメント　　c：ファイナルレストレーション
ンのワックスアップ

図❹8　プロビジョナルレストレーションでの再評価を経てファイナルレストレーションへ

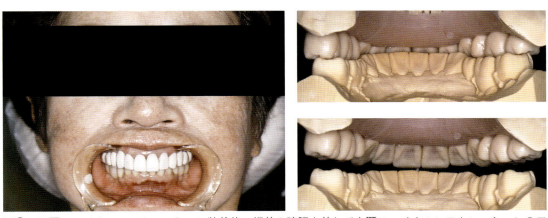

図❹9　下顎ファイナルレストレーション装着後、蠟着の確認を兼ねて上顎ファイナルレストレーションのワックスアップを口腔内試適。左右臼歯の歯冠長を変えることによって瞳孔間線に対して平行な咬合平面に近づけた

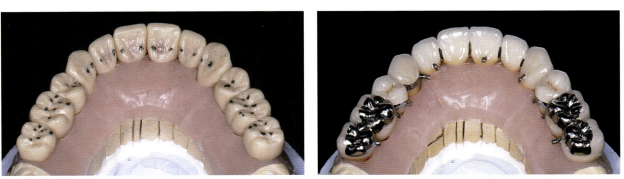

図❺0　上顎ファイナルレストレーション。歯列の連続性と対称性、均等なセントリックストップ、適切な咬頭傾斜とスピーおよびウィルソンの湾曲の付与

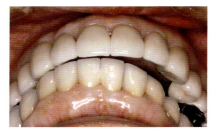
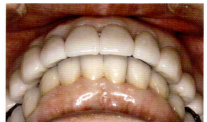
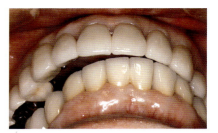
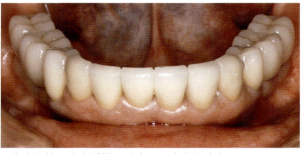

図❺ 安定した咬頭嵌合位からの左右均等な犬歯誘導と適度な臼歯離開咬合

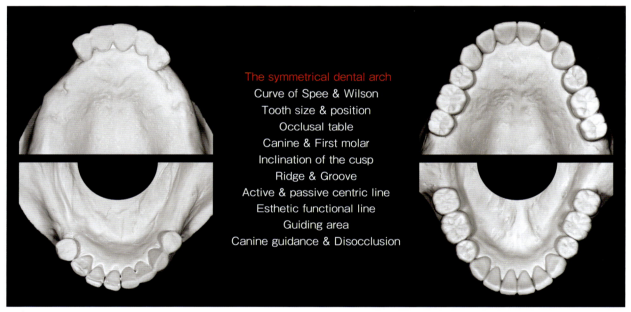

図❺ 欠損補綴、歯冠修復によって、左右シンメトリックな形態と機能をもつ歯列咬合の回復

線と平行な咬合平面の設定、臼歯部咬合支持と歯列の連続性の回復、適切なガイダンスの付与など、咬合再構成によって与えた形態が歯根膜や筋紡錘などの感覚受容器を介した神経筋機構と調和していなければならない。

●メインテナンス

現在、治療終了後7年経過。月に1度の咬合のチェックとPMTCによって問題なく維持されている（**図55**）。

―― ファイナルレストレーション（2010年）――

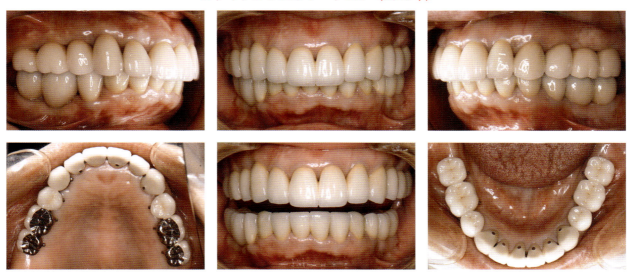

図❸　2010年、治療終了時。処置内容：歯周基本治療、インプラント、歯周組織の内部・外部環境の改善、矯正治療、1stプロビジョナルレストレーションによる咬合支持の回復と下顎位の模索、2ndプロビジョナルレストレーションによる歯周と咬合の再評価を経て最終補綴

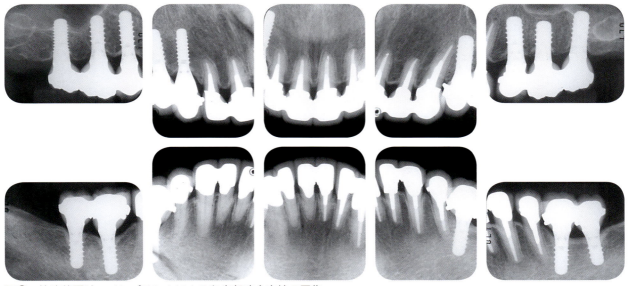

図❺　治療終了時。インプラントによる臼歯部咬合支持の回復

―― メインテナンス7年後 ――

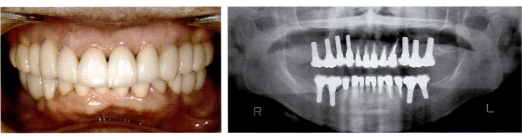

図❺　2017年、メインテナンス7年経過。78歳と高齢でプラークコントロールはあまくなったが、月1回のPMTCによって歯周組織は維持されている

第3章　［Ⅰ］病態分析　個別的診断　47

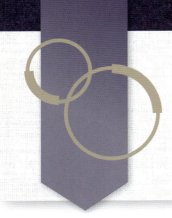

[I] 病態分析
総合的診断

1 疾患を総合的に診るとは

　診断とは、本来Analysis（分析）・Diagnosis（診断）・Prognosis（予後）を含むものであり、顎口腔系疾患を総合的に診断し、治療していく場合、図1に示すような手順で診ていく。

　つまり、診査、個別的診断、総合的診断、治療計画、治療手段、再評価、リスク評価、メインテナンスという流れで進めていくことになる。包括的歯科診療にとってすべて重要な事項であるが、本節では総合的診断とそれに基づいた治療の捉え方について検討する。

 健康＝正常か？

　症例1は臼歯部欠損によって、咬合高径の低下、下顎偏位、顎関節内障、咀嚼障害を来した咬合崩壊症例である（図2）。

　このような臼歯部咬合支持を喪失した症例では、安定した咬頭嵌合位は失われ、咬合位－顆頭位－筋肉位の不調和を来している。筆者は、低下して後方へ押し込まれている下顎を開放し、患者にとって最適な下顎位を模索することに第一の目標をおいた。

　そのためにはインプラントによって臼歯部の咬合支持を確保したうえで、低下した咬合高径を回復しながら神経筋の応答を診ていく。上下顎前歯部のディープバイトとフレアーアウトに対しては、矯正治療を行ってアンテリアガイダンスを改善しようと考えた。

　また、下顎前歯部の叢生は治すべきである。それが正常な咬合で咬合再構成の鉄則である。"そうすべきである"と思っていた。現状の下顎位のままで歯列咬合を修復しても、患者は快適ではなく、咬合の長期安定も得られないと思い込んで

顎口腔系疾患治療の流れ

1. なぜ壊れたのか ……………………………………………… 診査および原因の分析
2. 個々の崩壊状態はどうなのか ……………………………… 個別的診断
3. 個々の病態は相互にどのように関連しているか ………… 総合的診断
4. 病態を改善する最良の戦略を立てる ……………………… 治療計画
5. どんな手段を用いて病態を改善するか …………………… 治療手段
6. これでよかったのか ………………………………………… 再評価
7. 治療後、どこに弱点を抱えているか ……………………… リスク評価
8. 機能回復した状態を維持するためには …………………… メインテナンス

図❶　原因の究明に始まり、総合的な診断のもとに戦略を立てる。そして、最良の手段を模索して加療する。常に再評価を怠らず、治療の精度を上げていくと同時に、将来のリスクを明確にする

症例1　総合的診断：患者個別の咬合はどこまで受け入れられるか

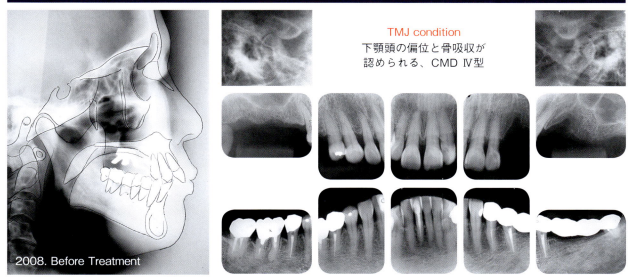

図❷　治療前。58歳、女性。主訴：咀嚼障害。骨格性のⅡ級、臼歯部喪失による咬合高径の低下に伴って、さらに下顎が後方へ押し込まれている。下顎頭の後上方偏位と骨吸収、下顎前歯の叢生、突き上げによる上顎前歯のフレアーアウトと歯間離開、局所的に骨吸収を伴う慢性歯周炎、上顎欠損部の骨吸収

いた。

しかし、これこそ画一的な咬合理論に患者を適合させようとする固定的な考え方であることに思い至った。もっとフレキシブルに捉えなければならない。そのためには、前節で述べた「個別的診断」顎顔面・歯列咬合・歯牙歯周の各レベルで、いかに"適応と代償"が働いているかを診断する必要がある。それはどこまで治療介入すべきか、どこまで治せるか、を判断することである。咬合に関しては、いわゆる「健康＝正常」の等式は成り立たないであろう。

理想的な咬合＝最適な咬合か？

一方、別次元の問題として、患者サイドの条件と術者サイドの条件も治療方針に大きく影響を与える。当患者は諸事情により、早期治療終了を希望され、矯正治療を受け入れられない。そのため、前歯部の咬合関係を変更できず、ほぼ現在の下顎位を採用せざるを得なくなった。

当患者にとって、より快適な本来の下顎位を模索し、その下顎位で歯列を再配列して咬合再構成を行うことが理想的であるが、現実にはこのような患者サイドの条件によって治療手段に制限を受けることも多い。

また、矯正治療を受け入れられたとしても、術者の技量や考え方によって、その治療ゴールは違ってくるであろう。現実の歯科治療は、このようにさまざまな条件によって制約を受けている。

しかし幸い、患者は神経・筋の不快症状を訴えることはなく、顎関節内障はあるものの下顎運動の制限や疼痛などもない。現在の下顎位に対して筋肉や顎関節はそれなりに順応し、代償作用が働いていると思われる。

限られた条件のなかではあるが、本症例に対しては、インプラントによる臼歯部咬合支持の回復と若干の咬合挙上、既存補綴物の再製による咬合面形態の改善、適切な犬歯誘導を付与するために咬耗した3|にのみ新たな歯冠修復を行った。

しかし、歯ぎしりすると下顎頭が1～2mmサイドシフトするため、臼歯部に咬合干渉を起こす可能性がある（図3～5）。

はたして、今回の咬合再構成が形態的・機能的に受け入れられ、下顎位、顎関節、筋肉も含めた顎口腔系全体のなかで適応の域とみなされるかどうかは、今後のメインテナンスで確認していかなければならない。

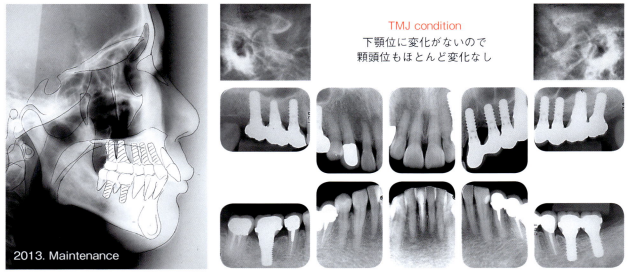

図❸ メインテナンス2年目。インプラントにより咬合支持を回復したが、矯正治療を拒否されたため前歯部の天然歯による咬合関係を変更できず、下顎位・顆頭位に大きな変化はない。患者サイドの条件によって治療方針や治療ゴールは変わってくる

　本症例は、ある意味理想的な咬合再構成ではなく、妥協的な咬合再構成に終わってしまったかもしれない。しかし、前述のように、術者にとっての理想的な咬合が、必ずしも患者にとって最適な咬合であるとはかぎらない。

　生体は変化するものであり、変化・適応しながら安定していることが多い。画一的でなく、患者ごとの個別的な診断が大切な所以である。筆者も、つい自分のよしとする咬合を患者に押し付けてしまいがちである。R. Slavicekの"患者が術者に合わせるのではなく、術者が患者に合わせるべきである"という言葉を肝に銘じたい。

 顎口腔系疾患にかかわる因子

　総合的診断の本論に入る前に、顎口腔系疾患にかかわる因子について、その概要を見直しておきたい。

　ほとんどの歯牙歯周組織の疾患は、細菌感染と非生理的な力によって起こることに間違いはない。しかし、実はそれ以外にも多くの要因がかかわっている。とくに力に起因する疾患は複雑である。単純に1つの原因で生じることは稀であり、いくつかの因子が重なった結果生じることが多い。

　顎口腔系疾患の発症には、図6に示すように、「原因因子」「関与因子」「抵抗因子」が関与している[5]。疾患に対する生体の抵抗力は患者個別的であるため、同じ原因が作用してもその反応は多様である。逆に、同じ症状を発症していても原因が異なっていることもある。また、その症状は時間的蓄積や心理的ストレスの強弱によっても変わってくる。

 非作業側の干渉を考える

　たとえば、症例2のような上顎大臼歯B斜面によく見られる非作業側の干渉がある場合、どのような症状が起こり得るであろうか（図7）。同じ一つの原因に対して、患者の反応は以下のように多様である。

①干渉歯に知覚過敏や疼痛が起こる。
②生理的な範囲を超えた動揺が起こり、炎症が合併していれば、垂直的骨吸収が進行する。
③骨植が強固であれば、神経筋との調和を回復するために干渉歯を咬耗させるかもしれない。
④あるいは、神経筋機構による保護反射が働いて干渉が回避される結果、ファセットは生じないが、下顎が偏位するかもしれない。
⑤下顎偏位により他の部位、たとえば対角線上の前歯部に干渉が起こる。

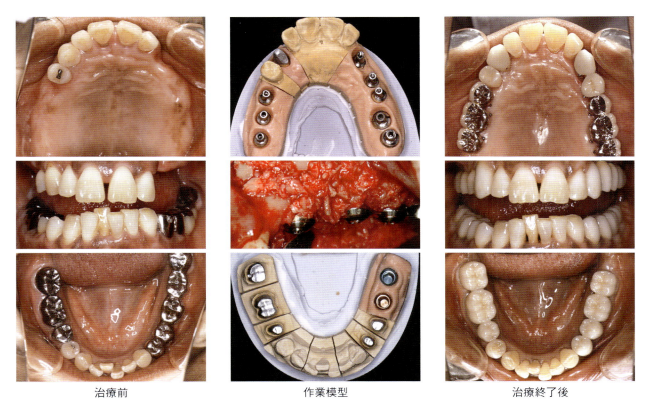

治療前　　　　　　　　　　　作業模型　　　　　　　　　　治療終了後

図❹　矯正治療ができないため歯列の連続性が得られない。歯冠形態不良の3|のみ今回新たに歯冠修復。1|1の歯間離開は閉鎖した。6|はメインテナンス中に歯根破折してインプラントに変更。1|は失活変色歯だが歯冠修復は希望されない。ちなみに、相変わらず、20本の喫煙。治療終了後6年、経過はおおむね良好である（自家骨移植は、徳山中央病院 歯科口腔外科 主任部長 村木祐孝先生による）

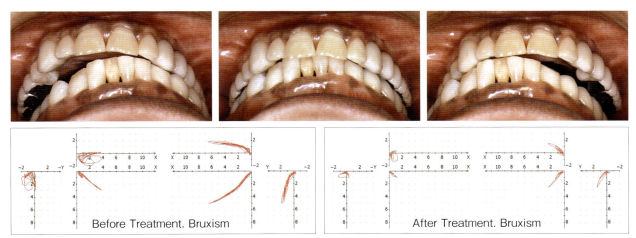

図❺　治療前後のコンディログラフに大きな変化はない。3|は歯冠修復して犬歯誘導と臼歯離開咬合を付与したが、治療後もブラキシズムに伴って下顎頭の軌跡が側方にシフトしている。これは下関節腔で下顎頭が側方的に滑走していることを示し、強く歯ぎしりしたとき犬歯誘導が有効に働かず臼歯部で咬合干渉が起こりやすい状態である

⑥偏位した下顎位での機能を強いられるため、咀嚼筋に筋痛を生じる。

⑦筋活動の亢進と同調し、下顎頭の後方偏位と外側翼突筋上頭の伸張反射により、関節円板の前方転位を生じる。

⑧反面、クレンチングやブラキシズムをしない患者や口呼吸で歯が接触しない患者では、強い症状は出ないであろう。

⑨関与因子・抵抗因子の個人差によって、上記の多くが生じるか、あるいは何も生じないかもしれ

包括的視点から見た顎口腔系疾患に関与する因子		
原因因子	細菌感染（細菌学的要因）	
	咬合ストレス（生体力学的要因）	
関与因子	生活習慣、全身疾患（生体の抵抗力を低下）	
	時間、加齢、心理情緒面	
抵抗因子	生体の抵抗能（個人差、年齢、全身疾患）	
	組織の抵抗能（組織・器官の特性）	

図❻ 顎口腔系疾患の発現には、直接的原因である"炎症と力"以外にも多くの要因が関与し、複数の因子が重なった結果発症する。また、生活習慣や態癖、精神的ストレスなども大きく関与している（Dawson：オクルージョンの臨床より引用改変）

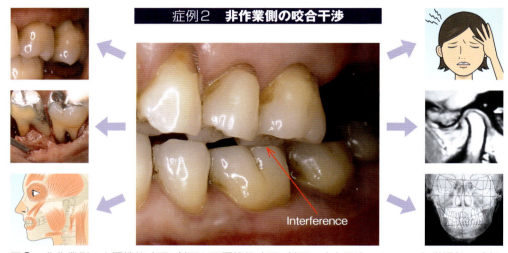

図❼ 非作業側の上顎機能咬頭B斜面と下顎機能咬頭B斜面の咬合干渉によって、知覚過敏や咬耗、動揺や骨吸収、咬合関連筋の緊張、頭痛、円板転位、下顎偏位などさまざまな徴候や症状を引き起こす可能性がある

ない。

このように非作業側の干渉一つをとってもその反応は患者個別的で多様である。疾患の実態を見極めるには、その背景にあるさまざまな関連因子を読み取っていかなければならない。

通常は、神経筋との調和を乱す軽度の干渉であれば、顎口腔系全体の適応反応や代償作用による組織・器官のリモデリングが起こり、崩壊に至ることは少ない。しかし、耐性範囲を超えれば、最も弱いところから崩壊が始まる。顎顔面から歯牙歯周まで包括して生体がどのように適応しているかという観点からも、症例を捉えていく必要性がある。

○ 包括的視点から病態を診断する

図8に包括的な視点から病態を診断し治療を進めるための概念図を示す。

まずは主訴への対応から始まり、個別的な診断項目を顎顔面から歯牙歯周に至るまで、形態的・機能的な両面から診査する。次に、病態の発現にかかわっている原因因子、関与因子、抵抗因子、あるいはAdaptation（適応）、Compensation（代償）、Remodelingといった生体応答を読み取り、総合的な診断に結びつけていく。そして、病態の実態が把握できたら、どこまで治療介入すべきか、どこまで治療できるのかを診断することが重要である。

治療計画立案に際しては、最終的な治癒像をイメージし、病態発現にかかわっているすべての因子を除去する最良の手段を模索する。あとは"加療⇒再評価"を繰り返し、診断および治療計画の成熟度を上げていく。これが筆者の考える「包括的な視点から病態を診断する」ということである。

個別的診断については、顎口腔に現れている現象を観察すれば把握できることがほとんどであり、

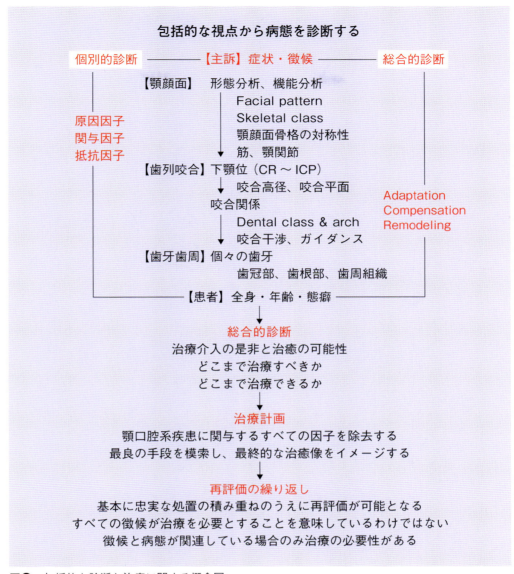

図❽　包括的な診断と治療に関する概念図

それほど難しくはない。しかし、総合的診断、つまりその背景にあって病態を脚色している原因因子や関与因子、抵抗因子を関連づけて考えたり、生体の表現している徴候と症状を読み取り、なぜ顎口腔系の平衡状態が乱れたのか、各組織器官が適切に適応・代償しているか否かを診断することは非常に難しい。

とはいえ、目に見える現象だけで病態を診断するのでは、治療方針を誤る危険性が高い。現状に至った背景や経緯も丸ごと含めて読み取る努力を惜しまないことが、総合的診断であると考えている。

2 総合的診断のための3つの指標

現在の病態がどのようにして発現したのか、健常な状態と病的な状態とはどう違うのか、一見病的な咬合に見えても顎口腔系全体から判断すると、何ら機能的な障害のない咬合もある。

そこで、総合的診断の要となるKey wordsとして、「動的平衡・機能的適応・治療介入の是非」という3つの視点から病態を見直してみることにする。図9に「総合的診断の基本概念」を示す。

① 機能要素間の動的平衡がとれているか

◆顎口腔系の安定を得るためには、関連するすべての機能要素間の動的平衡が得られなければならない

顎口腔系の諸機能は筋肉によってコントロールされている。それゆえ、顎口腔系の安定にとって、歯牙・咬合・顎関節の機能的関係が調和しており、筋肉のスムーズな動きを干渉しないことが重要である。

一例として、図10に示すように臼歯部に早期接触や咬合干渉があった場合、筋肉は常に均衡を回復しようとする。その結果、歯の動揺や下顎偏位、あるいは咀嚼筋群の過剰な活動を招き、筋痛や筋スパズムを生じたりする。干渉が解消されず、筋肉や顎関節と調和しない位置に歯牙があるかぎり、神経筋の安静は得られない。

図11に顎口腔系の機能的な構成要素を示す。顎口腔系は、咀嚼・嚥下・発語などの諸機能を営むための機能単位からなっており、その機能単位を構成する諸機能要素、開口筋・閉口筋・舌筋・顎関節・歯牙・歯槽骨などが相互に干渉せず、平衡関係を保っていることで健常な機能が維持されている。

図12に、頬筋と口輪筋の非生理的な緊張によって自然なニュートラルゾーンが侵害されたために生じた狭窄歯列弓と歯列不正の症例を示す。患者は、口呼吸・舌低位・舌突出癖・前歯部開口で咬頭嵌合位が定まらず、下顎をもごもごさせ、いつも口腔周囲筋を緊張させる習慣がある。

通常、歯列は舌と口腔周囲筋との機能的関係によって形づくられるニュートラルゾーンに位置づけられている。本症例は口腔習癖により、自然な機能要素間の動的平衡が乱された結果、歯列の狭窄が生じ、咬合の安定が阻害されていると考えられる。

このようにみてくると、歯列をはじめとするあ

総合的診断の基本概念

1. **機能要素間の動的平衡がとれているか**
   機能要素間の動的平衡が乱れたとき、生体の反応として「適応」Adaptation、「代償」Compensationが起こり、関連する組織・器官がRemodelingする。しかし、その適応範囲を超えたとき、咬合崩壊が始まる

2. **顎口腔系全体としてうまく適応しているか**
   適応は生物の本質であり、ひとつの機能である。また、適応の仕方や結果が個体差である。それゆえ、患者の個別的な咬合状態が現在の病態に関連しているか否か、見極めることが重要である

3. **治療介入の是非と治癒の可能性**
   治療介入する必要があるか否か? あるとすれば、何をどこまで、どういう方法で、どういう状態から、どういう状態に変えるのか。治せるか否か? 変えられるものと変えられないものを判断する

図❾　顎口腔系全体のなかで、諸機能要素間に形態的・機能的な調和がとれているかどうかを診る

咬頭嵌合位（咬合位）と中心位（顆頭位）の間に不調和があると、神経筋機構の安静は得られない

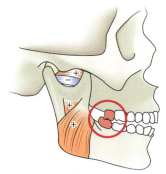
a. 早期接触・咬合干渉

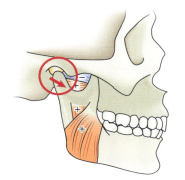
b. 中心位 ≠ 咬頭嵌合位

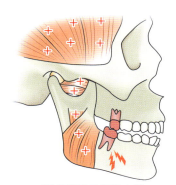
c. 咀嚼筋群の機能亢進

図❿　a：下顎が中心位にある状態で閉口筋が活動したとき、干渉歯に過剰な負荷がかかる
b：咬頭嵌合位で咬合したとき、下顎頭を前下方へ保持するため外側翼突筋下頭にストレスがかかる
c：このように、咬頭嵌合位と中心位との間に調和がとれていないと神経筋の安静は得られない（参考文献[5]より引用改変）

顎口腔系全体として機能要素間の動的平衡がとれているか

顎口腔系
咀嚼、嚥下、呼吸、発語および顔貌などの顔面、顎、口腔領域で行われる
すべての機能に関係する諸組織、諸器官の機能単位の総称

機能単位
一つの機能（たとえば咀嚼）を遂行するためには関連する諸組織、諸器官が協調して働いている。
この動的な平衡を保っている機能要素の集合体

機能要素
たとえば、咀嚼にかかわる開口筋・閉口筋・舌筋・口腔周囲筋・顎関節・歯牙・
歯根膜・歯槽骨等。もっと広範囲には頭蓋・下顎骨・舌骨・鎖骨系の筋活動等

図⓫　顎口腔系−機能単位−機能要素という括りのなかで、相互に干渉せず平衡関係を保っていることによって健常な機能が維持される（参考文献[19]より引用改変）

症例3　口腔習癖によるニュートラルゾーンの侵害

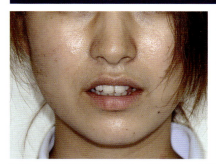
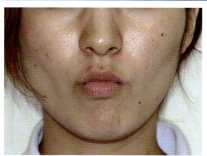
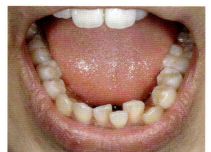

図⓬　歯列不正の原因は、単にアーチディスクレパンシーの問題だけでなく、口呼吸、舌突出癖、口腔習癖、頬杖などによる力のアンバランスに起因している。その結果、歯列咬合関係が乱れ、咬頭嵌合位が安定せず、落ちつく下顎位を求めて、頬・口唇を緊張させる口腔習癖が起こっている

第3章　[Ⅰ]病態分析　総合的診断　55

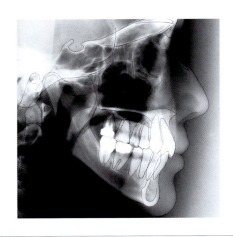

顎口腔系に働くある種のホメオスターシス機構

Adaptation
顎口腔系内・外の環境に適するように形態・機能を変化させて生命活動を維持すること

Compensation
ある器官の欠陥を補うために、他の器官が代償的に働くこと

Remodeling
環境の変化に応じたAdaptation、Compensationによって形態が変化すること

図⓭　歯列・咬合高径・歯牙・歯槽骨・顎関節・下顎骨は、顎顔面骨格形態に応じて機能的に適応し、その形態を変える

らゆる形態と機能は、反対方向に働く力と力のバランスによって支配されていることがわかる。たとえば、下顎安静位は、下顎挙上筋と下顎下制筋のバランスによって、また、呼吸は呼気と吸気の交換という、相反する筋の運動によって維持されている。

② 顎口腔系全体としてうまく適応しているか

◆顎口腔系に働くある種のホメオスターシス機構

顎口腔系の各機能要素間に力と力の不均衡があると、顎口腔系全体としてその不均衡を修正し調和を維持するために、ある種のホメオスターシス機構が働く（図13）。

関連する組織・器官にAdaptation（適応）、Compensation（代償）によるRemodeling（改造）が起こり、顎口腔系全体の調和を維持しようとする。

顎口腔系におけるCompensationには、
- 前後的な骨格のズレに対して、Ⅱ級では下顎前歯が唇側傾斜し、Ⅲ級では舌側傾斜して対合歯と咬合しやすくしようとする歯・歯槽骨の応答
- 関節円板前方転位に対して、後部結合組織が線維性結合組織の偽関節を形成した場合

などを挙げることができる。

顎口腔系におけるAdaptationについては、それを枚挙するまでもなく、そもそも成長発育自体が適応の連続であり、図14に示すように、適応は生物の本質であり、一つの重要な機能である。

AdaptationとRemodelingに関しては、人類の進化と遺伝からみたとき、興味深い事実に気づかされる。"個体発生は系統発生を繰り返す"というHaeckleの生命発生原則に示されるように、われわれのたった一つの受精卵という細胞に、生物が生まれて以来の40億年という歴史と時間を背負っている[13]。そして、西原克成氏は、"遺伝現象は代を隔てた個体全体のRemodelingである"と言及している[14]。

このように、適応はわれわれの生命活動を維持していくために不可欠の能力である。振り返って、口腔内を観察すれば、歯列や歯槽骨においても、適応的な歯牙移動として確認することができる。

◆病的な歯牙移動と適応的な歯牙移動

顎口腔系において適応がどのように働いているかを診ることは、総合的な診断と治療計画を立てるうえで重要である。卑近な例として、歯の自然

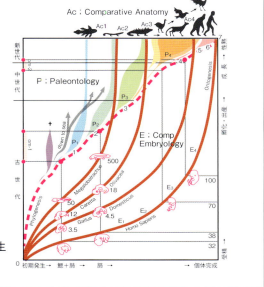

図⓮ 生命は、環境からの圧力に対して適応し、進化してきた（参考文献[12]より引用改変）

挺出について考えてみたい。

　自然挺出は、「炎症がある歯周組織」と「健康な歯周組織」によって、生体の応答機構がまったく違い、その対応も違ってくる。

　歯周組織に炎症がある場合、脆弱化した歯周支持組織の存在下で歯に加わる機能圧のバランスが崩れ、挺出が起こってくると考えられる[18]。また、感染歯質に対する異物排除作用による挺出も考えられる。挺出した歯は噛みしめ時、対合歯によって圧迫され、咬合性外傷を引き起こし、さらなる歯周組織破壊に繋がる悪循環に陥る（症例4）。

　つまり、歯周炎による挺出"炎症"と対合歯による挺出歯の圧下"力"の悪循環が形成され、原因が排除されるまで歯周組織の破壊が持続することになる（図15、16）。

　健康な歯周組織の場合、経年的な咬耗を補償する持続的な挺出や対合歯喪失による挺出が起こるが、通常歯周組織の破壊は起こらない。歯牙・歯槽骨は咀嚼系のなかで最も適応能力が高いといわれ、力の不均衡があると歯牙が適応的に移動して全体のバランスをとろうとする。

　その結果、たとえ歯列不正があっても、顎口腔系全体としては機能的調和が維持されている症例が多くみられる。理想的な正常咬合に対して、個性正常咬合といわれるものがこれにあたるであろう。

　換言すれば、図17に示すように、「病的な歯牙移動」は、歯周組織の炎症に端を発し、それに咬合圧が加担したもので、アタッチメントロス（付着の喪失）を伴った無秩序な歯牙移動（症例5：図18）であり、それに対して、「適応的な歯牙移動」は力の不均衡に対する顎口腔系のホメオスターシス機構によって起こり、アタッチメントロスを伴わない合目的な歯牙移動（症例6：図19）である。

　つまり、「炎症のある病的な歯牙移動」を伴う症例5は、重度の歯周炎で、歯牙は炎症の強弱に誘導されるままに無秩序に移動している。そのため、随所に早期接触や咬合干渉が発生し、二次性の咬合性外傷や下顎の偏位を惹起している。歯周組織の感染により、歯槽骨の適応力が機能せず、秩序立った咬合は崩壊し、新たに咬合再構成を必要としている。

　一方、「炎症のない適応的な歯牙移動」を伴う症例6は、$\underline{7|}$以外に骨吸収は存在せず、左下大臼歯は喪失しているが、咬合支持はかろうじて保たれている。$\frac{3|3}{3|3}$に歯列不正があるものの、犬歯誘

症例4　炎症による自然挺出と咬合性外傷の合併

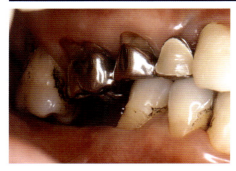

図⓯　53歳、女性。下顎大臼歯が欠損しているため、歯周炎に罹患している$\overline{5}$に支持能力を超えた過剰な咬合力が加わって、咬合性外傷を発現し骨吸収を来した症例。
　咬合のコントロールがなされないまま、歯周炎が進行し、歯が自然挺出してきた。挺出した歯はたえず対合歯によって圧下され、炎症と力の合併症を引き起こすという悪循環に陥っている

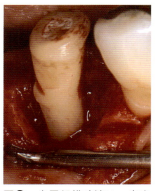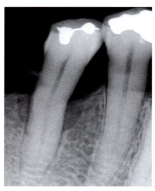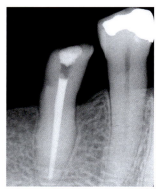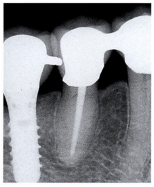

図⓰　歯周組織破壊は、炎症 ⇒ 病的な歯牙移動としての挺出 ⇒ 咬合性外傷 ⇒ さらなる骨吸収へと進行するが、炎症をコントロールし力をコントロールすれば、歯周組織は治癒する。処置内容：歯冠削合による外傷性咬合の排除と自然挺出、歯周ポケットと根面のデブライドメント。治癒所見：骨再生、骨稜の安定化、歯根膜腔の均等化、歯槽頂線の緻密化など。その他、挺出と力に関連すると思われるセメント質の肥厚が認められる

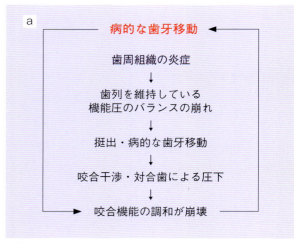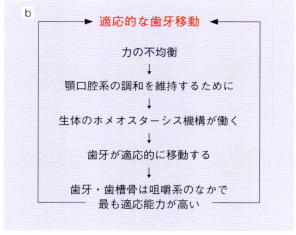

図⓱a　アタッチメントロスを伴う無秩序な歯牙移動　　　図⓱b　アタッチメントロスを伴わない合目的な歯牙移動

症例5　アタッチメントロスを伴う病的な歯牙移動 ⇒ 咬合再構成が必要

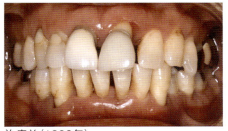

治療前（1990年）

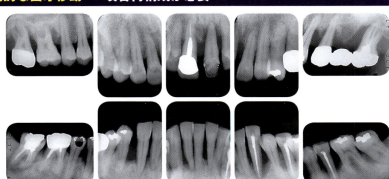

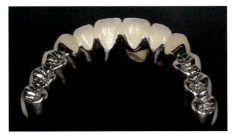

上顎：Key & Keyway を用いたクロスアーチスプリント。右：治療後（1994年）

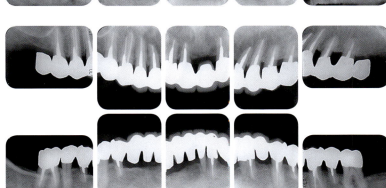

図⓲　52歳、女性。広汎性重度慢性歯周炎による咬合崩壊

症例6a　アタッチメントロスを伴わない適応的な歯牙移動 ⇒ 個性正常咬合

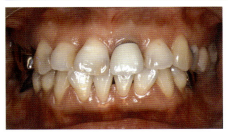

治療前（1999年）

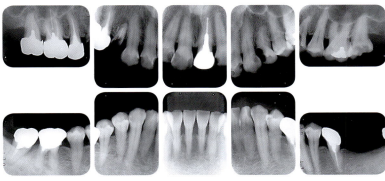

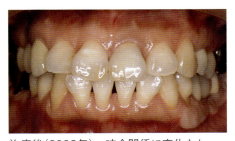

治療後（2002年）、咬合関係に変化なし

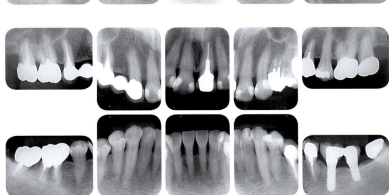

図⓳　49歳、女性。歯周炎のない形態的・機能的に適応している咬合

症例6b　形態的・機能的に適応しているため、歯列・咬合関係を変えないように治療する

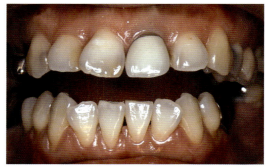
治療前

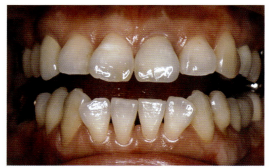
治療後

図⑳　それなりに安定した歯列咬合を"治す"試みをしても、すでに確立している形態と機能の調和を治療介入によって乱すことになるので、ほとんどは失敗する（Peter. E. Dawson）。初診時の下顎位と咬合状態を変えずに、歯冠修復を行った。
処置内容：7〜3│1 4〜7 歯冠修復。76│58 歯冠修復。│67 インプラントによる修復

導による臼歯離開が得られており、咬合は安定している。

前歯部の歯列の乱れは、顎骨とのディスクレパンシーのなかで、最適な咬合関係を求めて左右対称に歯牙が移動しているように思える。すなわち、適応的な歯牙移動であり現状の咬合状態を変えないように対処すべきである（図20）。形態的な乱れが、即機能的な乱れに繋がるとは限らないからである。

このように、総合的診断に際しては、内部・外部環境に対する適応の仕方や結果が個体差であることを考慮して、患者の個別的な咬合状態が今後咬合崩壊に進展していくかどうかを見極めることが重要である。そのうえで、次節の「治療介入の是非と治癒の可能性」について検討することになる。

③ 治療介入の是非と治癒の可能性

歯列不正や顎関節障害、あるいは下顎偏位などに対して、これらを無意識に病的と判断し、治療対象としてはいないだろうか。顎口腔系の諸組織・諸器官は歯周炎や力のアンバランスによって生化学的・生体力学的に反応し、さまざまな病態を呈する。感染による歯牙・歯周組織の破壊はあきらかな病態であり、原因を徐去し機能回復すべく治療介入が必要である。

しかし、力による顎口腔系の反応には、一概に病態として片づけるわけにいかない場合がある。前節で述べたように、顎口腔系の諸機能要素間の力と力の不均衡に対して、その不均衡を修正すべく、Adaptation、CompensationによるRemodelingが起こり、顎口腔系全体の調和が保たれている場合がある。

このような症例では、すでに形態的・機能的に調和が確立しており、治療介入の必要性はないであろう。治療介入すればかえってその調和を乱すことになって、生体に新たな適応を強いることになる。

1．機能的適応という視点から見た歯列・咬合・下顎位（症例7）

症例7を見て、われわれは習慣的に「下顎は左右どちらに偏位しているだろうか？」という問いかけを行う。これは平面的なX線写真や口腔内写真を見て、下顎位を二次元的に捉えてしまう傾向があるためである（図21）。また、「下顎はどちらに」という表現には、上顎骨やその他の骨は不動で、偏位するのはいつも下顎であるという先入観が働いている。

このように、われわれはさまざまなバイアスに惑わされ、自分でも気づかないままに誤った診断をしている可能性が高い。そこで一つの見方として、「顎顔面頭蓋という枠組みのなかにおける機

症例7　下顎は、どちらに偏位している？

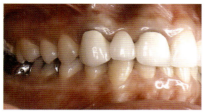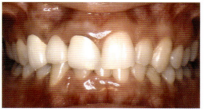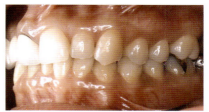

図❷　35歳、女性。初診時（2001年）。主訴：むし歯を治療してほしい。　歯牙正中２mm左側偏位。犬歯関係は右側Ⅲ級気味、左側1/2Ⅱ級。前歯、臼歯ともに舌側傾斜していて窮屈な咬合状態を呈している。咬合様式は１〜５のGroup functioned occlusion

――顎顔面頭蓋という枠組みにおける機能的適応という視点で歯列・咬合・下顎位を評価してみると――

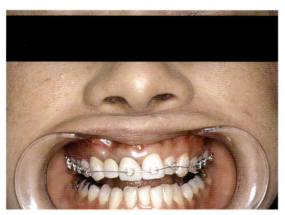

Mesiofacial、Skeletal classⅠ、左顎関節にクリックあり、歯牙正中２mm左側偏位、$\frac{3}{3}$Ⅲ級、$\frac{3}{3}$Ⅱ級、左噛み、咬合平面左上がり

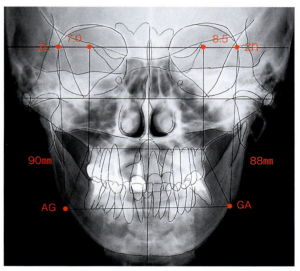

図❷　治療開始時。セファロX線写真より、前鼻棘と歯突起のズレ、顔面頭蓋に対して上顎骨が右側偏位、上顎歯牙正中も右側偏位、下顎歯牙正中は左側偏位。しかし、下顎骨体部の偏位はない。下顎角と咬合平面が左上がり、左顔面高短縮

能的適応」という視点から歯列・咬合および下顎位を考えてみる。

本症例は、顔貌および咬合診査の結果より（図22）、左側顎関節にクリックがあり、下顎歯牙正中が上顎歯牙正中に対して左側へ偏位、左噛み、咬合平面が左上がりなどの症状から、下顎は左側へ偏位していると考えられがちである。

しかし、セファロX線写真からはまったく違った所見が見えてくる。すなわち、顔面頭蓋に対して上顎骨が右側へ偏位している（頬骨前頭縫合ZL-ZRから上顎骨基底部までの距離、右側7.0mm、左側8.5mm。および歯突起と上顎正中の関係より）。一方、同じく顔面頭蓋に対して下顎の歯牙・歯槽部は左側へ偏位しているにもかかわらず、下顎骨体部はどちらにも偏位していないことがわかる。

つまり、上下顎歯列の咬合関係や臨床所見だけで判断するのではなく、顎顔面頭蓋全体のなかにおいて下顎位を診断しなければならない。さもなければ、偏位していない下顎位を右側へ戻そうと、誤った治療計画を立ててしまうことにもなりかねない。

このように正貌セファロX線写真は、顎顔面頭蓋のなかにおける上下顎骨の偏位・咬合平面の歪み・左右顔面高の違いなどを診断するためには必要不可欠な資料である。

その他の所見として、顔面頭蓋に対して、上顎歯牙正中は右側へ偏位しており、下顎歯牙正中は左側へ偏位している。左右の抗下顎角隆起を結んだ線（AG〜GA）と咬合平面は左上がりで左側の顔面高が短縮している（右側90mm、左側88mm）。

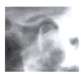
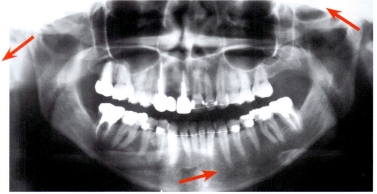

TMJ & Muscle condition
左に小さい Click or Crepitation
クレンチング、舌を押しつける、左噛み

図❷　咬合平面の傾斜や左側咬合高径の低下がある場合、下顎骨はひねりを伴って三次元的に回転しているかもしれない

病態か適応か？　治療の必要があるか、変えられるか否か

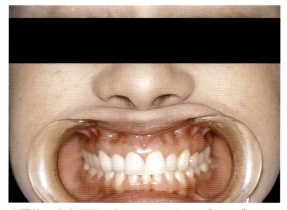

上顎位・咬合平面は変えることができず、わずかに咬合高径が回復され、若干下顎位は前方位になったかもしれない。その他、歯列・咬合関係は変更された

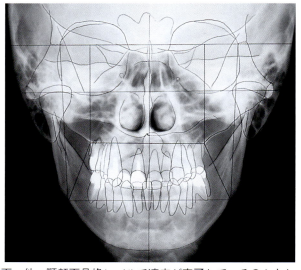

図❷　治療終了時（2003年）。上顎骨、下顎骨、顎関節、咬合平面、他、顎顔面骨格レベルで適応が完了しているのかもしれない。歯列不正・咬合平面の傾斜・歯牙・歯槽部の偏位等、いままで病態と思っていたものが適応なのかもしれない

　また、可能性としては、図23に示すように、左上がりの咬合平面の傾斜によって下顎骨が反時計回りに回転し、オトガイ部は左側へ偏位しているが、下顎頭は逆に右側へ偏位しているかもしれない。

　ここで重要なことは、本症例の歯列・咬合あるいは上顎骨の右側偏位を病態とみるか、適応とみるかである。上顎骨、下顎骨、顎関節、咬合平面、他、顎顔面レベルで、すでに適応が完了しているのかもしれない。歯列不正や上下顎骨の偏位など、いままで病態と思っていたものが適応なのかもしれない（図24）。

　たとえば、いま自分の下顎を左へ1mmズラしてみると、誘導歯以外には空隙ができるはずである。しかし、多くの症例で偏位した下顎位でも上下顎歯列間に空隙ができず咬合しているのは、上顎骨、側頭骨、蝶形骨、歯牙歯槽骨など顎顔面骨格全体の三次元空間における適応の結果であろう。

―― 咬合の経年的変化：再び咬耗が進行し、咬合高径が低下してきた。これは崩壊に繋がるのか ――

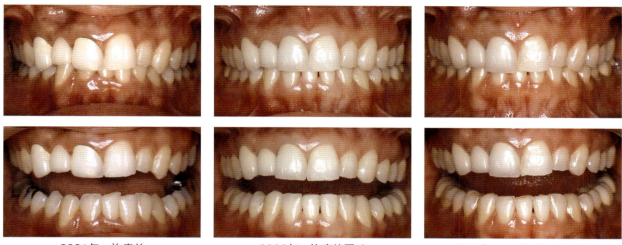

2001年、治療前　　　　　　　2003年、治療終了時　　　　　　2015年、メインテナンス時

図❷ 初診時、治療終了時、メインテナンス期にわたる14年間の咬合の変化。2̄|ポンティック、|1̄ CR充填。2003年の治療終了時、咬合高径は回復し、犬歯側方歯群の舌側傾斜も改善されたが、12年後、主に前歯部の咬耗と叢生の再発、下顎小臼歯部のWSDの進行、犬歯～側方歯群の舌側傾斜の再発、下顎の後退を伴った咬合高径の低下が再び認められた

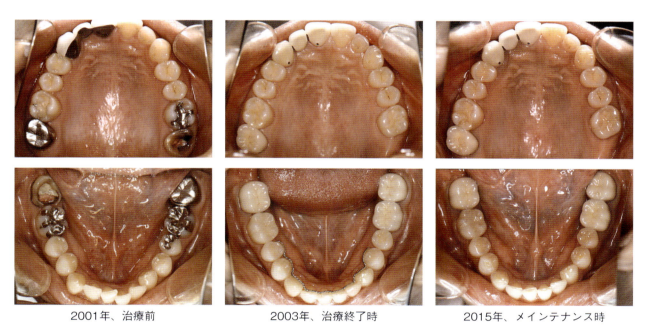

2001年、治療前　　　　　　　2003年、治療終了時　　　　　　2015年、メインテナンス時

図❷ 矯正治療と歯冠修復による狭窄された窮屈な歯列・咬合の改善。12年後、再び歯列弓の舌側傾斜が認められる。臼歯部はほとんど咬耗していないが、4̄～3̄ に著明な咬耗が認められる

※上下顎歯牙正中の不一致は、上顎骨の右側偏位と下顎前歯部の左側へのズレ（下顎咬合面観より）によるものであることがわかる

　このように、顎顔面骨格全体のホメオスターシス機構による適応の結果として、現在の上顎位・下顎位・咬合があるとすれば、これらを術者が安易に変更することは難しい。

1）診断と治療計画

　MesiofacialでSkeletal class Ⅰ、上顎骨の右側偏位。図21、25、26の左右犬歯の位置関係から、下顎歯牙・歯槽部は左側へ偏位しているが、下顎骨体の偏位は認められない。上顎歯列の強い規制により、下顎運動が制限された顎関節円板障害を有する顎関節症である。

　顎関節と筋の咬合ストレスを解除し、より快

―――― Canine guidance 〜咬耗の進行〜 Group functioned occlusion ――――

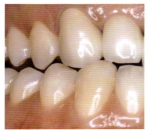
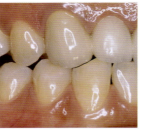
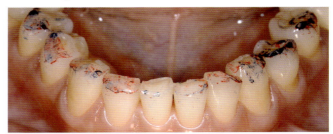

2003年、治療終了時。　　2015年、12年後。　　　　　2015年、メインテナンス時。
犬歯誘導　　　　　　　　犬歯の咬耗　　　　　　　　咬耗の進行に伴うGuidanceの変化

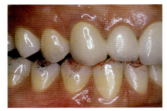
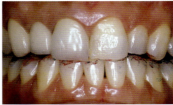
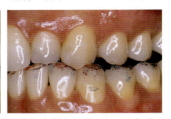

図❷ メインテナンス12年後（2015年）。治療終了時、犬歯誘導による臼歯離開咬合を付与したが、12年後、犬歯が強く咬耗し咬合様式も変化してきた。現在 $\frac{6\sim3｜3\sim6}{6\sim3｜3\sim6}$ の Group functioned occlusionに移行し、$\frac{54｜45}{54｜45}$ には非作業側の咬合接触が出てきた。$\underline{1}$ 近心隅角部のCR充塡は後日再修復した

適な咬合に改善するには、矯正治療によるOver Guidanceの改善と非機能的な歯冠修復物の再製および天然歯に対する歯冠形態修正を行い、顎運動に自由度をもたせる必要がある。

2）咬合の継時的変化をどう読むか

上記の診断に基づき、矯正治療、修復治療、歯冠形態修正等の手段を用いて咬合再構成を行った。その結果、**図25〜27**に示すように、咬合高径の回復、ある程度の前歯臼歯の舌側傾斜の改善と乱れた歯列の再配列、Canine guidance & Disocclusionを得ることができた。

しかし12年後、犬歯をはじめとする咬耗の進行により、Group functioned occlusionに移行し、小臼歯部には非作業側の咬合接触が出てきた。さらに犬歯を含む上顎側方歯群、とくに左側の舌側傾斜の再発、歯の咬耗と圧下および下顎の後退による咬合高径の低下、下顎隆起の増大などが認められる。

初診時と同様に現時点の咬合を病態と判断するか、適応の範疇とみなすのか？　炎症がコントロールされ機能障害がなければ、現在の歯列形態や咬合状態は、この患者にとっての個性的な咬合であると解釈してもよいのではないだろうか。

初診時の咬合も現在の咬合もその患者の経年的変化の一過程であり、咬合も病態も止まることなく変化している。治療終了後もメインテナンスを通して崩壊に繋がるような徴候のチェックや、態癖の再発などに対する管理を継続していくことが必要である。

2．形態と機能の調和は獲得できたか（症例8）

形態と機能は、それぞれ単独に存在するものではなく、コインの裏表のように決して切り離せない関係にある。しかし、形態の乱れがそのまま機能障害に繋がるとはいいきれない。理想的な歯列形態ではなく若干の歯列不正のある咬合を扱う場合（臨床ではほとんどの症例に歯列不正がみられる）、その歯列形態の乱れが現在の病態に関連しているか、あるいはすでに機能的に適応しているのかを見極めなければならない。

症例8は、下顎臼歯の崩壊と片側咀嚼などにより、下顎の右後方偏位を伴った顎関節症（右側は復位性顎関節円板障害、左側は非復位性顎関節円

症例8　下顎の右側偏位を伴った顎関節症。形態と機能の調和は獲得できたか

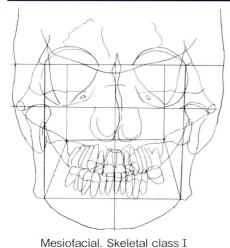
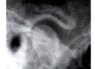
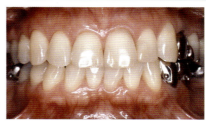
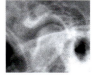
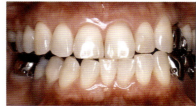
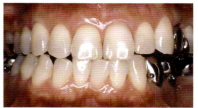

Mesiofacial. Skeletal class I

Click　ときどき開口障害

Crepitation　ときどき開口障害

$\frac{5\dashv5}{5\dashv5}$によるGroup functioned occlusion
（注）下顎臼歯部には矯正治療のためのMetal temporaryが装着済み

図❷　52歳、女性。治療前（2005年）。主訴：噛めるようになりたい、歯を白くしたい。咬合所見：下顎は若干右側偏位、$\frac{7}{7}|$に早期接触、下顎頭は後上方偏位し左右にクリックあり、右噛みで右咬筋肥大、$\overline{3\dashv2}$の左側傾斜、臼歯部の咬合支持崩壊、咬合様式はGroup functioned occlusionだが$\frac{7}{7}|$に咬合干渉あり

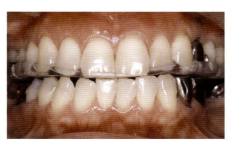
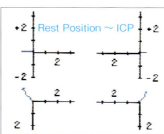
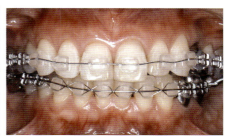

図❷　コンプレッションされた顎関節と後方偏位している下顎位を開放する目的で、スプリント療法を行った。この時点で、下顎安静位と咬頭嵌合位との間には1～2mmのズレが認められる。下顎位を確認しながら矯正治療を行った。矯正治療の目標：変化した下顎位に合わせて、修復予定歯以外の前歯部を咬合させる。他に、$\overline{3\dashv3}$ Crowding、$\overline{5|45}$のRotationの改善、上下犬歯誘導、$\overline{6|67}$のスペースコントロール、上顎のLeveling

板障害）である。

奥高の咬合付与とコンプレッションの開放に配慮しながら、矯正治療と歯冠修復により咬合再構成を行った。しかし、治療終了後も咬み合わせや顎関節に違和感を訴え、安易な治療介入に反省させられた症例である（図28）。

まず、下顎位診断のためにスプリントを装着したところ、患者は「奥歯がすいてきた。食事のときも下顎を奥にずらさないと噛みにくい」と訴えた。咬合低下して後方へ押し込まれていた下顎位が前方に戻ってきたものと考えられる。また、切端位からの閉口ではクリック音がしない（図29）。

この時点で、下顎安静位からの閉口位と咬頭嵌合位の間には1～2mmのズレが認められた。

この下顎位を目標に矯正治療、テンポラリーでの咬合挙上を行い、咬合再構成を行ったが、顆頭位を前方へ誘導し安定させることはできず、患者は治療終了後もさまざまな違和感を訴えた（図30）。「前歯が当たりすぎる、奥歯がすいている感じ。$\overline{|45}$が動揺して違和感がある」。これらの症状は、咬合再構成後も筋肉位と咬合位との間の不調和が解消されていないことに原因していると思われる。上顎に比べて叢生の強い下顎前歯は、ディスキングしたとはいえ前方拡大され、前歯が干渉してい

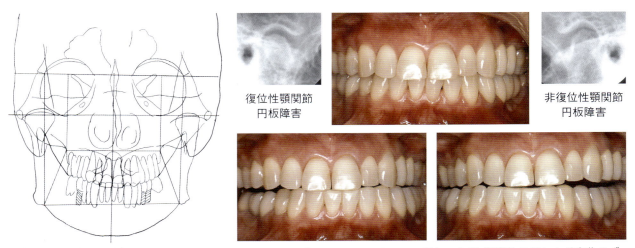

復位性顎関節　　　　　　　　　　　　　　　　　非復位性顎関節
円板障害　　　　　　　　　　　　　　　　　　　円板障害

図❸⓪　治療後(2007年)。Group functioned occlusion から Canine guidance へ変わったが、顆頭位はほとんど変化せず、下顎安静位(筋肉位)と咬頭嵌合位(咬合位)が機能的に調和していないため、長期間にわたって咬合の不安定な状態が続いた

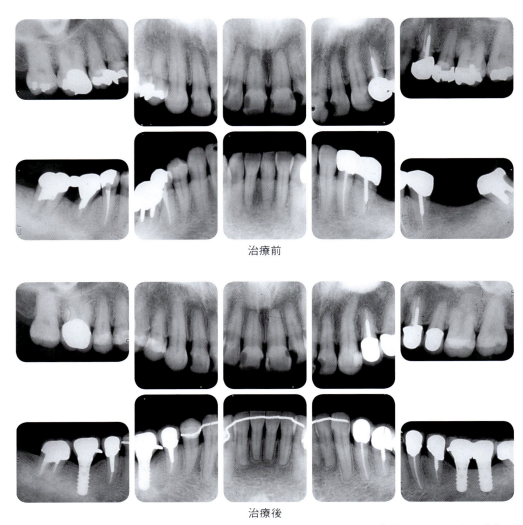

治療前

治療後

図❸①　初診時、下顎臼歯部の咬合支持が不十分である。欠損補綴と歯冠修復によって臼歯の咬合を安定させた

―― 叢生は改善され歯は白くなったが、筋・顎関節・歯列咬合に新たな適応を強いる結果となった ――

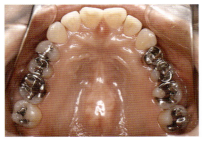
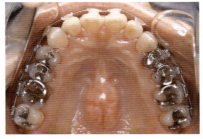
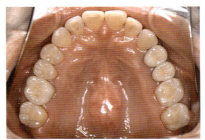
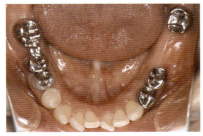
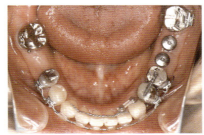
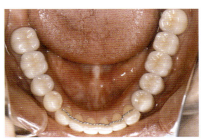

　　　2005年、初診時　　　　　　　　　　　2006年、矯正治療中　　　　　　　　　　2007年、治療終了時

図❸❷　上顎に比べて叢生の強い下顎前歯はディスキングしたとはいえ前方拡大され、前歯の干渉が疑われる。前歯部の咬合は変えずに臼歯部だけ治療したほうがよかったのかもしれない。さらに口唇を緊張させる習慣もなかなか改善せず、下顎位を不安定にしている

る可能性がある（図32）。

　初診時、きれいにGroup functionで誘導していた咬合様式は犬歯誘導へと変わったが、見るからに咬合は不安定である。顎関節の動きをコンディログラフで観察すると、治療前は矢状面において円板転位による軌跡の乱れがあるが、水平的な軸ブレはみられない（図33）。

　しかし、治療後には下顎は右側へ引っ張られ、最大開口で急激に正中に戻っており、大きく下顎頭がサイドシフトしている。治療前は顎関節も含めた顎顔面骨格全体でうまく適応していたと思われる歯牙歯槽骨や顎関節に対して、治療後再び多大な適応を強いることになったのかもしれない。

　今後も動的な平衡が得られるまで、言い換えれば形態と機能の調和が得られるまで、下顎は前方へ移動し続け、それに伴い上下顎前歯は削合し続けなければならないであろう。

　治療終了より8年後、コンディログラフによる下顎頭の動きはスムーズになり、サイドシフトも減少しつつある。患者は「3年くらい前から4 5が動かなくなって違和感もなくなった。上顎前歯の突き上げもなくなってきた」との評価であった。

　図34に治療終了8年後の咬合接触状態を示す。①ワックスによる所見から前歯部の当たりは見られなくなったが、大臼歯部の咬合接触が強すぎる。また、②5天然歯と6インプラント間に空隙ができてきた。咬合の変化に対して適応能力のないインプラントと、常に変化に対応できる天然歯の混在する歯列を扱う場合、この問題にどのように対処するかが今後の大きな課題である。

　本症例は、筋・顎関節・歯列咬合〜下顎位まで、5年経過してやっと新たな環境に対する適応や代償のシステムが終了したものと考えられる。つまり、それなりに安定した歯列咬合を"治す"試みをしても、すでに確立している形態と機能の調和を治療介入によって乱すことになる。その結果、5年間にもわたって新たな適応を強いることになってしまった。

　そして、現在また、上記①②の問題が発生してきた。どこまで治療介入すべきか、そして、継時的変化をどう読むかについても十分に考える必要がある。

新たな環境に対する適応や代償が完了するのに5年を要した

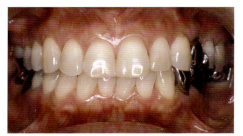

2005年、治療前

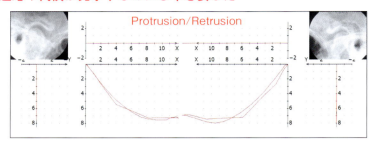

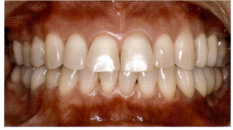

2007年、治療後

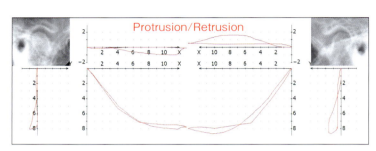

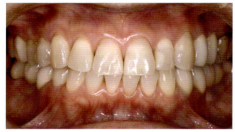

2015年、メインテナンス8年後

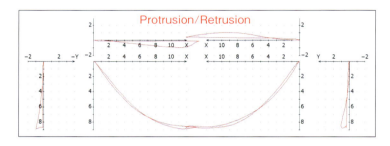

図❸ 治療終了後、上顎前歯の正中離開やWSDの進行がみられる。下顎頭の運動経路にも変化がみられる

メインテナンス8年経過

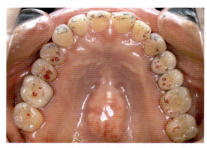
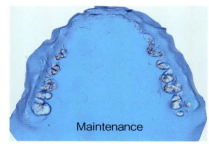
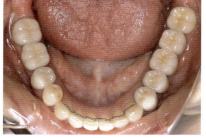

図❹ 2015年、治療終了後8年経過。3年前から前歯部の突き上げがなくなった。|4 5|の動揺と違和感もなくなった。5年経過してやっと神経筋と下顎位の間に調和がとれてきたと考えられる。以前から口唇を締める癖がある。「嚙みしめ」を意識している。「最近、|6 5|の間が隙いてきて食べ物が詰まる」

3．機能的適応という視点から見た下顎位の診断

　前述の2症例にみるように、下顎位は恒常不変ではなく、経年的・加齢的に変化している。来院時の患者の下顎位は、その一過程であることを念頭におく必要がある。そして、すべからく患者の咬合を扱う場合、現在の下顎位が偏位しているか、偏位していないかを問わなければならない。そして、その偏位した下顎位は病態なのか、適応なのかを診断し、治療介入の是非を検討する必要がある。図35にその概念を図示しておく。

> **機能的適応という視点からみた下顎位の診断**
>
> 患者の咬合を扱う場合、まず第一に問うべきことは、現在の下顎位が
> ■ 偏位しているか（症例8） ■ 偏位していないか（症例7）
> ↓
> 偏位した下顎位は、形態的・機能的にみて
> ■ 病態なのか？ ■ 適応なのか？
> ├── 治療介入の是非
> ↓　　　＝変えられるものと変えられないもの
> ■ 咬合再構成
> 最終目標は、動的平衡のとれた生理的な下顎位とセントリップストップの再構築

図❸❺　下顎位は顎顔面頭蓋という枠組みのなかで三次元的に捉え、その適否を判断しなければならない

　診断とは、単に病態の分析に留まらず、治療方針、治療結果、予後まで含むものである。それと同時にさまざまな外部・内部環境に適応的に応答した結果としての個体差を読み取る行為である。個体差は適応の仕方の相違であり結果である。

3 総合的診断に基づいた病態分析と咬合再構成

　総合的診断の要として、
1．機能要素間の動的平衡がとれているか
2．顎口腔系全体としてうまく適応しているか
を見極めたうえで、
3．治療介入の是非と治癒の可能性を検討することの必要性
を述べてきた。
　本節ではこれらの要点を踏まえて、実際の臨床例を提示する。本症例は、治療介入する根拠とその是非を、患者から厳しく問われた症例である。

個別的診断

1．患者個別の病態
　論理的思考の強い方で、歯科治療に対する関心が高く、疑問点に関しては積極的に質問される。

2．顎顔面の病態（図36）
　セファロX線写真より、歯突起に対して上顎骨が左へ旋回、右側顔面高の短縮（右：94mm、左：97mm）、上下顎骨および上下歯牙正中の右側偏位、右咀嚼習慣、クレンチング、肩凝り、頭痛、咬筋・胸鎖乳突筋に圧痛が認められた。下顎骨はブラキタイプで、骨格性のⅡ級傾向である。下顎頭は後方偏位し、関節雑音がある。

3．歯列咬合の病態（図36、37）
　下顎歯牙正中が右側偏位している。上顎前歯の舌側傾斜と$\overline{4|4}$、$\overline{7|}$の嵌まり込んだ窮屈な咬合によって、下顎の自由な運動が制限されている。$\overline{4|4}$に早期接触があり、左へ0.7mm中心滑走する。右を下にしてうつ伏せで寝ることが多く、そのためか右側からの圧迫によると思われる$\overline{4+2}$の左側への歯軸傾斜を認める。

4．歯牙歯周の病態
　非機能的な歯冠修復物、数歯に根尖病変がみられる。歯周組織は健康である。

限られた条件のなかで、どこまで治せるか、治療介入の是非に悩む咬合再構成症例

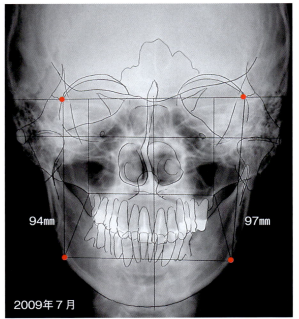
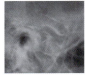

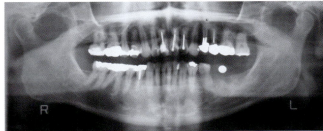
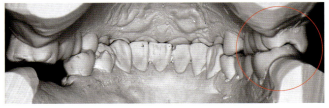

図❸ 治療前。48歳、男性。6」が腫れて痛い（初診時に抜歯済み）。右顔面高短縮（94mm）、上下顎骨の右側偏位、上顎骨の左旋回、下顎頭の後方偏位、上顎前歯歯肉を咬みそうなディープバイト、7/7 の嵌まり込んだ咬合

 総合的診断

1．顎口腔系全体として、動的平衡はとれているか、うまく適応しているか

まずは、現在の下顎位は病態なのか、適応なのか、を診断しなければならない。現下顎位での下顎頭は、咬合高径の低下を伴って後方へ押し込まれている。運動痛や運動制限はないが、下顎頭後方には骨吸収が疑われ、適応とみなすには無理がある。咬合高径を挙上し、顎関節のコンプレッションを開放すべきであろう。

同様に、現下顎位での筋肉をみると、咬筋や胸鎖乳突筋に圧痛があり、規制の強いロックされた咬合状態や右後方偏位した下顎位との間において、機能的に動的平衡のとれた平穏な状態とは考えにくく、ストレスを内蔵しているであろう。長期にわたる顎口腔系全体の変化のなかでの下顎位であり、それなりに順応しているとはいえ、筋肉にとってもっと快適な下顎位があるはずである。

2．治療介入の是非と治癒の可能性

治療介入の是非を問うことは、言い換えれば、Over treatmentかUnder treatmentかを問うことでもある。つまり、「不必要な治療介入をして壊していないか？」「必要な治療をしないで崩壊を見過ごしてはいないか？」を検討することである。

当患者は、日常生活で何ら不都合を感じておらず、主訴は6」の腫脹である。しかし、病態分析の結果、上記のような個々の病態（個別的診断）が顎口腔系全体のなかでうまく適応した状態にあるとは考えにくい（総合的診断）。すなわち本症例は、クレンチング、口唇圧、右咀嚼、睡眠態癖などに起因する下顎の右後方偏位、それに伴う咬合高径の低下、およびストレスの多い咬合状態を呈する咬合崩壊予備群である。

まずは、左右均等な臼歯部の咬合支持を確保して、低下した咬合高径を回復する。同時に、右側臼歯部の嵌まり込んだ咬合の開放と上顎前歯部の舌側傾斜の改善を試みる。そして、新たな下顎位において筋・顎関節・咬頭嵌合位間の調和を回復することが必要である。

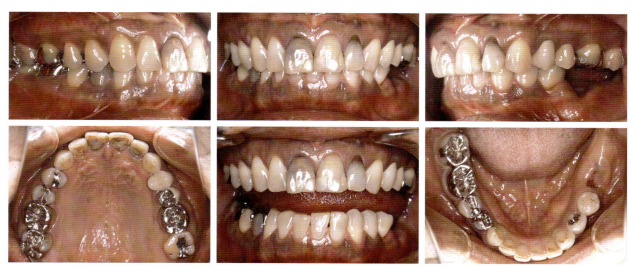

図❸ 下顎歯牙正中が2.5mm右側偏位。右側犬歯1/2歯分Ⅱ級、左側犬歯Ⅰ級。上顎前歯・側方歯群のオーバーガイダンスにより、下顎の自由な運動が制限されている。4⎯2 の左側への歯軸傾斜

治療経過

1．インフォームド・コンセント

患者は、「20歳のころに比べて顎が奥に入った気がする」との自覚があり、「少し前のほうが楽で、集中すると歯を咬みしめている」との気づきもあった。そこで、下顎位確認のためにスプリントを装着し、下顎が奥へ押し込まれていることを患者が明確に理解できた時点で、治療計画を説明したところ、次のような質問を受けた。

「矯正治療はなぜ必要なのか？」「古い修復物をなぜやり替える必要があるのか？」「なぜ、その治療が必要なのか？」「どういう方法で治療するのか？」「治療した場合としない場合の違いを知りたい」。具体的には、既存の修復物16歯全部作り替えて、下顎位と咬合関係まで変更するのか、もしくは 1⎯2 と左下の欠損部のみ治療するのかという選択になる。

患者には、治療介入すれば歯と歯列の形がよくなって、顎関節や筋肉への負担が軽くなり、口腔の健康維持に有効である。治療介入しない場合は、下顎がもっと奥へズレるかもしれないし、歯の形態が悪いため顎関節や筋肉にも過剰な力が加わりストレスになる。しかし、それでも何も起こらないかもしれない旨を説明した。

その結果、矯正治療は行わないで、う蝕でない歯は削らないことを条件に全顎的な治療を希望された。この症例のように、咬合に関して特別に重い自覚症状がない場合、患者の同意を得ることは難しい。

2．下顎位の模索と咬合再構成

下顎位確認のためスプリントを装着した（図38b）。「スプリントを外したとき、前歯が当たる。どこか当たっていないと顎が不安定なので、右へずらして咬むか、奥へ引っ込めて咬んでいる」「朝、起きたら左前歯だけ当たって、右奥歯がすいていて合わせるのがつらい。そのうち、次第に咬み合ってくる」などの評価であった。

既存の修復物をテンポラリークラウンに変えて、低下した咬合高径を約1.5mm挙上すると、自然に下顎が前へ出てきた（図38c）。前歯は0.2mmすいていて、左右滑走時は一度下顎が奥に入らないと犬歯誘導しない。

食事や会話に違和感を感じるため、2回に分けて咬合高径を下げた（図38d）。以前のように左右滑走時に下顎が奥へ下がることなく犬歯誘導がとれてきた。

ここでの課題は、矯正治療せずに、さらに犬歯を歯冠修復せずに、咬合再構成することであり、水平的下顎位と咬合高径と犬歯誘導との兼ね合い

下顎位の模索〜プロビジョナルレストレーション

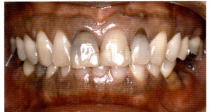
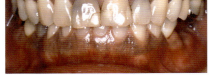

a：治療前（2009年7月）　　b：スプリント装着（2009年12月）　　c：1.5mm咬合高径挙上（2010年12月）

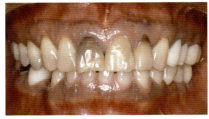
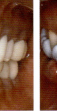
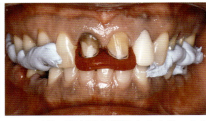
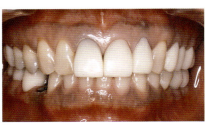

d：1.0mm咬合高径低下（2011年1月）　　e：レジンの咬耗を補正するため、0.9mm咬合挙上して咬合採得　　f：プロビジョナルレストレーション装着（2011年4月）

図❸❽　下顎位の模索とプロビジョナルレストレーションによる再評価。矯正という治療手段を拒否されると、咬合再構成が非常に難しくなる。歯を適切な位置に配列できず、限られた条件のなかでの治療となる

上顎プロビジョナル、下顎ファイナルレストレーションでの下顎位とガイダンスの評価

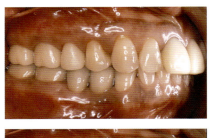
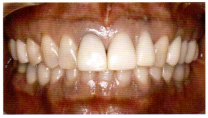
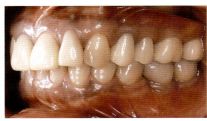
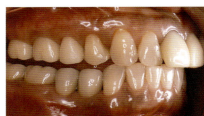
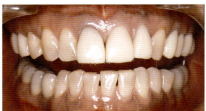
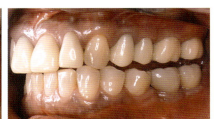

図❸❾　2011年12月、上顎プロビジョナルレストレーション、下顎ファイナルレストレーションでの咬頭嵌合の状態と犬歯によるガイダンス

をいかにとるかである。テンポラリークラウンの咬耗を補正するため、若干咬合挙上してプロビジョナルレストレーションを作製した（図38e）。

プロビジョナルレストレーションを装着したところ（図38f）、「高くしたほうが感じがよい。落ち着くし、軽くなった。しばらく顎を動かさないでいた後（おそらく咬みしめている）、右に音がする」などの患者評価であった。

下顎ファイナルレストレーション、上顎プロビジョナルレストレーションにて、再度下顎位とガイダンスを評価した（図39）。

この時点で座位と水平位との間に若干の前後的な差がみられる。その後、臼歯部の咬合接触があまくなったので0.2mm咬合挙上して、上顎のファイナルレストレーションの作製に移った（図40）。

図41、42に上下顎ファイナルレストレーションでの咬合接触および犬歯誘導と臼歯離開の状態を示す。右側は1/2Ⅱ級のため$\frac{3}{3}\frac{}{2}|$による（Distal

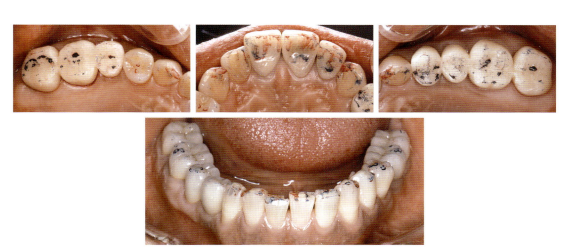

図⓴ 2012年2月、レジンの咬耗を補正して下顎位を修正。臼歯の咬合接触があまくなったので、上顎プロビジョナルレストレーションの咬合面にレジンを添加。0.2mm挙上し、ガイダンスを調整。その後、上顎ファイナルレストレーションの作製に移る

上下顎ファイナルレストレーションによる犬歯誘導と臼歯離開咬合

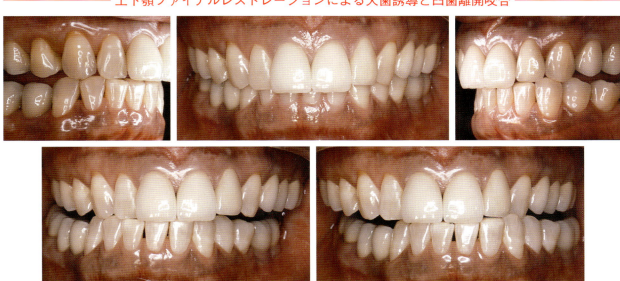

図㊶ 2012年4月。右側犬歯は1/2Ⅱ級のため、Distal guidanceとなり、さらなる下顎の後方偏位のリスクが高まる。その対策として、|2をガイダンスに参加させ Mesial guidanceとしている。左側犬歯はⅠ級であり、|3の近心斜面による Mesial guidanceに加えて|3遠心斜面と|4近心斜面による安定したガイダンスを付与している（図42の上顎犬歯の咬合紙青色を参照）

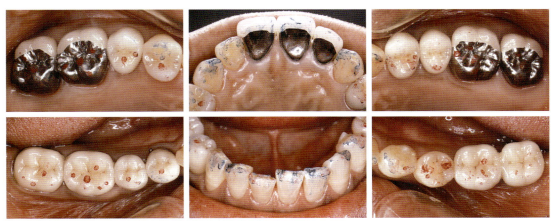

図㊷ 2+2/2+2 は25μmの咬合紙1枚が抜ける程度の自由度（Long centric）をもたせ、臼歯部にはできるだけ確実なセントリックストップを付与

第3章　[Ⅰ]病態分析　総合的診断　73

―― 睡眠時ブラキシズムの所見 ――

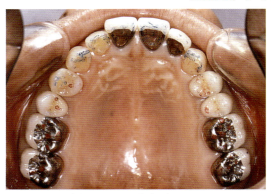
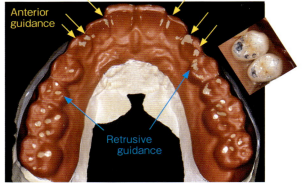

図❸ 2012年6月、家族から睡眠中歯ぎしりしていると言われる。睡眠時ブラキシズムで|4と5|に、下顎が後方へ移動したときのガイダンスが認められる（青線）。前方、側方へのガイダンス（黄線）

―― 治療前後の歯列と咬合状態の比較 ――

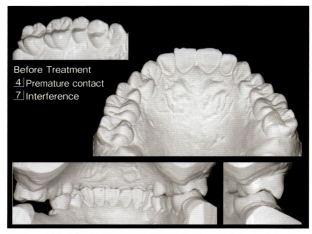
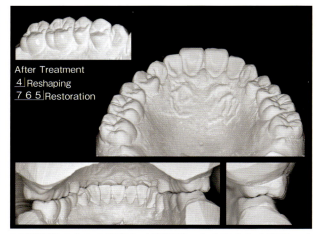

図❹ |4|と|7|の急峻な咬頭傾斜の改善。限られた条件のなかでの連続性のとれた隆線と咬頭傾斜・自由度のある歯列・咬合関係の付与。咬合高径は1.2mm回復

guidance、左側はⅠ級なので|3/3|によるMesial guidanceである。「朝起きたとき、前歯が当たることもなくなってきた。クリックもなくなった。咬み合わせは快適で違和感はない。しかし、気がついたら、上下の歯列を接触させている」とのことであった。

図43に睡眠時ブラキシズムの所見を示す。日間変動はあるが、それほど強い咬合力は加わっていないと思われる。主に左側で歯ぎしりをしている。その際、犬歯誘導は機能している。|4と5|にRetrusive guidance（後方への誘導）が認められる。

図44に治療前後の歯列と咬合状態の比較を示す。治療前の|7 5 4|の急峻な咬頭傾斜が下顎運動を規制していた。治療後は左右臼歯部A斜面の角度が緩やかになっている。舌側から見た咬合状態で、約1.2mm程度咬合が高くなっていることがわかる。

図45に治療前、咬合挙上時、治療後の咬合状態とブラキシズム時のコンディログラフを示す。a、b、cと次第に下顎頭の軌跡がスムーズになり、歯ぎしりしたときの左側下顎頭のブレも小さくなっている。

図46、47に治療前後のX線写真による比較を示す。

図48に治療終了後の歯列咬合を示す。矯正治療は行わないで、既存の修復歯以外は削らず、限られた条件のなかで、歯牙・歯列の形態を整え、咬合再構成を行った。

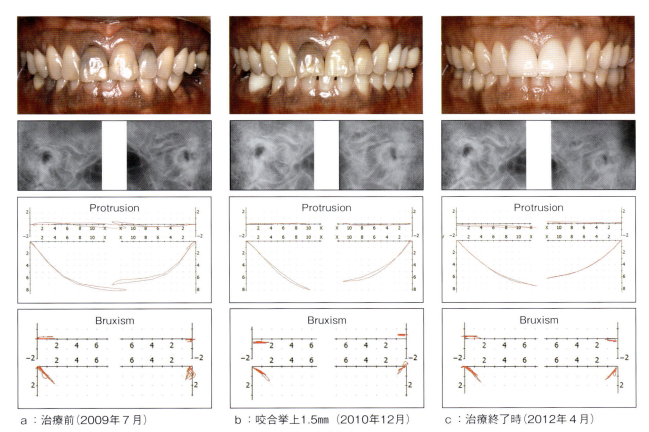

a：治療前（2009年7月）　　　b：咬合挙上1.5mm（2010年12月）　　　c：治療終了時（2012年4月）

図㊺　治療前、咬合挙上時、治療後と下顎頭の運動経路が安定傾向にある

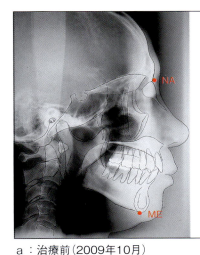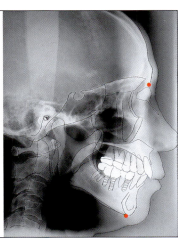

a：治療前（2009年10月）　　　　　　　　　　　　　　　　　　　　　b：治療終了時（2012年4月）

図㊻　治療前後のセファロX線写真。Nasion～Menton間が1.0mm増加

3．咬合に関する治療前後の評価

　術者としては、ある程度の治療効果が得られたと考えている。①臼歯部の窮屈な咬合が開放されたことによる筋のリラクセイション、②咬合支持の確保と若干の咬合挙上による顎関節のコンプレッションの減少とクリック音の消失、③コンディログラフによる下顎頭の運動経路の改善、④均等なセントリックストップとガイダンスの確立。患者は、「特別に何も変わらない」と返答された。

　図49に<u>1</u>→<u>2</u>の歯冠修復物と歯周組織の関係を

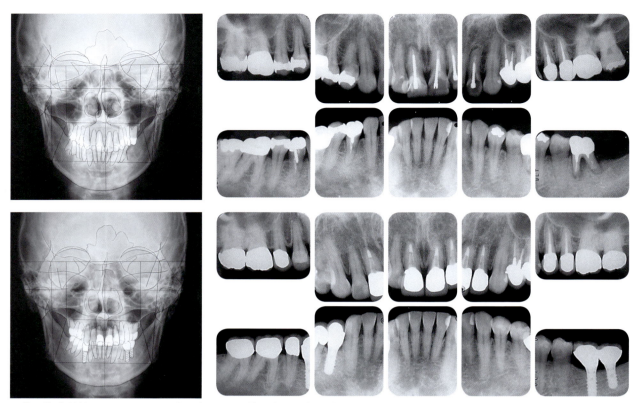

図❹ 治療前後のセファロならびにデンタルX線写真。既存の修復歯のみ治療

― ファイナルレストレーション ―

図❹ 治療終了時（2012年4月）。処置内容：歯周基本治療、スプリント療法、インプラント、テンポラリークラウンによる下顎位の模索、プロビジョナルレストレーションによる歯周と咬合の再評価を経て最終補綴

―― 歯冠修復物と歯周組織の調和 ――

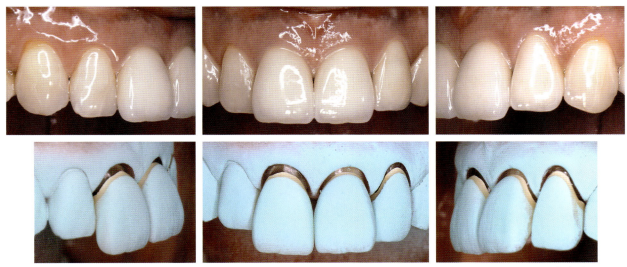

図❹9　歯周組織と歯冠修復物の調和。Osseous scallop、Gingival scallopと調和したFinishline、適度なTissue supporting contour、可能な範囲でのシンメトリックな歯冠形態。|2は歯肉が下がっているぶん、歯冠長を短くして左右側切歯間の違いを補償している。また下顎の前方と側方限界運動の中間領域におけるAnterior group functioned occlusionに際しての干渉を避けるためでもある

―― メインテナンス時の咬合 ――

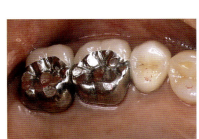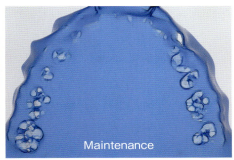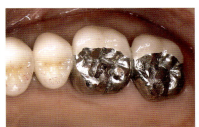

図❺0　治療終了後約3年経過（2014年10月）。大臼歯部、とくに右側のファセットが目立つ。咬合接触面積も増加し、クレンチングとブラキシズムの存在を示している

示す。生物学的幅径を侵害しないで、かつ審美的な歯冠修復を目指す。

図50にメインテナンス時の咬合を示す。臼歯離開咬合を与えたからといって、中枢性のブラキシズム等の過剰な筋活動を抑制することはできない。

総合的診断の意義

治療介入の是非が難しい症例、つまり適応か病態かの判断に悩む症例は、本症例のように比較的多数歯が残存しており、しかも骨吸収の少ない場合であって、重度の歯周炎により病的な歯牙移動や著明な骨吸収が起こっている場合は、生体の適応力が働かず、治療介入は必須である。

いずれにせよ、総合的診断に基づいて治療介入することは、患者の現在の咬合を変えてしまうことであり、新たな病態を誘発しないよう慎重な対応が望まれる。しかし、適切な治療介入によって、将来の咬合崩壊を阻止できるのであれば、総合的診断の意義は大きい。

第4章

[Ⅱ] 炎症と力

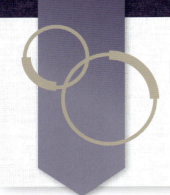

[Ⅱ] 炎症と力
炎症のコントロール

　要約すれば、歯科治療は炎症と力のコントロールにつきると言っても過言ではない。感染症であるう蝕と歯周炎をコントロールし、内部・外部からの破壊的な力をコントロールすることができれば、生体はおのずから治癒の過程に向かっていくであろう。

歯周治療における基本事項

　歯周ポケットや骨欠損などの内部の病変は、少なからず歯肉の表情に投影されてくる。それゆえ、われわれ歯科医師は現在の患者の歯肉が何を訴えているのか？　内部でどのような事態が起こっているのか？　言い換えれば"歯肉を見る目"を養うことが必要である。

● 歯肉の表情を読む

1．歯肉を見る目を養う

　たとえばいま、症例1のような患者が来院したとしよう（**図1**）。治療前（図1a）の歯肉の状態から何を読み取ることができるだろうか。歯肉のタイプはthin-scallopで、犬歯唇側の歯肉と骨は非常に薄く、裂開があるかもしれない。歯肉縁下歯石の沈着が著明な中切歯の歯肉は、フェストゥーン様に腫脹している。このように少し炎症があるほうが、スティップリングは明瞭となる。歯間乳頭部歯肉は肥厚しているが、付着の喪失・骨吸収はあまりなさそうである。

　歯周基本治療後（図1b）の歯肉はプラークフリーの状態であるが、オーバーブラッシングのため歯肉退縮傾向がみられる。また、初診時にみられたメラニン色素の沈着は消失している。

　6年後（図1c）の歯肉にはフェストゥーンやクレフトがみられ、ブラッシング不足による炎症の再発と歯肉退縮が認められる。また、咬合の経年的変化により叢生が強くなっている。歯肉も同様に変化し、その時々の患者の精神的・身体的な生活状況まで表現していることが多い。われわれは歯周治療の基本に立ち返り、歯肉の表情を読み取ることから始めたい。

2．健康な歯肉にも個性がある

　症例2は、歯肉の色・形態・性状ともに完璧で、理想的な健康歯肉である。炎症がなく、タイトに引き締まっている。下部鼓形空隙は歯冠乳頭で埋まり、付着歯肉も十分にある（**図2**）。症例3は、両者とも歯周病から回復した歯肉特有の形態をしている（**図3**）。骨吸収による歯間乳頭の消失が認められ、辺縁歯肉の形態は歯周治療に伴いスキャロップな形態からフラットな形態へと変化している。

　図3aは、本来スキャロップの強い繊細な歯肉で、歯肉退縮しやすく、深い歯周ポケットを形成することは少ない。外傷が加わらなければ骨吸収も水平傾向にある。

　図3bは、歯肉・骨ともに厚く退縮しにくい一方、垂直性の骨縁下欠損を生じやすいタイプである。厚い歯肉がポケット内の炎症を隠して炎症性

症例1　目の前の歯肉は何を訴えているのか "歯肉を見る目" を養う

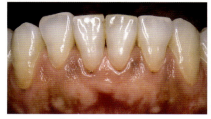 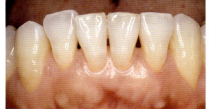 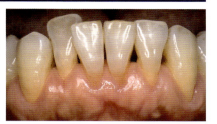

a：1994年、治療前　　b：1994年、歯周基本治療後　　c：2000年、6年後

図❶　歯肉は経年的に変化し、その時々のブラッシング状況、精神的・身体的生活状況を表現している

症例2　健康な歯肉

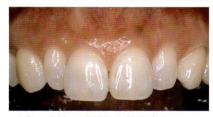

46歳、女性。理想的な健康歯肉

図❷　炎症のない抵抗力のある歯肉

症例3　歯周治療で健康を回復した歯肉

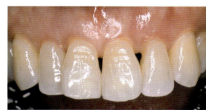

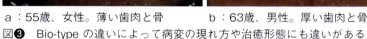

a：55歳、女性。薄い歯肉と骨　　b：63歳、男性。厚い歯肉と骨

図❸　Bio-type の違いによって病変の現れ方や治癒形態にも違いがある

症例4　病的な歯周組織、その病理組織学的特徴

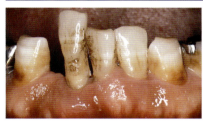 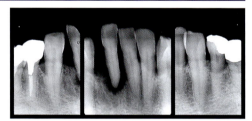

図❹　病理組織学的特徴。①血管拡張および浮腫、②炎症性細胞浸潤、③歯周ポケットの形成と上皮の深部侵入、④歯槽骨の吸収、⑤歯根膜線維の破壊によるアタッチメントロス、⑥セメント質の変性・壊死、⑦病的な歯牙移動

変化も現れにくい。このように健康な歯肉にも個性があり、病変の現れ方や治癒形態にも違いがある。それぞれの特徴や性格を把握しておくことが歯周治療上重要である。

3．病的な歯周組織

　症例4に、病的な歯周組織と病理組織学的特徴を示す（図4）。歯周病は歯肉表層部の急性滲出性炎に始まる。やがて、結合組織内に血管拡張・浮腫が起こり、好中球、マクロファージなどの炎症性細胞浸潤が拡大する。炎症性細胞はタンパク分解酵素、サイトカイン等を産生し、これらによって結合組織の破壊や骨吸収が引き起こされる。

4．病的な歯肉の表情を読む（炎症・力・喫煙）

　症例5に、炎症・力・生活習慣の合併した病的な歯肉を示す（図5）。口蓋歯肉はヘビースモーカー特有の白っぽい線維性の状態を呈し、内部の炎症性変化が外観に現れにくい。それでも辺縁歯肉のうっ血した赤紫色の炎症は、深い歯周ポケットの存在を示している。メタル咬合面のキズは強い咬合力が加わっていることを想像させる。

症例5　病的な歯肉の表情を読む（炎症・力・喫煙）

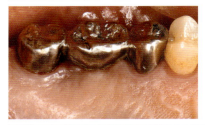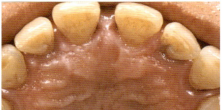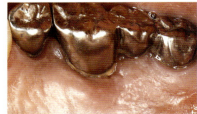
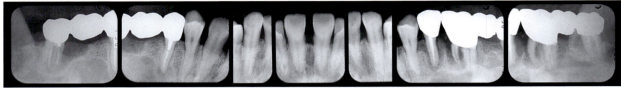

図❺　炎症と力に加えて、喫煙・ストレスの多い生活習慣の影響を強く受けた歯周組織破壊

症例6　急性期・浮腫性の歯周炎、その経年的変化

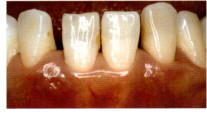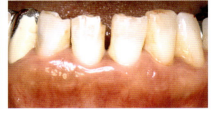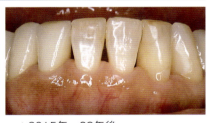

a：1993年　　　　　　　　　　b：2009年、16年後　　　　　　　　c：2015年、22年後

図❻　活動性の高い急性の歯周炎で、炎症の強い部分は病的な歯牙移動を起こし、歯間離開している

症例7　慢性期・線維性の歯周炎、その経年的変化

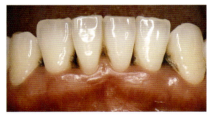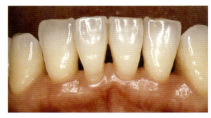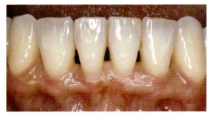

a：2002年、治療前　　　　　　b：2003年、歯周基本治療後　　　　c：2006年、メインテナンス4年後

図❼　炎症は静止期にあり、プラークコントロールも良好である。不揃いな歯肉の形態はそのまま内部の骨欠損の状態を現している。治療に伴い歯肉と骨の形態も変化している

　患者は、管理職で忙しく、夜は外食、お酒を飲んで、家に帰ったらそのまま"バタンキュー"とのこと。つまり、歯ぎしり、喫煙、不摂生な生活が合併した歯周組織破壊である。

5．急性期・浮腫性の歯周炎

　症例6は、急性期の浮腫性の歯肉である（図6）。図6aでは、歯周ポケット内の上皮が破壊され、結合組織内では拡張し充血した血管、好中球、マクロファージなど炎症性細胞が浸潤し、サイトカインを産生している。2|1間の歯肉は、いまにも自壊しそうである。また、病的な歯牙移動が起こり、歯間離開している。

　16年後も強い炎症が持続しており、歯の位置も炎症発現部位に応じて移動している（図6b）。過

症例8　力による歯牙・歯周組織の破壊

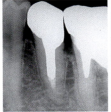 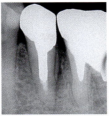 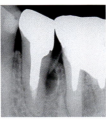 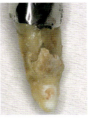 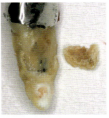

a：2002年　　b：2010年　　c：2012年　　d：ポケットから感染し、歯根膜も喪失

図❽　炎症だけでなく、過剰な力も歯根破折やセメント質剥離を起こし、歯周組織を破壊する

症例9　撮影方向が悪いと骨欠損が読めない!!

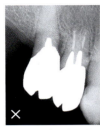 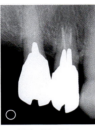 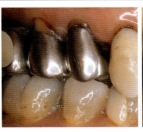 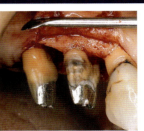

a：骨頂部が不明　b：骨欠損がわかる　c：治療前　　　　　　d：デブライドメント

図❾　歯周病の診査では、骨頂部・隣接面部に主線の方向が一致していないと診断が難しい

剰な咬合力による切端の破折もみられる。22年後、炎症と力のコントロールの結果、歯は自然に機能的な位置へ誘導され、隣接面が閉鎖している（図6c）。

6．慢性期・線維性の歯周炎

症例7は、経過の長い慢性期の線維化した歯肉である（図7）。図7aでは、歯肉の腫脹はみられない。歯石は歯肉縁下まで頑固に付着しているが、プラークコントロールは良好で、歯肉表面には炎症が顕著ではない。歯周ポケット内部にも活動性の炎症はなく、骨吸収も静止期にあるように思われる。

図7bはルートプレーニング後、1～2mmの歯肉退縮による治癒形態をとっている。図7cは矯正治療後で、歯肉と骨のレベルが平坦化している。付着歯肉は少ない。

7．力による歯牙・歯周組織の破壊

症例8に、セメント質剥離の症例を示す（図8）。2010年に歯質の剥離が認められ、2年後、異物として排除されようとしている。

◯ X線写真から骨欠損を読む

1．撮影方向が悪いと骨欠損が読めない

デンタルX線写真は、骨欠損の形態をできるだけ正確に反映するように、規格性をもって、正しく位置づけられた撮影が必須である（図9）。図9aでは、主線の方向が根尖側および遠心方向から撮影されており、骨頂部と歯間部の骨の状態がまったく把握できない。図9bは適切な方向から撮影されており、骨欠損が正しく投影されている。

2．X線写真による骨欠損の診断

症例10に、頰側と舌側より見たX線および口腔内写真を示す（図10）。図10aのX線写真と図10b、eの歯肉（ルートプレーニング後）の性状を見て、どこにどの程度の骨欠損があるか読めるであろうか？

図10c、fの歯肉弁を開いた写真をみると、頰側の骨は健在だが、口蓋側の骨は力の影響を受けた深い骨吸収が認められる。また、歯肉の性状をよ

症例10　X線写真による骨欠損の診断

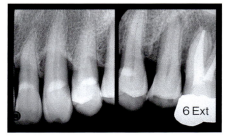
a：骨欠損はどこにどの程度？

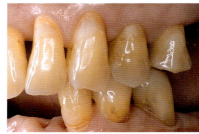
b：ルートプレーニング後

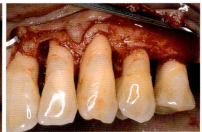
c：弁を開くと確定診断が可能

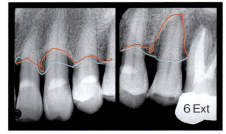
d：頬側（青線）、舌側（赤線）の骨欠損を示す

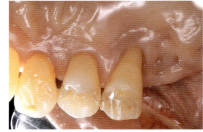
e：ルートプレーニング後

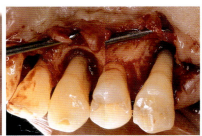
f：炎症と力の合併した骨吸収

図❿　X線写真、歯肉の性状、プロービングデプスから立体的に骨欠損を読み取ることが大切である

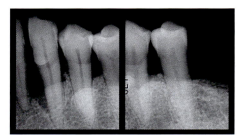
a：深い骨欠損は頬・舌側どちら側にある？

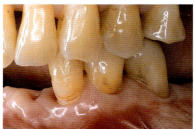
b：ルートプレーニング後

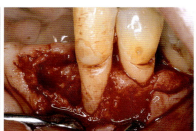
c：薄い唇側の骨は消失

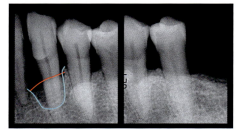
d：頬側（青線）、舌側（赤線）の骨欠損を示す

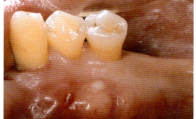
e：ルートプレーニング後

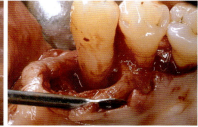
f：厚い舌側の骨は三壁性の骨欠損

図⓫　唇側は骨が薄いため裂開状の骨吸収となり、舌側は骨隆起もあって骨が厚いため、骨縁下欠損となる

く観察すると|２３５の骨欠損上の辺縁歯肉は暗赤色を呈し、歯と歯肉とのタイトな密着感がないことがわかる。

　図11の犬歯を見ると、唇側は骨が薄いため裂開状の骨吸収となり、舌側は骨隆起もあって骨が厚いため、骨縁下欠損となっている。このように、X線写真、歯肉の性状、歯槽骨の厚みなどから立体的に骨欠損を読むことが必要である。

 歯周組織はどのように治るのか

1．歯周治療後の治癒形態

　歯周組織の治癒像をどのように評価したらよいのだろうか。症例11、12を比較しながら考察してみたい。治癒形態としては、図12に示すように歯槽骨・歯根膜・セメント質・結合組織性付着を伴う"再生"による治癒が理想的であろう。しかし、

歯周組織の治癒像

修復：Attachment levelは変化せず、炎症性細胞浸潤がなくなり、上皮化が完了した状態。臨床的には、歯肉退縮が生じ、ポケットは減少する。瘢痕化した二次治癒である

再生：ポケット内に露出した病的歯根面における歯槽骨・歯根膜・セメント質・結合組織・上皮の回復を伴う治癒である。新付着と新生骨の形成よりなる

図⓬　いずれにしろ、基本的なプラークコントロールとルートデブライドメントが絶対条件である

症例11　Attachment levelは変化せず、歯肉退縮による治癒

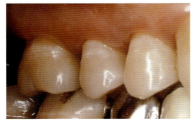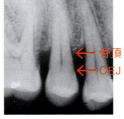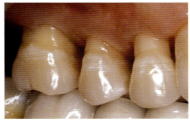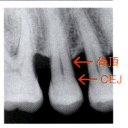

図⓭　a：治療前。ルートプレーニング、オープンフラップキュレッタージを行う　　b：治療後。骨頂レベルは変わらず、ポケットは減少

症例12　Attachment levelが変化して、骨再生を伴う治癒

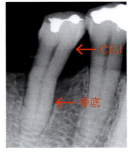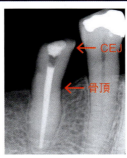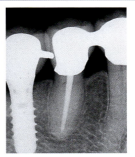

図⓮　2壁性で垂直的な骨欠損。おそらく歯槽骨・歯根膜・セメント質の再生を伴う治癒であろう

上皮性付着獲得の様式：組織学的にみた歯周組織の治り方

Epithelial Attachment：非角化の上皮細胞と歯面が、ヘミデスモソームと接着タンパクにより接着している

Epithelial Adaptation：炎症の消退により、歯肉コラーゲン線維の張力回復によって角化した上皮が歯面に密着し、押し付けられているだけ

図⓯　根面が汚染されており、生体側がこれを起炎物質を含んだ異物「外部環境に属するもの」と認識した場合は、非角化上皮による接着ではなく、角化した上皮が密着しているにすぎない状態となる。根面の確実なデブライドメントが必要な所以である

　通常ルートプレーニングや歯周外科後には、炎症の消退と歯肉の退縮によってポケットが減少した"修復"による治癒形態をとることが多い。
　症例11（図13）は、歯周外科による根面と歯周ポケットのデブライドメント後の治癒像である。治療前後のX線写真からCEJから骨頂までの距離は変わらず、歯肉が退縮することによって治癒している。

症例13　結合組織移植後の根面上における歯肉の経年変化

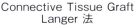
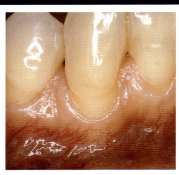
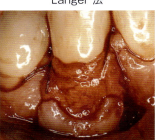
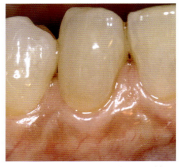

a：2003年7月。治療前。退縮した部分は非角化性の歯槽粘膜

b：この後、結合組織片を覆うように上皮を懸垂縫合した

c：2016年6月。13年後。被覆された根面は角化した歯肉で覆われている

図⓰　a：唇側中央部では毛細血管が辺縁歯肉頂まで存在し、非角化性の歯槽粘膜である。c：結合組織片を被覆した非角化上皮が、その下の結合組織に誘導されて角化してきており、さらに移植直後より経年的にクリーピングしてきた

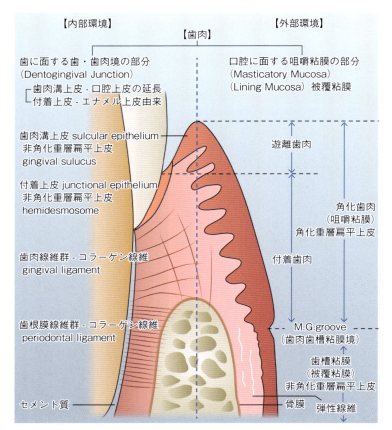

図⓱　健康な歯周組織像および組織学的に異なる歯周組織の境界（参考文献[1]より引用改変）

内部環境
歯肉溝、上皮性付着、結合組織性付着、エナメル質、セメント質、歯槽上線維群、歯根膜、歯槽骨

内部環境に対する歯周外科：Flap surgery
・Open flap curettage
・Replaced flap（MWF）
・Apically positioned flap（with Osseous resection）
・GBR（Bone graft, Emdogain）, etc.

外部環境
遊離歯肉、付着歯肉、角化歯肉、歯槽粘膜、骨膜、小帯、骨隆起

外部環境に対する歯周外科：Mucogingival surgery
・Free gingival graft
・Pedicle gingival graft
・Apically positioned flap
・Connective tissue graft
・Plastic surgery, etc.

　一方症例12（図14）は、骨欠損形態が2壁性であることにもよるが、歯槽骨の再生を認めることができる。ただし、そこに歯根膜および新生セメント質の再生を伴う結合組織性付着が得られているとは限らない。根面に接する部分には上皮細胞が侵入し、長い上皮性付着による治癒形態をとっているかもしれない。しかし、長期的には結合組織性付着とセメント質の再生（新付着）も期待できる[2]。事実、若干の自然挺出に伴いセメント質の肥厚が認められる。組織学的にみれば、両者間の治癒形態には大きな違いがあるが、臨床的には上皮性付着か結合組織性付着かの見分けはつかな

症例14　内部環境に対する歯周外科

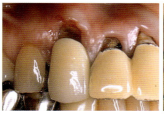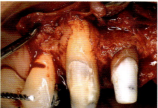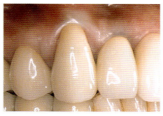

内部環境に対して
・骨欠損の確定診断
・起炎物質の確実な除去
・歯周ポケットの減少
・骨欠損の修正、再生
・生物学的幅径の獲得
・歯肉の審美性獲得

図⓲　内部環境に対する処置とは、付着喪失した歯周組織に健全な生物学的幅径を再生することである

症例15　外部環境に対する歯周外科

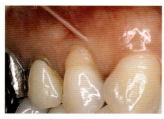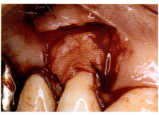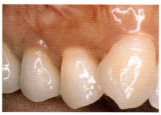

外部環境に対して
・形成外科的処置
・付着歯肉の獲得
・露出根面の被覆
・小帯切除
・補綴前処置として
・審美性の向上

図⓳　は、付着歯肉喪失と頬小帯による辺縁歯肉の引っ張りにより歯肉退縮を起こしている。内部には裂開状の骨吸収がある。結合組織移植によって不動歯肉が増加し外部環境が強化された

い。また、上皮性付着獲得の様式には根面の性状によって、図15に示すような違いが考えられる。

2. 結合組織移植後の経年変化

症例13に、根面被覆後の経過を示す。被覆粘膜の上部に上皮付き結合組織片を少し露出させて縫合したほうが、治癒後角化層が増加するという報告もあるが、本症例は上皮付きではない結合組織片を歯槽粘膜で完全に覆って縫合した。13年後の現在、若干ではあるが経年的に角化歯肉ができ、良好に推移している（図16）。結合組織移植は、さらなる歯肉退縮を防ぎ、外部環境を良好に維持するための有効な手段の1つである。

● 歯周組織の内部環境と外部環境

歯周組織は、歯肉縁頂を境界とした内部環境と外部環境に分けて考えると理解しやすい（図17）[1]。

内部環境とは、歯に面する歯・歯肉境（Dentogingival junction）の部分である。この部の上皮は、口腔上皮の延長である歯肉溝上皮とエナメル上皮に由来する付着上皮からなっている。いずれも非角化性の重層扁平上皮で、付着上皮とエナメル質は内側基底板およびヘミデスモゾームによって接着し、下層の結合組織性の付着とともに細菌の侵入を防ぎ、内部環境を防御している。

外部環境は、口腔に面する部分で、咀嚼粘膜（Masticatory mucosa）と被覆粘膜（Lining mucosa）からなっている。咀嚼粘膜は固有層で骨と堅く結合しており、その上皮は咀嚼時、食物によって傷つかないように厚く、角化している。一方、被覆粘膜の上皮は角化せず、その固有層は可動性で深層の組織と緩く付着している。

1. 内部環境に対する歯周外科

症例14は、イレギュラーな骨吸収と生物学的幅径の侵害された内部環境に対して、矯正治療と若干の骨修正を伴う歯周外科で対応した症例である（図18）。

ボーンハウジングを超えて唇側歯根の露出した犬歯に対しては、特別な処置は施していない。

2. 外部環境に対する歯周外科

症例15は、歯肉退縮した露出根面および高位付着の頬小帯に対して、メインテナンスしやすい外部環境に改善する目的で結合組織移植をした症例である（図19）。患者は露出した根面と不適合で非審美的な歯冠修復物に不満をもっていた。

症例16　内部環境への対応：歯肉縁下う蝕に対して生物学的幅径獲得のための処置

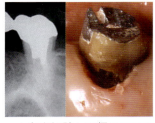
a：歯肉切除して仮のアマルガム充填にてう蝕処置

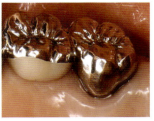
b：メタルプロビジョナルレストレーション装着

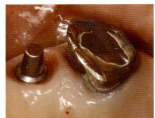
c：矯正的挺出終了時

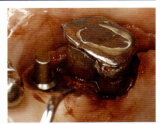
d：歯肉・根面・骨の修正

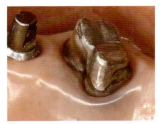
e：プロビジョナルレストレーションの支台歯形成

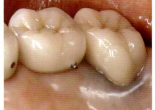
f：ファイナルレストレーション装着、2005年

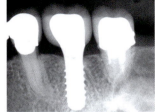
g：治療終了時のX線写真

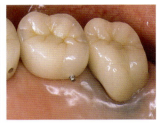
h：メインテナンス10年後、2015年

図⑳　2001年、58歳、女性。深い歯肉縁下う蝕に対する処置

症例17　外部環境への対応：支台歯周囲の付着歯肉獲得と欠損部に対するオベイトポンティックの作製

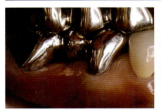
a：初診時、1985年。付着歯肉喪失、清掃しにくい欠損部顎堤

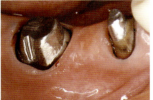
b：治療開始時、2004年。健全歯質量の少ない支台歯

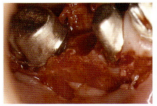
c：内冠装着。移植床の形成とポンティック部の骨修正

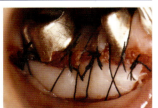
d：遊離歯肉移植

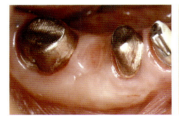
e：付着歯肉の獲得

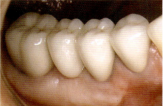
f：治療終了時、2005年。整合性のとれた歯肉ラインと歯冠修復

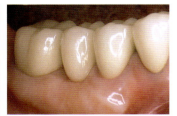
g：メインテナンス10年後、2015年。歯周組織は安定している

図㉑　2001年、58歳、女性。付着歯肉がなく抵抗性のない外部環境の改善ならびに欠損部顎堤が高すぎて清掃性のよい自然な形態のポンティックが作れないため、骨修正と遊離歯肉移植で対応した

3．内部環境への対応（歯肉縁下う蝕に対する処置）

症例16は、深い歯肉縁下う蝕のある歯を保存するために、矯正的挺出と歯周外科手術によって生物学的幅径を獲得した症例である（図20）。歯周外科による骨修正に際しては、生物学的幅径の確保と根分岐部の露出との兼ね合いを考慮しなければならない。

4．外部環境への対応（付着歯肉の獲得）

症例17は、支台歯周囲の付着歯肉獲得とオベイ

症例18　内部・外部環境への対応：生物学的幅径の改善と歯頸ラインの整合性獲得のための処置

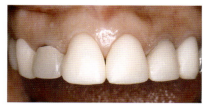
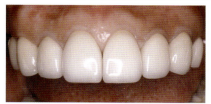
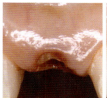
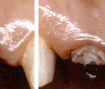

a：2⏋挺出後の歯肉　　　b：治療後、歯頸ラインが整った　　　c：矯正的挺出の前後

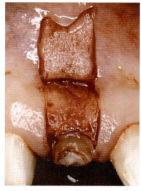
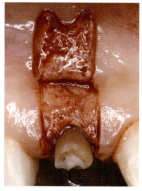
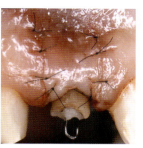

d：歯間乳頭が下がらないように、乳頭部を避けて部分層弁を起こし、結合組織と骨をスキャロップ状に整形し、歯肉弁を1mm根尖側に下げて縫合

図❷　2004年、49歳、女性。歯根破折に対する矯正的挺出後、補綴前処置としての歯周外科処置

症例19　歯周基本治療・歯周外科・矯正治療の組み合わせによる歯周組織と咬合機能の改善

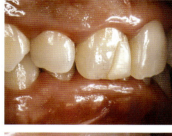
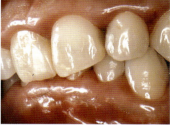
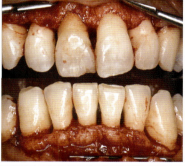
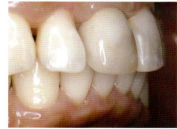
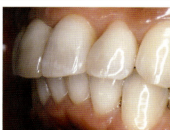
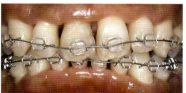

図❷　1999年、34歳、男性。Ⅱ級2類。ディープバイトで炎症の著明な歯周炎。基本に忠実に、炎症と咬合をコントロールすることによって歯周組織は改善していく。1⏋はマージンポーセレンによる歯冠修復

トポンティック作製のために、遊離歯肉移植とポンティック部の骨修正をした症例である（図21）。

支台歯は歯質・量ともに脆弱で歯根破折の危険性が高いため、ダブルクラウンとした。その後、遊離歯肉移植部は部分層弁で、ポンティック部は全層弁で剥離し、盛り上がっている欠損部の骨を削除した。歯冠修復後、整合性のとれた歯肉ラインとメインテナンスしやすい歯周環境が構築された。

症例20　歯周基本治療・歯周外科・矯正治療の組み合わせによる歯肉・歯槽骨の平坦化

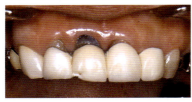
a：治療前、炎症と力による歯肉退縮

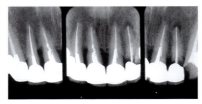
b：付着の喪失と不揃いな骨頂ライン

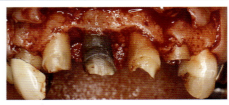
c：3|3 の唇側骨縁を結んだラインと不調和な 2+2 の骨吸収

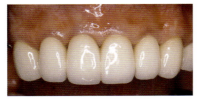
d：治療後、左右対称性の回復

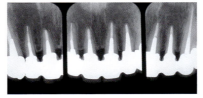
e：歯槽頂白線の出現と平坦化された骨頂ライン

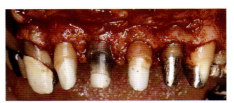
f：3|3 間の調和のとれた骨ライン

図❷　2003年、49歳、女性。下顎前歯の突き上げと炎症による骨吸収を伴った重度の歯周炎

5．内部・外部環境への対応：生物学的幅径と歯頸ライン

症例18は、矯正的挺出後の補綴前処置として、生物学的幅径の改善と歯頸ラインの対称性を獲得した症例である（図22）。

 歯周治療のための臨床手段

炎症と力によって破壊された歯周組織を改善するためには、下記の臨床手段が挙げられる。
①歯周基本治療：Plaque control, Rootplaning
②歯周外科：Flap surgery, Mucogingival surgery
③自然挺出
④矯正治療：Extrusion, Upright
⑤非生理的な力のコントロール
　　　　　（①～⑤筒井昌秀論文[3]より引用改変）

臨床では、これらの手段を状況に応じて、適宜組み合わせて治癒に導くことが必要である。

症例19は、規制の強いⅡ級2類のディープバイトで、炎症の著明な咬合崩壊症例である（図23）。歯周治療のみでは、予知性の高い歯周組織の治癒やバランスのよい歯列咬合関係を付与することは難しい。矯正治療を組み合わせることによって、意図する位置に歯を再配列することができ、歯槽骨のレベリングや良好な咬合を獲得することが可能となる。咬合機能が改善されることによって歯周組織の安定度も向上する。

症例20は、炎症と咬合性外傷による重度の慢性歯周炎である（図24）。左右非対称な歯肉ラインとイレギュラーな骨吸収が認められる（図24a、b）。歯周基本治療の後、Papilla preservation full thickness flapにて、骨修正はせずに病変部の徹底的なデブライドメントを行った（図24c）。

次に、矯正的挺出によって骨頂ラインのレベリングを行い、再評価を経て、3|3 間の骨ラインの整合性を高めるために、部分的なPartial thickness flapを起こし、若干の骨修正を行った（図24f）。その結果、歯槽骨頂のレベルが揃って、鮮明な歯槽頂線と歯槽硬線の連続性が得られた（図24e）。メインテナンスしやすい歯周環境を構築するためには、矯正治療の効果は大きい。

昨今の審美修復、審美インプラントなどの高度な歯科治療のベースには、依然として基本的な歯周治療が存在していることを忘れてはならない。歯肉を見極める目を養い、歯周治療の基本的な知識と手技を高めることによって、初めて歯周組織を治癒に導くことが可能となるであろう。

2 炎症と力のコントロールによる咬合再構成

● 炎症と力による咬合崩壊症例から考える

重度の歯周炎によって崩壊した歯列は、歯牙の病的な移動を伴っており、必ず咬合の不調和を惹起している。そして、背景に咬合支持の喪失、下顎偏位、顎関節障害、過剰な筋活動などが間接的な要因として働いていることが多い。それゆえ、歯周組織の安定を得るためには、歯周治療と並行して、健全な咬合機能回復のために欠損補綴や歯冠修復を必要とする症例がほとんどである。

本節では、臼歯部咬合支持の喪失と下顎偏位を伴う咬合崩壊症例を通して、歯周治療と咬合治療を併用した咬合再構成の要点を述べる。図25に炎症「歯周治療」と力「咬合治療」の流れを示す。

1. 病態分析と診断

「顎顔面骨格」は、図26に示すように骨格性のⅠ級で下顎が左側へ偏位しており、非復位性の顎関節円板障害がある。

「歯列咬合」は、咬合支持の喪失、病的な歯牙移動を伴った咬合の不調和、咬合面形態不良の歯冠修復物、それに付随して咬合高径の低下と下顎の左側偏位を惹起している（図27）。

「歯牙歯周」は、局所的に重度の骨吸収の認められる慢性歯周炎である（図28）。すでに適応の範疇を超えた炎症と力による咬合崩壊症例である。また、歯の強い変色は非審美的で主訴の1つである。

2. 治療方針と手順

歯周基本治療としてのスケーリング・ルートプレーニングの後、フラップ手術による歯周組織内部環境の改善と結合組織移植による歯周組織外部環境の改善を行う（図29）。矯正治療による歯列と歯槽骨のレベリングの後（図30）、インプラントにより臼歯部咬合支持を回復する（図31）。筋の咬合ストレスが減少した後、タッピング運動を参考に筋肉に誘導される下顎位を求める。垂直的・水平的下顎位が収束したら、プロビジョナルレストレーションを装着し、歯周組織と咬合機能の再評価を行う（図32～35）。

そして、審美性と清掃性および歯周組織との調和を考慮した支台歯形成と歯冠修復を行い、咬合を再構築する（図36～39）。

炎症と力のコントロール

歯周治療

- 歯周基本治療
  Motivation
  Plaque control
  Scaling, Rootplaning
- 歯周外科
  内部環境の整備
  外部環境の整備
  Biologic widthの確立
- 修復治療
  Provisional──歯周組織の再評価
  Final restoration──歯周との調和
  審美性の回復
- メインテナンス
  歯周組織の維持安定
  PMTC
  SPT

咬合治療

- 顎顔面への対応
  下顎位の模索
  顎関節機能の改善
  筋のリラクセイション
- 歯列、咬合への対応
  下顎位・咬合高径・咬合平面の決定
  中心位・咬頭嵌合位・筋肉位の収束
  矯正治療による咬合関係の改善
- 歯牙、歯列、咬合への対応
  Provisional──咬合機能の再評価
  Final restoration──咬合再構成
  Arch integrity & Centric stopの確立
- メインテナンス
  咬合機能の維持安定
  下顎位・顎関節・筋の再評価
  咬合接触状態のチェック

図❷ 咬合崩壊に対する歯周治療と咬合治療の流れ

臼歯部咬合支持の喪失と下顎偏位を伴う咬合崩壊症例

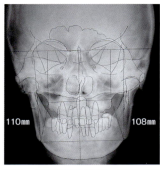
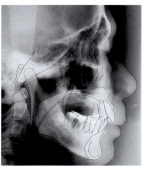

Skull is Dolchofacial（1D）
Mandible is Brachyfacial（2B）
Skeletal class is Ⅱ with tends to Ⅰ
Maxilla / Mandibula differential sklet is（115.4%）
Maxillary（4.1%）, Mandibular（-111.4%）
Upper & Lower protrusion is normal
Upper & Lower inclination is normal
Lower1 to Axis- Incision（91.9%）
Occlusal plane – AO（12°）

図❷⓺　顎顔面の病態。2007年9月。63歳、男性。下顎の左側偏位と下顎骨の非対称、左顔面高の短縮が認められる

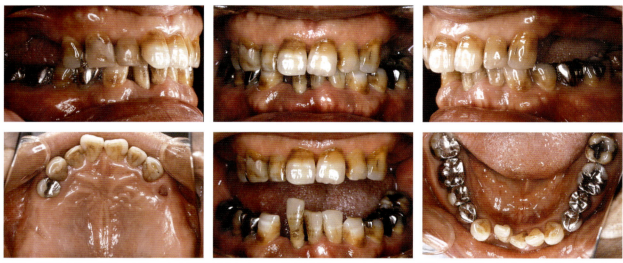

図❷⓻　歯列咬合の病態。主訴：上の義歯が合わない。前歯がグラグラする。歯周組織：局所的に重度の骨吸収が認められる慢性歯周炎。咬合機能：臼歯部咬合支持の喪失、顎関節機能障害、欠損や不適切な歯冠修復物、病的な歯牙移動により歯列・咬合の健常な機能が失われている

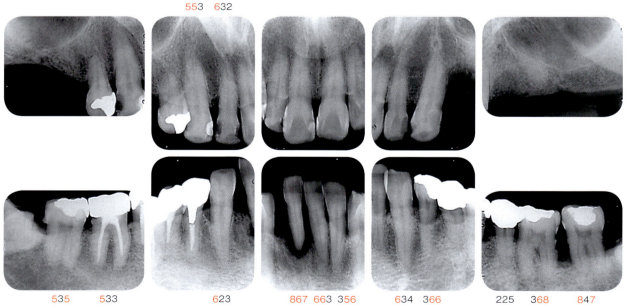

図❷⓼　歯牙歯周の病態。咬合支持歯数の減少、咬合性外傷に関連した局所的な骨吸収が認められる

歯周外科

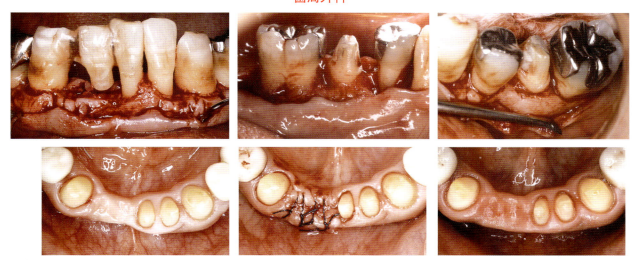

図㉙　歯周外科による歯周ポケットと歯根面のデブライドメント。結合組織の移植による欠損部歯槽堤の水平的増大

矯正治療

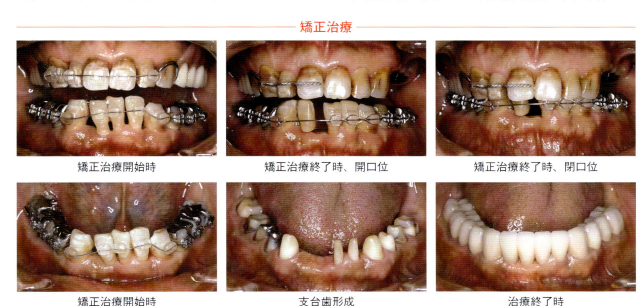

矯正治療開始時　　　　　矯正治療終了時、開口位　　　　矯正治療終了時、閉口位

矯正治療開始時　　　　　　支台歯形成　　　　　　　　　治療終了時

図㉚　矯正的挺出による垂直的骨欠損の平坦化。歯牙のレベリングによる咬合関係の改善。下顎前歯部のアップライト

3．治療経過

1）歯周外科（図29）

歯周組織内部環境改善の目的で、歯周ポケットと汚染された歯根面の徹底したデブライドメントを行った。その際、矯正治療を予定しているので骨修正は行わない。また、歯周組織外部環境改善の目的で、2̄1̄欠損部に結合組織を移植し、歯槽堤の水平的増大を図った。

2）矯正治療（図30）

垂直的骨欠損部位に対して、矯正的挺出による骨の平坦化を行った。歯牙のレベリングによって咬合関係を改善した。形成に伴う便宜抜髄を回避するために、傾斜した下顎前歯をアップライトして歯質削除量の減少を図った。

3）インプラント埋入（図31）

上顎洞底が近い部位では、自家骨と骨補塡材を用いてソケットリフト法にて埋入した。

4）プロビジョナルレストレーション（図32）

インプラントで咬合支持が確実に得られた後、咬合高径・水平的顎位を最終的に決定していく。そして、プロビジョナルレストレーションを作製する。

―― インプラント埋入 ――

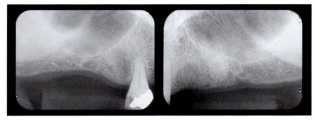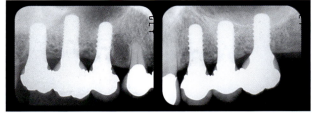

図㉛　上顎左右臼歯部に、自家骨と骨補填材を用いたソケットリフト法を併用して埋入

―― プロビジョナルレストレーション ――

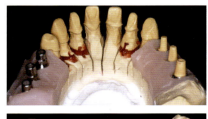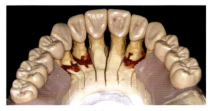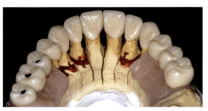
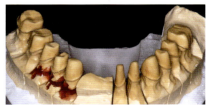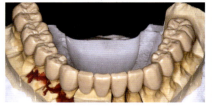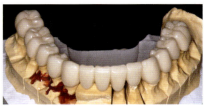

図㉜　プロビジョナルレストレーションの支台歯模型、ワックスアップでの検討、レジンによる完成

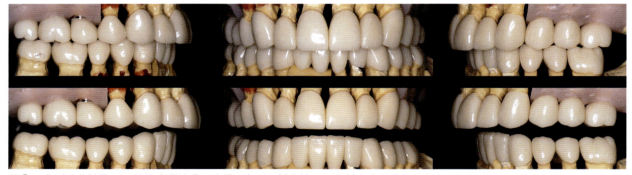

図㉝　歯列の連続性、前後的歯牙湾曲、歯牙・歯列の対称性、1歯対2歯の咬合関係など"形態的"な評価をする

　その際、適合・歯冠形態・咬合面形態・歯列の連続性・審美性などの精度は、ファイナルレストレーションとまったく同様にしなければならない。プロビジョナルレストレーションだからと妥協してしまうと、すべての再評価事項が甘くなり、ファイナルレストレーションに生きてこない。

　図33に連続性のとれた歯列と開口したときの均等なクリアランスおよび適度なスピーの湾曲と咬頭傾斜を示す。図34は口腔内装着時で、上段は前後左右への調和のとれた滑走運動、下段は上顎前歯部の形成とその深度を示す。形成深度は浅くして歯肉のクリーピング等の反応をみる。

　プロビジョナルレストレーションでの評価事項は、①形態的：歯列の連続性、前後的・側方的歯牙湾曲、歯牙・歯列の対称性等、②機能的：下顎位・咬合高径・顎関節・筋肉に違和感はないか、咀嚼時の干渉や嚙みにくさはないか、口腔周囲筋の動きを干渉していないか、犬歯誘導と臼歯離開の状態等である。

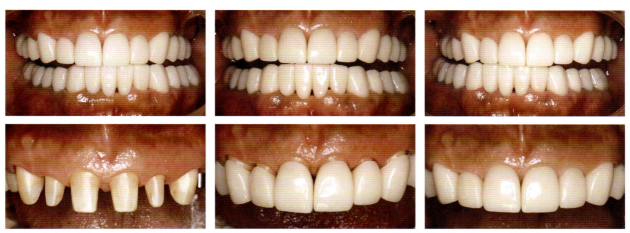

図❸ 前歯・犬歯による咬合誘導と臼歯離開の量・バランス、口腔周囲筋や顎関節との協調性など"機能的"な評価をする

―――― プロビジョナルレストレーションでの最終的な下顎位・咬合平面・咬合様式の再評価 ――――

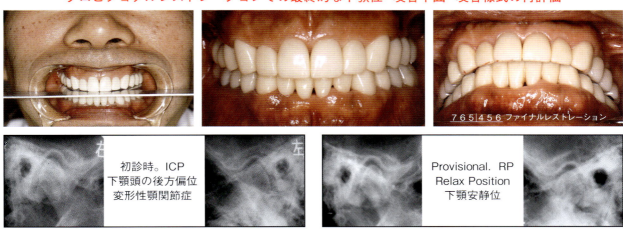

図❸ 初診時と比べて下顎頭は関節窩の中央に位置している。顎関節・筋肉に違和感は感じない

5) プロビジョナルレストレーションでの最終的な下顎位・咬合平面・咬合様式の再評価（図35）

　顔面頭蓋と咬合平面の関係をチェックし、左右均等な機能の回復を心がける。精度の高いプロビジョナルレストレーションを装着し、一定期間機能させることによって、初めて筋肉や顎関節が生理的に反応してくると思われる。

　この時点でようやく正確な筋肉位・咬合位・顆頭位の関係が評価可能となる。付与した咬頭嵌合位と下顎安静位からの閉口位との間にズレがないか、顎関節機能と協調しているかをチェックする。ファイナルレストレーションに移る前に、レジンの咬耗を補正するため若干咬合挙上を行う。

6) ファイナルプレパレーション＆リマージニング

　ファイナルレストレーションに向けて、最終的な支台歯形成とプロビジョナルレストレーションのリマージニングを行っていく（図36a）。フィニッシュラインはサルカス内に留め、生物学的幅径を侵害しないように注意する。

　図36b、cは最終形成およびリマージニングが終了した状態（歯肉縁下にはまだ形成前の圧排糸が入っている）、図36dは最終形成が終了した状態と形成深度を示している。スムーズで単一な形成面、明瞭かつスムーズなフィニッシュラインとする。

―――――― ファイナルプレパレーション&リマージニング ――――――

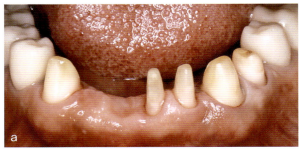

Provisional restoration

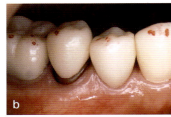
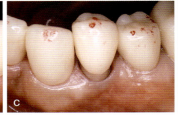
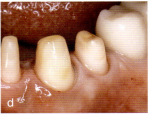

図❸⓺　最終形成とリマージニングを1歯ずつ行っていく。歯周組織との調和を考慮した支台歯形成。歯根間距離に応じて、ブラックトライアングル、エマージェンスプロファイルを想定しながら形成する

―――――― ファイナルレストレーション ――――――

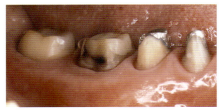
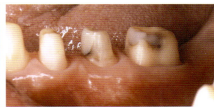

Restoration and Periodontal tissue
　Fit（inside, margin, finish line）
　Axial contour
　Emergence profile
　Embrasure
　Transitional area
　Proximal contact
　Root proximity

Restoration and Occlusion
　Curve of Spee & Wilson
　Dental arch and Arch integrity
　Occlusal contact（Centric stop）
　Anterior guidance & Disocclusion
　Interference and Premature contact
　Inclination of the cusp
　Ridge and Groove
　Occlusal table

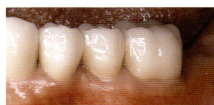

図❸⓻　自然観・機能性・清掃性を備えた歯冠修復（５４|は古い形成を修正したため形態不良）

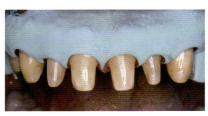
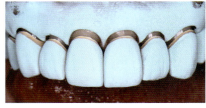
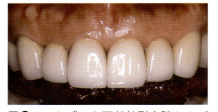

図❸⓼a　最終形成、形成深度　　図❸⓼b　遊離歯肉縁と形成限界の調和　　図❸⓼c　わずかな下部鼓形空隙および歯頸ライン

7）ファイナルレストレーション（図37）
　歯周組織と調和した臼歯部の歯冠修復を示す。図37右に"修復物と歯周組織"および"修復物と咬合"に関する所要事項を記載した。歯冠修復に際し歯周組織に影響を与える事項として、適合・軸面・エマージェンスプロファイル・歯間鼓形空隙・軸面と軸面の移行部・隣接面の接触点・歯根近接を挙げることができる。これらの要件を適切に満

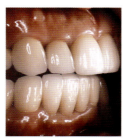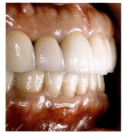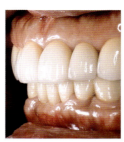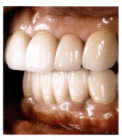

図㊴　咬頭嵌合位と犬歯誘導、天然歯および欠損部における歯冠修復物と歯肉との調和

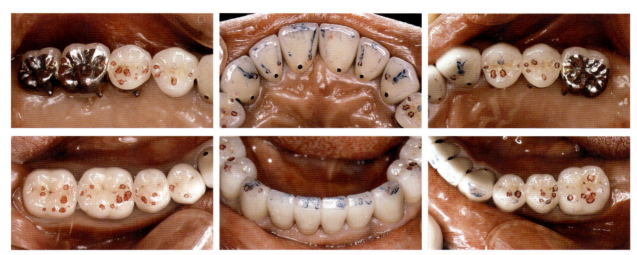

図㊵　左右臼歯部が均等に同時接触するセントリックストップと、そこからの自由度をもったアンテリアガイダンス（※グレージング面の咬合接触点は印記しにくいため、実態をそのまま表してはいない）

たすことによって、歯周組織との調和を維持することが可能となる。

　前歯部の歯冠修復では、歯周組織との調和に加えて、より積極的に歯冠修復物による辺縁歯肉のコントロールという要素が増してくる（図38）。たとえば、サブジンジバルカントゥアによる辺縁歯肉のサポートやロングコンタクトの付与によるブラックトライアングルの調整等を必要とする場合がある。

　本症例では、歯間乳頭上にわずかな隙間を作り、歯肉が息苦しくないように配慮している。下部鼓形空隙をすべて埋め尽くしてしまうと、歯肉のクリーピングを阻害したり、炎症の温床となってしまう危険性がある。図39にのオベイトポンティックと歯周組織との関係を示す。

　左右均等な圧力で同時に咬合接触するセントリックストップと、若干の自由度をもったアンテリアガイダンスを付与する（図40）。図41、42に治療終了時の口腔内とX線写真を示す。

8）メインテナンス

　臨床的健康を回復した歯周組織の維持安定のために定期的なリコールを行う。長期にわたってモチベーションを維持し、患者自身でケアできない部分をサポートするため、歯科衛生士によるSPT（Supportive Periodontal Therapy）に重点をおいている。図43にメインテナンス7年後を示す。

歯周治療と咬合治療

　炎症と力によって崩壊した歯列・咬合に対して、歯周治療と咬合治療を併用して咬合再構成を行った症例を提示した。

　炎症と力による病態は、相互に関連しながら進行し、悪循環に陥っていく。このような症例において、まずはじめに優先すべきは炎症のコントロ

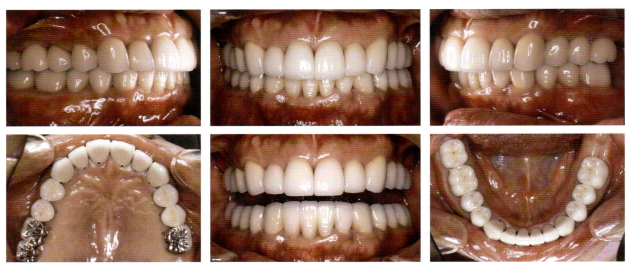

図㊶　2010年、10月。治療終了時。歯周治療と咬合治療による咬合再構成。処置内容：炎症のコントロール、歯周外科による歯周組織内部外部環境の改善、矯正治療による歯牙の再配列と歯槽骨のレベリング、プロビジョナルレストレーションによる歯周と咬合の形態的・機能的再評価を経て最終補綴

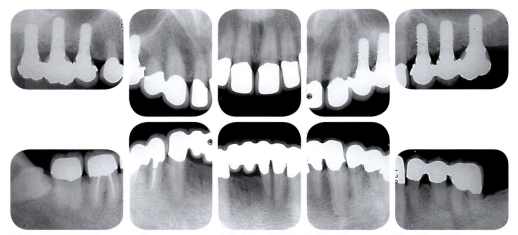

図㊷　治療終了時。インプラントによる咬合支持の回復と歯冠修復による咬合機能の回復

―――― メインテナンス7年後 ――――

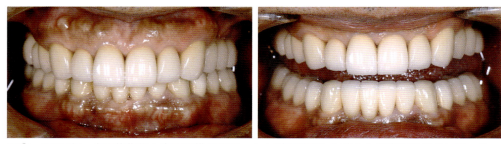

図㊸　2017年。歯冠修復物と歯周組織の調和、および再構成した咬合も健常に維持されている

ールである。感染症である歯周病の治癒なくして歯列咬合の保全はあり得ない。つまり、歯周治療をベースに、矯正治療や修復治療など適宜応用して非生理的な力をコントロールすることが必要である。

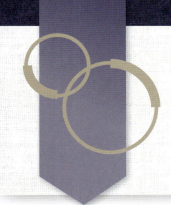

[Ⅱ] 炎症と力
力のコントロールはどこまで可能か

"力のコントロールはどこまで可能か"という課題のもと、以下の6つの視点から考察を加えてみたい。1．咬合崩壊した歯列を再構成するときの力の配分と筋肉の応答。2．強大なブラキシズムをもつ症例に対して、犬歯誘導は有効に働くか。3．咬合再構成で付与した犬歯誘導は睡眠時ブラキシズムに際して機能しているか。4．われわれが当然付与すべきと考えている犬歯誘導と臼歯離開咬合は本当に必要か。5．神経生理学的に実に巧妙に制御されている下顎運動と睡眠やストレスとの関係。6．咀嚼筋以外の外部から加わる力としての態癖や口腔習癖に起因する病態について（図1）。これらの力ははたしてどこまでコントロールできるであろうか？　まず初めに、1．咬合再構成における力のコントロールから検討してみたい。

力のコントロールはどこまで可能か
1．咬合再構成における力のコントロール
2．ブラキシズムに対して犬歯誘導は有効か
3．睡眠時ブラキシズムと犬歯誘導
4．犬歯誘導と臼歯離開咬合は本当に必要か
5．神経生理学的視点からみた力の問題
6．咀嚼筋以外の外部からの力に気づく

図❶　それぞれの視点からみた力のコントロールを考える

1　咬合再構成における力のコントロール

1．咬合再構成による咀嚼筋の応答の違い

咬合再構成における力のコントロールの主目的は、顎口腔系に加わる過剰で破壊的な力を減弱し、生理的な閾値内に収めることである[4]。図2aは、歯周病が初発の咬合崩壊で病的な歯牙移動による咬合干渉が多発し、筋の過緊張を招いた結果、咬筋の肥大・顔貌の非対称を来した症例である。咬合再構成によって、咬合ストレスが解消され、筋のリラクセイションを得ることができた。その結果、咀嚼筋の肥大が解消されて、顔貌の対称性も回復している。

一方、図2bは、う蝕と歯ぎしりに起因する咬合崩壊で、臼歯部の崩壊により十分な咀嚼ができず咬筋の萎縮を来した症例である。咬合再構成によって咬合支持が回復された結果、再びクレンチング・ブラキシズムが再発し、咬筋が肥大してきている。

このように、同じ咬合再構成でも筋の応答が対照的な2症例を提示した。図2aは咬合ストレスの解消により、Hyper functional force（後述）が減少し、図2bは咬合支持の回復により、逆にHyper functional forceが増大している。つまり、図2aにおける治療前の筋肥大は、咬合の不調和によるものであり、図2bの治療後の筋肥大は、本来中枢性のブラキシズムが働き出したことによるものである。

2．力のコントロールの要素

咬合再構成における力のコントロールは、図3

症例1　咬合再構成における力のコントロールの主目的は、顎口腔系に加わる過剰で破壊的な力を減弱し生理的な閾値内に収めること

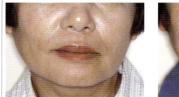 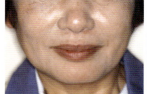 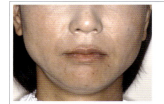 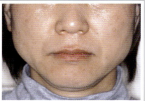

治療前　　治療後
a：咬合再構成によるHyper functional forceの減少。
咬合ストレスの解消 ⇒ 筋肉のリラクセイション

治療前　　治療後
b：咬合再構成によるHyper functional forceの増大。
咬合支持の回復 ⇒ クレンチングの再発、筋肥大

図❷　同じ咬合再構成によって筋の応答が正反対に現れている。a：筋肥大の減少、b：筋肥大の再発

力のコントロールの要素
- 減弱──骨格形態、筋肉、咬合ストレス、情動ストレスが関与
- 均衡──左右臼歯部の咬合支持、咬合干渉、欠損形態が関与
- 方向──動的な力のコントロールとしてのガイダンスが関与
- 分散──欠損補綴による咬合支持歯数の増加、連結固定が関与

図❸　力のコントロールの重要な順に、減弱〜分散となる

症例2　力のコントロールはどこまで可能か？

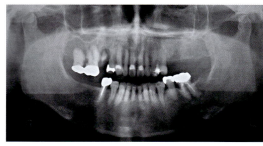 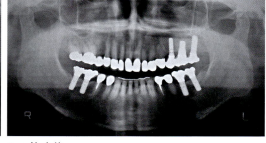

a：治療前　　　　　　　　　　　　　　b：治療後

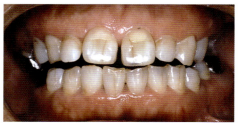 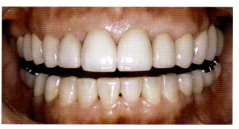

c：治療前　　　　　　　　　　　　　　d：治療後

図❹　69歳、女性。力のコントロールにおける4つの要素が満たされたとき、ひとときの安定した咬合が達成されるであろう。咬合挙上、7 6 挺出歯の処理、咬合支持の確保などによって変化した下顎位において、精度の高いアンテリアガイダンス再構築のため、上顎前歯部も歯冠修復を行っている

に示す減弱・均衡・方向・分散の4つの要素に分けることができる。そして、それぞれに関与する因子を擁している。

図4a、cは治療前である。パノラマX線写真より、Brachyな下顎骨をしており、歯や顎関節には常に強い咬合力が加わっていることがうかがえる。力を「減弱」することが難しい症例である。また、左右臼歯部がすれ違いに欠損しており、「均衡」のとれた咬合支持が失われている。

欠損の放置による臼歯部の挺出や前歯部の咬耗

―― 破壊的で過剰な力はコントロールできるのか、受け流すしかないのか？ ――

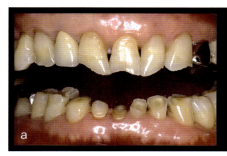
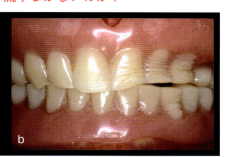

図❺　a：天然歯の著しい咬耗、b：総義歯の人工歯に現れたリューダース線条。この過剰で破壊的な力をコントロールし、生理的な閾値内に収めることは可能なのか？

によって、歯列咬合が乱れている。干渉を排除し、適切なガイダンス「方向」を付与しなければならない。そして、受圧と加圧のバランスによっては支台歯を連結したり、欠損部には咬合支持歯数を増員するためにインプラントを埋入し、力を「分散」することも必要であろう。

図4b、dは、治療終了時である。ひとまず計画どおりに前述した4つの力の要素は満たされ、ひとときの安定した咬合を達成することができた。しかし、長期にわたる時間軸で観察するとき、再構成された下顎位や咬合は必ず変化していくのが宿命である。咬合は静的にそこに止まっているものではなく、常に変化し続けながら、うまくいけば動的な平衡を保ちながらなんとか維持されていくであろう。

ところが、ホメオスターシスの限界を超えた場合、精魂込めて咬合再構成した歯列・咬合も再び崩壊への道を辿ることになる。その原因はう蝕や歯周病など感染によるものよりも、むしろ破壊的で過剰な力によることのほうが多いであろう。

また、本症例は歯根膜感覚がなく、環境の変化に適応できないインプラントを含む咬合再構成であるため、将来必ず顎口腔系全体での動的平衡が乱れ、なんらかの不具合が出てくるであろう。

3．Hyper functional forceとは

上記の力のコントロールの要素のなかでも、いちばん難しいのは、力を「減弱」することである。図5に示すように、咀嚼・嚥下・発語・呼吸等の機能に必要な通常の力を超えて、顎口腔系にとって過剰で破壊的に作用する力をHyper functional forceと呼ぶ。ストレスマネジメントを担っているともいわれるブラキシズムは、最も厄介な現象である。

繰り返されるBiomechanical loadによって、顎口腔系を構成するあらゆる組織・器官の形態や機能を変えていく。以下において、ブラキシズムと犬歯ガイドに焦点を当て、もう一つのKey wordに下顎位を加えて症例検討を行ってみたい。

2　ブラキシズムに対して犬歯誘導は有効か

●ブラキシズムに対して、犬歯誘導と臼歯離開咬合により、力のコントロールを試みた症例

1．病態分析

「顎顔面」は、図6に示すようにブラキタイプで骨格性のⅡ級である。下顎頭が大きく下顎位は比較的安定している。図7のコンディログラフより、サイドシフトや作業側の下顎頭のブレも少なく、顎関節も安定している。

「歯列咬合」（図8）は、左右ともにGroup functioned occlusionである。態癖の影響を疑わせる側方歯群の狭窄、強いブラキシズムによる咬耗と咬合高径の低下を認める。

症例3　過激なブラキシズムによる咬合崩壊症例：下顎位が比較的安定しているタイプ

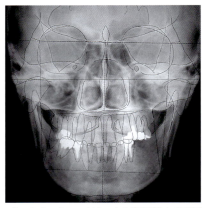
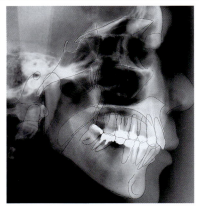

Skull is Dolichofacial
Mandible is Brachyfacial
Skeletal class is Ⅱ
Maxilla/Mandibula
　　　　　-differential skelet（183.2％）
Maxillary skeletal location（47.9％）
Mandibular skeletal location（-135.2％）
Lower facial height is normal
Lower1 to Axis-Incision（84.0°）
Interincisal angle is normal（128.4°）

ブラキシズムに対して犬歯誘導と臼歯離開咬合により力のコントロールを試みた症例
図❻　53歳、女性。顎顔面の病態：下顎骨はブラキタイプで下顎頭も大きく、咬筋の肥大が認められる咬合力の強い骨格形態をしている

Instrumental functional analysis with CADIAX Compact

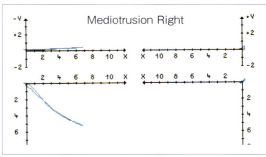
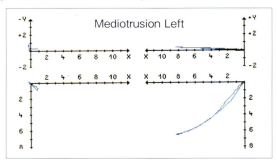

図❼　顎関節はコンプレッションされているが、関節円板障害は認められない。軌跡に若干の乱れはみられるものの、下顎頭のズレは1mm以内である

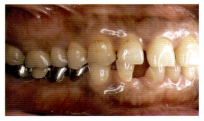
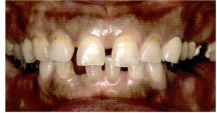
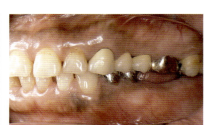
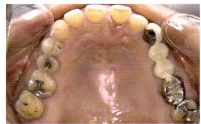
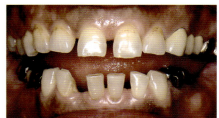
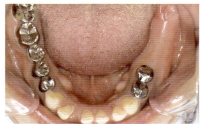

図❽　歯列咬合の病態：上下顎骨が非常に大きく歯列の空隙が目立つ。臼歯部欠損と歯冠長の短い修復物によって咬合高径が低下。上顎歯列は強く狭窄されている。咬合様式はGroup functioned occlusionだが、$\overline{8|}$が挺出しており$\overline{\frac{7}{8}|}$に咬合干渉がある。犬歯関係は、右3/4Ⅱ級。左Ⅰ級

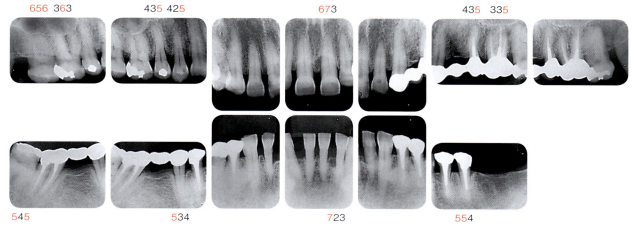

図❾ 歯牙歯周の病態：8̲の挺出による咬合干渉とそれに関連した1̲の骨吸収。その他、咬合性外傷による垂直的歯周ポケット、力による小臼歯部の骨隆起が認められる

歯周外科

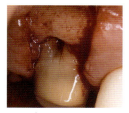
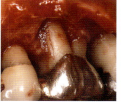
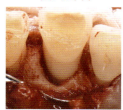
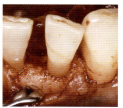
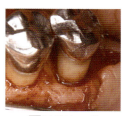

6̲根分岐部病変　　6̲歯根破折　　1̲外傷性骨吸収　　2̲外傷性骨吸収　　5̲ジグリング

図❿ 外傷性病変：咬合干渉、歯根破折、ジグリングによる骨吸収。他、力による支持骨の肥大を認める

「歯牙歯周」（図9）は、随所に咬合性外傷による垂直性の骨吸収が認められる。主訴は、$\frac{7}{8}$の咬合干渉の反動とみられる1̲の外傷性の骨吸収と歯肉の腫脹である。

2．診断と治療方針

大きな下顎骨、強大な咬合力とブラキシズムによる外傷性病変および臼歯部欠損を伴う咬合崩壊。咬合高径の回復と堅固な咬合支持の確立、ブラキシズムに耐え得る統合性のとれた歯列・咬合の再構築を要する。その他、態癖の意識化。前歯部の審美性の改善。

3．治療経過

ジグリングによる骨吸収や歯根破折などの外傷性病変に対して、咬合調整と病変部のデブライドメント（図10）の後、空隙歯列の閉鎖と垂直的骨欠損のレベリングを行った（図11a、b）。

低下した咬合高径を回復して下顎位を決定し、咬耗による咬合高径の低下や咬合精度の劣化を防止する目的でメタルプロビジョナルを装着（図11c、d）。一定期間、筋肉の応答をみたうえで、最終的なレジンプロビジョナルを装着して歯周と咬合の再評価（図11e、f）を行った。

その後、歯列の連続性、犬歯誘導と臼歯離開咬合、咬頭傾斜、隆線と裂溝など、意図する形態を備えたファイナルレストレーションを作製（図12）。初診時の狭窄した歯列と咬耗した咬合面形態は、統合性のとれた機能的な歯列形態に改善された（図13）。治療前の著しく咬耗した咬合面より、強い咬合力でブラキシズムしていることがわかる。

歯周組織に対しては、Biologic widthを侵害しないように生物学的な原則に則った歯冠修復を行った（図14）。図15、16に治療終了時の口腔内写真とX線写真を示す。本症例は、Brachyな下顎骨で下顎頭も大きく、顎関節はブレが少なく、

矯正治療とプロビジョナルレストレーション

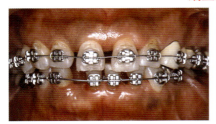
a：矯正治療開始時

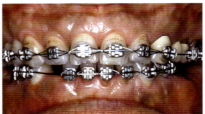
b：矯正治療終了時

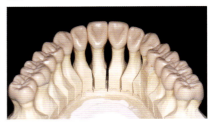
c：メタルプロビジョナルのワックスアップ

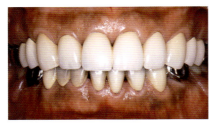
d：メタルプロビジョナルを装着

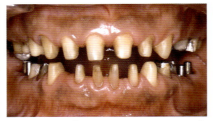
e：レジンプロビジョナルのための支台歯形成

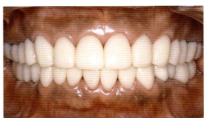
f：レジンプロビジョナルの装着

図⓫　治療経過：歯牙・歯槽骨のレベリングの後、咬合挙上してメタルプロビジョナルを装着。筋や顎関節の応答を確認。最終的な歯冠修復へ向けてレジンプロビジョナルに交換、最終的なリマージニングに移る

ファイナルレストレーション

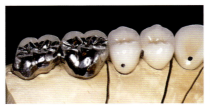
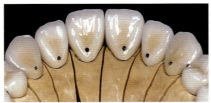
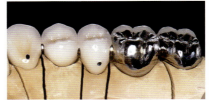
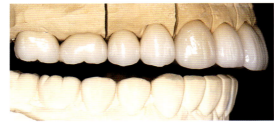
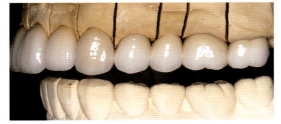

図⓬　咬頭の隆線ならびに歯列の連続性、犬歯誘導と臼歯離開咬合を付与

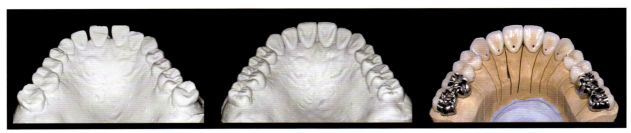

治療前　　　　　　　　治療後　　　　　　　　最終補綴装置

図⓭　著しく咬耗した咬合面形態を生理的な形態に改善し、狭窄し乱れた歯列を統合性のとれた機能的な形態に改変した。治療前のすり減った咬合面より咬合力の強さが想像できる

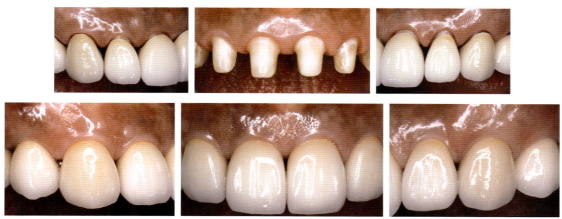

図⓮　歯周組織と調和した歯冠修復：健全なサルカス、上皮性付着、結合組織性付着を壊さず、しかも審美性を回復できるように形成深度を決定する。明瞭かつスムーズなフィニッシュラインを設定する

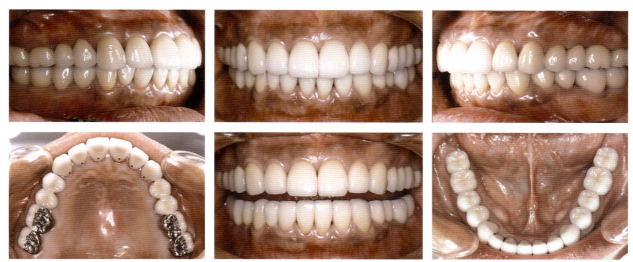

図⓯　治療終了時。咬合挙上、矯正治療と歯冠修復による歯列の連続性の回復。開口時の写真より均等な上下顎歯列のクリアランスが認められる。上顎大臼歯はオーバーロードを考慮してメタル咬合面とした

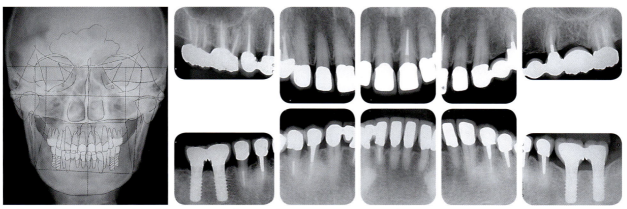

図⓰　治療終了時。|5 は歯根破折のリスクを十分に納得してもらったうえでブリッジにて修復

―― ブラキシズムに対して犬歯誘導は有効か ――

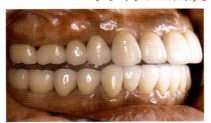
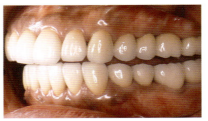

図❶ 犬歯関係：右3/4Ⅱ級・左Ⅰ級（治療前と同じ）、初診時のGroup functioned occlusionからCanine guidanceへ

水平的下顎位は安定している。しかし、咬合高径は低下しており、咬合挙上を必要とした。矯正治療と歯冠修復によって歯列の連続性を回復した。

4．"力のコントロールの要素"からの再評価

左右臼歯部の咬合支持を回復し、咬合干渉のない左右均等な歯列が再構築された「均衡」。動的な力のコントロールとして、犬歯ガイドと臼歯離開咬合を付与し、臼歯部の咬頭傾斜にも連続性をもたせた「方向」。欠損補綴により咬合支持歯数を増加し、受圧力を補強するためにインプラントに対向する部位を連結した「分散」。問題は、咬合再構成によって強大な咬合力とブラキシズムをどの程度コントロールできたかである「減少」。

5．ブラキシズムに対して犬歯誘導は有効か

図17に犬歯誘導と臼歯離開咬合の状態を示す。咬合様式は、Group functioned occlusionからCanine guidanceへと変更された。ブラキシズム時に臼歯部の咬合接触を回避させることによって、咀嚼筋群の緊張を緩和し、歯牙歯槽骨への過剰な咬合力を減少させることができれば、犬歯誘導が有効に働いているといえるであろう。次節ではそれを検証してみたい。

睡眠時ブラキシズムと犬歯誘導

○ 犬歯誘導と臼歯離開咬合は有効に機能しているか？

ナソロジーでは、Canine guidance & DisocclusionはMutually protected occlusionの1要件として天然歯の理想咬合とされてきた。しかし、実際には咀嚼時に犬歯が接触することはなく、下顎運動を誘導することもない。犬歯はブラキシズム等の限界運動を行うときにガイドとして働き、臼歯を離開させることによって過剰な筋活動や下顎頭のブレを抑える効果があると報告されている。

図18に治療前後の歯列咬合を、図19に咬合器上で作製し、口腔内でも微調整した犬歯誘導と臼歯離開咬合を示している。はたして、適切な誘導路角が付与されているか否か、Dr. Rudolf Slavicekの提唱するシークエンシャル咬合の理論に照らして検討してみた。

シークエンシャル咬合理論では、ブラキシズムがストレス発散の役割を担っていると考え、スムーズなグラインド運動（滑走運動）を達成させるために、犬歯の誘導路角と顆路角を一致させることが必要であり、また順次性をもった臼歯離開を達成させるために、犬歯より後方歯にいくに従ってその誘導路角を緩やかにすべきであると述べている。

本症例はこの咬合理論に従って咬合再構成しているわけではないが、ファイナルレストレーション装着後印象採得し、Axis Orbitale Planeを基準

低下した咬合高径を回復し、歯列咬合の連続性を回復

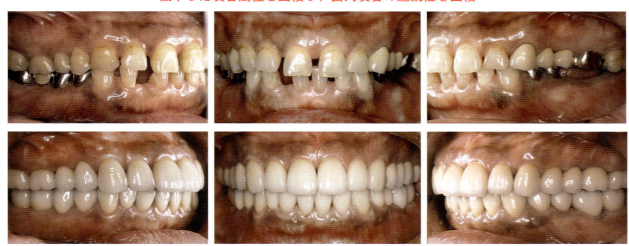

図⓲　治療前後の歯列咬合状態。低下した咬合高径を回復し、咬耗して乱れた歯牙歯列の連続性を回復した

咬合器上で付与した犬歯誘導と臼歯離開咬合は有効に機能しているか？

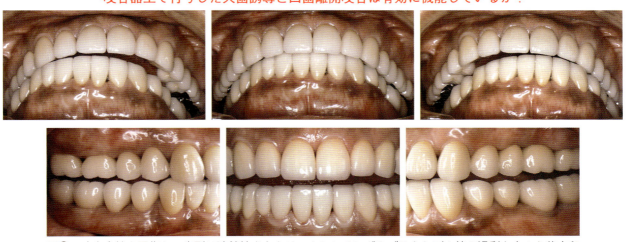

図⓳　咬合支持を回復し、歯列に連続性をもたせ、クレンチングやブラキシズム等の過剰な力から後方臼歯を保護する目的で犬歯誘導と臼歯離開咬合を付与した

として各歯の誘導路角を計測してみた。その結果、図20に示すように、矢状顆路角（SCI）と犬歯の誘導路角（S1&S2）は近似値を示しており、各歯の誘導路角は前歯から臼歯に向かうに従って、順次緩やかな値を示していた。ただ、小臼歯以降の誘導路角がやや急峻で、Groupfunctioned occlusionの傾向にあった。

　図21はブラキシズム時の犬歯誘導路角と矢状顆路角の関係を示している。たとえば、左側で歯ぎしりしたときの犬歯のガイダンス（S1：47°）は反対側（右側）の矢状顆路角（SCI：46.25°）とほぼ同程度であり、顆路角と犬歯ガイドは調和がとれている。回転運動を発生しないスムーズなグラインド運動が可能であることを示している。したがって、筋活動も低い状態に維持されているはずである。ブラキシズム時の下顎の後方偏位も認められない。

　図22は治療終了時の咬合接触状態である。この時点では左右滑走運動時、臼歯の離開咬合が得られている。しかし、1年7ヵ月後（図23）に示すように、強烈なブラキシズムによって咬合面はひどく咬耗し、5̄は歯根破折のためインプラント

Axis Orbitale Planeを基準としたOcclusal guidance

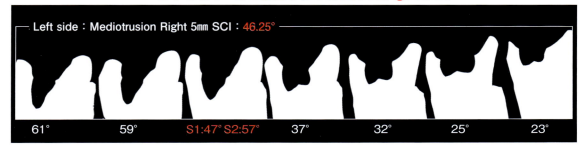

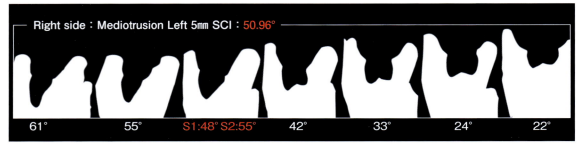

図⑳ 骨格性のⅠ級において、顆路角と犬歯の誘導路角を同じにし、前歯から臼歯にかけて順次誘導路角を緩やかにすることによってスムーズなグラインディングができるとしている[7]。ただし、本症例は骨格性のⅡ級傾向である

ブラキシズム時の犬歯誘導路角と矢状顆路角の関係

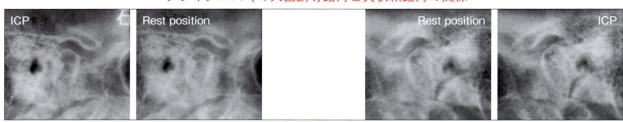

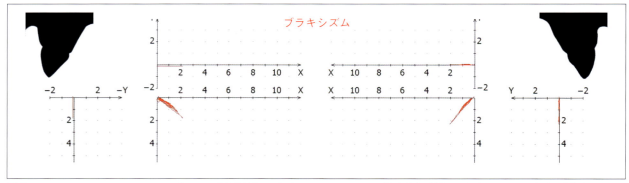

図㉑ S1はセントリックストップからの緩傾斜部の角度で、S2はそれに続く急傾斜部の角度である。犬歯誘導路角S1が反対側の矢状顆路角と同じであれば、スムーズな滑走運動ができる。下顎頭の後方への偏位もない[7]

に置き換わっている。その後もポーセレンや歯根の破折が続いた。当患者は、治療終了後まもなく右下インプラントの冷水痛や前歯部の疼痛など不定愁訴を訴え、更年期の障害と重なり、患者・術者ともに非常に辛い状況に落ち込んでいった。

咬合崩壊した歯列を咬合再構成と称し、咬合挙上（もしかしたら挙上しないほうがよかったのかも？）、臼歯部咬合支持の確保、犬歯ガイドと臼歯離開咬合の付与を行ったが、治療に伴う歯牙の切削、抜髄、歯根膜感覚のないインプラントの埋入など

―― ファイナルレストレーション装着当日、咬合診査時のCentric stop & Anterior guidance ――

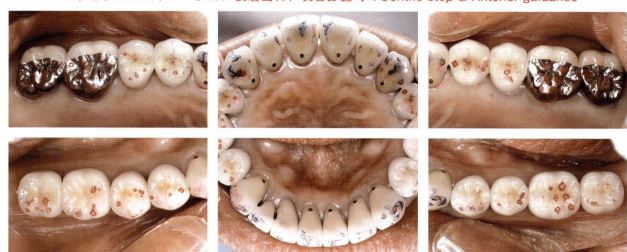

2008年3月、ファイナルレストレーション装着

図㉒ 治療終了時。再評価事項：セントリックストップのバランス、早期接触の有無、犬歯誘導の角度・方向・量、犬歯関係（左側はⅠ級のMesial guidanceだが、右側は3/4Ⅱ級のため犬歯遠心辺縁隆線を高くしてMesial guidanceとしている）、Disocclusion量、Long centricの程度、フレミタス感知のバランス（グレージング面には咬合紙が印記しにくく、頻回のタッピングにより接触点の大きさや部位は正確ではない）

―― 犬歯誘導と臼歯離開咬合を付与したが、ブラキシズムにより再び歯列の崩壊が起こりつつある ――

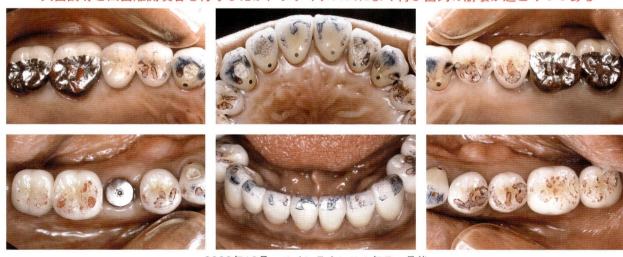

2009年10月、メインテナンス1年7ヵ月後

図㉓ 1年7ヵ月後、ナイトガードとしてStabilization splintを装着しているが、5̅の歯根破折と7̅6̅部インプラントの痛みが持続、3̅2̅2̅冷水痛・自発痛で抜髄、さらに5̅の歯根破折、ポーセレンの破折が続いている

"負の処置"も行われ、崩壊に手を貸したおそれもある。崩壊の流れが止められない。

 睡眠時ブラキシズムと犬歯誘導の関係

当患者にとって、犬歯誘導と臼歯離開咬合が有効に働いているとは考えられない。口腔内や咬合器上で犬歯誘導を与えても、睡眠時ブラキシズムにおいて犬歯が機能していなければ犬歯誘導とは

いえないであろう。

そこで、睡眠時ブラキシズムの状態を診査する目的でブラックスチェッカー[7]を装着してみた（図24）。2nd nightでは、犬歯のセントリックストップを含むスムーズなグラインド領域が認められ臼歯離開も得られているが、1st nightのように非常に強いブラキシズムが発現したときには、作業側および非作業側の臼歯部接触が起こっている。

睡眠時ブラキシズムと犬歯誘導咬合の関係

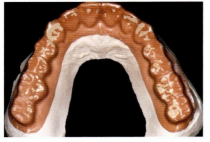
1st night（2010年3月30日）

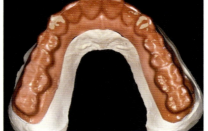
2nd night（2010年3月31日）

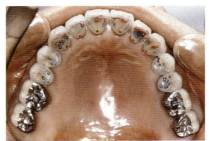

口腔内や咬合器上で犬歯誘導を与えても
睡眠時ブラキシズムにおいて犬歯が機能していなければ、犬歯誘導とはいえない

図❷ 1日目は、夜3回くらい目が覚めてよく眠れなかった。2日目は、睡眠不足のため熟睡して目が覚めなかった。睡眠時ブラキシズムには日間変動があり、睡眠の状態・質との関連性が示唆される。現在、昼間用は下顎に、夜間用は上顎にハードスプリントを使用している

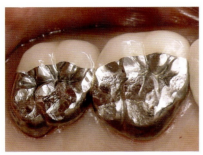
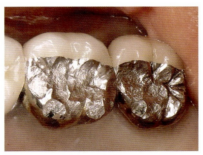
2011年11月29日、メインテナンス3年8ヵ月後

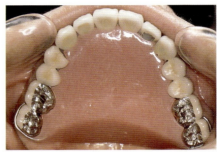
岡山大学型パラタルアプライアンス

図❷ 3年8ヵ月後の悲惨な咬合面。両側とも対合歯が歯根膜感覚のないインプラントによる歯冠修復であることも関与しているであろう。さらに下顎咬合面はポーセレンで上顎咬合面はメタルのため、咬耗が助長されている。右は、舌房の侵害による夜間ブラキシズムの抑制を目的としたアプライアンス

つまり、平時は犬歯誘導が働いているが、ブラキシズム時には犬歯誘導が機能せず臼歯が非常に強く咬合接触し、破壊的な力が発生していることがわかる。

3年8ヵ月後、大臼歯部の摩滅がおそろしく進行している（図25）。両側とも対合歯が歯根膜感覚のないインプラントによる補綴であることも、強大な咬合力の発生に関与しているであろう。岡山大学型パラタルアプライアンスやハードスプリントの使用、噛みしめの意識化など、さまざまな対応もすべて無効であった。なお現在、患者は睡眠時無呼吸症候群でCPAP療法を受けている。

◯ 咬合器上で犬歯誘導を付与し、臼歯離開させても口腔内では離開しない原因

口腔内および咬合器上で付与した咬合接触は、実際の睡眠時ブラキシズムの咬合接触とは異なっていることがわかった。咬頭嵌合位付近には0.5mm程度のフルバランス領域が存在していると考えられ、これはブラキシズムという強圧下における歯根膜や顎関節の圧縮によるもので、咬合診査における強圧を負荷しない限界運動とは異なるためであろう。

咬合器上で構築されたGnathologicalな機械的咬合論は、多様な要因が影響し合っている生体の咬合にそのまま当てはめることはできない。本症例は骨格的に顎関節のルーズニングがなく、ブラキシズム時に下顎頭が後方へ退がることはないが、強いⅡ級骨格で下顎の運動範囲が大きい症例では犬歯誘導が無効となることも多い。その他、臼歯離開を阻害する原因を図26にまとめて示す。

咬合器上で犬歯誘導を付与し、臼歯離開させても、口腔内では離開しない原因

1. ブラキシズム時の下顎頭の後上方への運動
2. 咬合器では再現できない作業側下顎頭の後退運動
3. 下顎の運動範囲が大きい骨格的Ⅱ級症例
4. 顎関節にルーズニングがあり下顎頭が横ブレする症例
5. 強圧下のブラキシズムによる下顎頭の沈下、歯根膜の圧縮、上下顎骨のきしみとたわみ

図❷ 咬合器上で構築されたGnathologicalな機械的咬合論は、多様な要因が影響し合っている実際の患者の咬合にそのまま当てはまることはないであろう

咬合治療とブラキシズムの関連性に対する疑問

1. 咬合器上で付与した犬歯誘導は、実際のブラキシズム時、臼歯離開しているか
2. 犬歯誘導と臼歯離開咬合を付与すると、ブラキシズムの力を減弱できるか
3. 咬合治療で、クレンチング、ブラキシズムは止められるか、あるいは減弱できるか
4. 窮屈な咬合を適正な咬合関係に変えると、クレンチングを止められるか
5. ルーズな咬合を適正な咬合関係に変えると、ブラキシズムは減少するか
6. 咬合干渉や早期接触があると、ブラキシズムが誘発または増幅されるか
7. インプラントは咬合機能やブラキシズムにどのような影響を与えるのか
8. 破壊的なブラキシズムをコントロールするにはどうすればよいのか

図❷ ブラキシズムについては、その発症とコントロールを分けて考える必要がある

咬合治療とブラキシズムの関連性に対する疑問

ブラキシズムから歯や歯周組織を守るために、従来の咬合理論に従って行った咬合再構成も、本症例のように強大なブラキシズムのもとではまったく無効であった。

ここで改めて、咬合治療とブラキシズムとの関連性について整理しておく必要がある。図27に筆者の期待も込めたいくつかの疑問を提示する。1～6までは、いわば形態的要因で末梢性の問題であり、このような歯根膜感覚を介する咬合の要因によってブラキシズムが誘発されることはほとんどない。最近の知見では、睡眠障害や情動ストレスと関連した中枢性の要因によって起こる現象であると認識されている（表1）。

咬合治療でクレンチング、ブラキシズムは止められるか

われわれの扱う頭蓋は、図28bに示すように系統発生学的にみると内臓系植物器官の腸管に由来しており、内臓頭蓋といわれる。すなわち、上下顎骨、舌骨、およびそれに付着する咀嚼筋、頭頸部の筋肉は、発生学的に鰓弓骨、鰓弓筋に由来し、内臓頭蓋と同じような自律器官の性格をもち合わせている[10]。つまり、内臓の運動と同様に中枢系の影響を色濃く受け継いでいるため、末梢系へのアプローチである咬合治療によってブラキシズムを止めることは難しいと思われる。

しかし、臨床感覚として、咬合の異常がまったく無関係であるとは言いきれないように感じている。適度なガイダンスと咬合調整によって咬合ストレスが解消されれば、その発生には関与しないもののブラキシズム時の筋活動を減少させることは可能であろう。

切端位でのブラキシズム

ただ、あまりに急峻な前歯のガイダンスや嵌まり込んだ窮屈な咬合は、咬頭嵌合位からのスムーズなブラキシズムが行えないため、切端位や干渉

表❶ 睡眠時ブラキシズムと関連するリスクインジケーターの概念とエビデンスの状況。ブラキシズムの発現には、睡眠や情動ストレス等「中枢性」の要因が関与し、ストレスの大きさに比例してブラキシズムの回数が多くなる。一方、歯根膜感覚の亢進に繋がるような咬合干渉等の「末梢性」の要因は、その発現には関与せず、ブラキシズム時の筋肉の活動性に影響を与えると思われる（Lobbezoo：歯科医師のための睡眠医学より引用改変）

リスクインジケーター		エビデンス
形態学的要因　末梢性	口腔顔面の骨格の解剖学的要素	無
	咬合や顎関節の形態的要素	無
社会心理学的要因　中枢性	不安、情動ストレス	増大
	パーソナリティー「例：競争心」	増大
生理的・生物学的要因	遺伝子「遺伝性」	増大
	睡眠に関連した覚醒「脳、自律神経」	有
	睡眠呼吸障害	有
	逆流性食道炎	有

咬合治療でクレンチング、ブラキシズムは止められるか……生命形態学の立場から

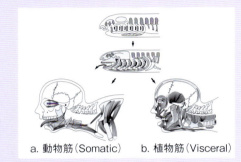

体節と鰓節のメタモルフォーゼ
内臓頭蓋およびそれに付着する咀嚼筋、頭頸部の筋肉は、発生学的に鰓弓骨、鰓弓筋に由来し、内臓頭蓋と同じような自律器官の性格をもち合わせている

- 植物筋（Visceral）：内臓系の植物器官；栄養、生殖。すなわち吸収、循環、排泄に携わる腸管、血管、腎管系
- 動物筋（Somatic）：体壁系の動物器官；感覚、運動に携わる。すなわち栄養、生殖遂行のための器官群

a. 動物筋（Somatic）　b. 植物筋（Visceral）

図❷⓼　系統発生学的知見より、自律器官の性格をもつ咀嚼系の筋肉を咬合治療のみでコントロールするには限界がある（三木成夫「生命形態学序説」より引用改変）

部位などの咬頭嵌合位から外れた顎位でのブラキシズムを誘導する。

　症例4（図29）は非常に窮屈な咬合で、気がついたら歯をくいしばっていて「肩凝り、頭痛、首筋の凝りが慢性的にあり、朝起きると顎が疲れている」との訴えをもつ患者である。咬合調整によって臼歯部の咬合干渉を除去し、偏心運動時に咬合紙が抜ける程度のDisocclusionを得ることができた。

　しかし、強く噛みしめて偏心運動させると、作業側・非作業側ともに咬合紙が引き抜けない。「最近、前歯で歯ぎしりしていることに気づいた」と言われ、そのせいで1の切端がチップしていることが判明した。

　咬合調整と患者自身の意識化による効果もあって、起床時の顎のだるさはずいぶん減少した。咬合調整によって咬合ストレスが少なくなり、咀嚼筋の緊張が解除されたため、噛みしめ時の力の減少が起こり、相変わらず夜間のブラキシズムはするものの、顎のだるさは減少したものと思われる。

　つまり、中枢性のブラキシズムは止められないが、咬合状態の変更によってわずかながら力の総力はコントロール可能であると考えられる。

インプラントや床義歯の場合、顎反射は働いているか？

　歯根膜の存在しないインプラントには咀嚼圧の緩衝機能がなく、各種の顎反射も働かない。閉口筋抑制反射や脱負荷反射が働かず、過大な咬合力を調節できないと考えられている。まして、ブラ

症例4　非作業側に強い干渉をもつ顎関節症患者の切端位でのブラキシズム

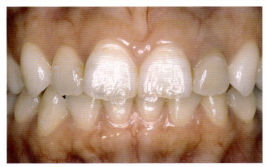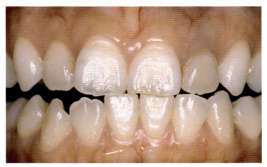

図❷　30歳、女性。窮屈で身動きのとれない咬合のため、スムーズな滑走運動ができず、前歯部で歯ぎしりしている。|1 の切端が咬耗し、チップしている

症例5　インプラントや床義歯の場合、顎反射は働いているか？

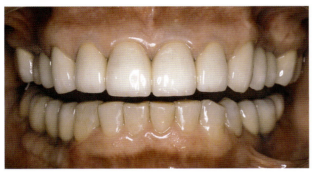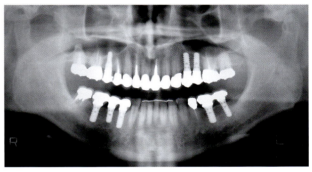

図❸　天然歯・インプラント・床義歯と受圧機構が異なる場合、咬合力のコントロールはどのように考えればよいのだろうか。対合関係の組み合わせもさまざまである。Implant vs Natural tooth, Implant vs Implant, Partial denture vs Natural tooth, Partial denture vs Implant, Full denture vs Full denture

キシズム時にはほとんどの顎反射が機能せず、緩衝能力のないインプラントにおいては破壊的な咬合力が作用すると考えられる。ポーセレンのチップ、インプラントの対合歯や隣在歯の歯根破折をしばしば経験する。

しかし、インプラント周囲の骨膜や隣在歯あるいは対合歯の歯根膜が代償的に働き、顎反射が作動するとも報告されている。臨床では、症例5（図30）に示すように、天然歯・インプラントあるいは床義歯が混在する症例も多く、生体の咬合力調節機構は複雑になる。また、咬合面材料の選択も大事である。被圧変位量、耐摩耗性、それに関係する衝撃吸収性等を考慮して、選択する必要があるであろう。

4 犬歯誘導と臼歯離開咬合は本当に必要か

前節では、下顎位の安定した咬合崩壊症例を提示した（症例3）。本節では、下顎位が不安定で可動域の大きいタイプの咬合崩壊症例を提示し、比較検討を加えてみる。

● II 級骨格で咬合高径の低下が著しい咬合崩壊症例

歯列全体でロックされた筋症状の強い咬合崩壊症例に対して、咬合挙上と下顎の前方誘導を行い、適切なガイダンスの模索により、力のコントロー

症例6　Ⅱ級骨格で咬合高径の低下が著しい咬合崩壊症例：下顎位が不安定で可動域の大きいタイプ

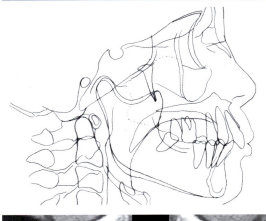

Skull is Mesiofacial
Mandible is strongly Brachyfacial
Skeletal class is severe Ⅱ
Maxilla/Mandibla differential skelet (211.4%)
Maxillary (216.4%)　Mandibular (4.9%)
Maxilla is positioned strongly prognathic
Mandible is positioned neutral
部分的な復位性関節円板前方転位で、最大開口時下顎頭のオーバーローテーションが認められる。
下顎頭は後方偏位し、開閉口時にクリック音がある。
また最大開口でクレピテーションを認める。

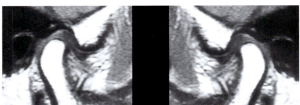
ICP : Disk Displacement with Partial reduction

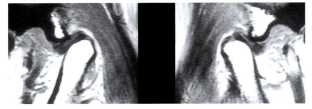
Most open : Over rotation

下顎運動が制限され強い筋症状をもつ咬合崩壊症例に対して、新たな下顎位とガイダンスの模索により力のコントロールを試みた症例

図❸1　50歳、女性。顎顔面の病態：臼歯部咬合支持の喪失と習慣的な噛みしめなどによって、経年的に咬合高径が低下し、下顎は後方へ押し込まれている。靱帯は弛緩し、下顎位はまったく不明になってしまった

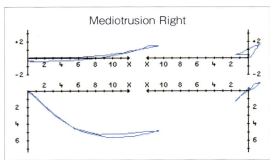
Mediotrusion Right

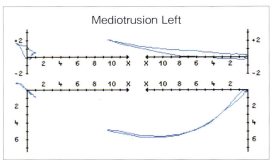
Mediotrusion Left

図❸2　下顎の迷走と靱帯の弛緩およびⅡ級骨格の影響もあって、側方運動時の作業側下顎頭が上方・後方・前方へと三次元的に揺さぶられている（矯正治療後のデータ）

ルを試みた。

1．病態分析

「顎顔面」は、図31に示すように下顎骨がブラキタイプで、上顎の前突した厳しいⅡ級骨格である。MRI所見より、顎関節は部分的な復位性関節円板前方転位で、最大開口時下顎頭のオーバーローテーションが認められ、靱帯の弛緩が疑われる。

図32のコンディログラフからは、下顎の側方運動に伴い、作業側下顎頭が大きくブレていることがわかる。また、咬合に由来すると思われる頭頂部・左側の咬筋・胸鎖乳突筋の圧痛、肩凝り、こめかみ・後頭部の鈍痛と不快感があり、患者は慢性的な頭痛とイライラに悩まされている。

「歯列咬合」は、臼歯の咬合支持が喪失し、下顎は後方へ後退している（図33）。それに伴って咬合高径は極端に低下して、下顎歯列が上顎歯列に嵌まり込んでロックされた咬合状態である。強い咬合ストレスのため、筋は常に緊張を強いられているのであろう。「歯牙歯周」には、非機能的な歯冠修復物と歯肉の炎症が認められる（図34）。

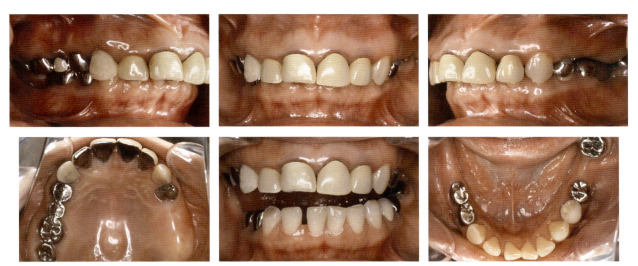

図㉝ **歯列咬合の病態**：骨格性Ⅱ級、犬歯関係は左3/4Ⅱ級、右1/2Ⅱ級、咬合高径低下、上下顎歯列弓のディスクレパンシーのため歯列レベルで緊密に嵌まり込んだ身動きのとれない咬合である。左側臼歯部は上顎歯肉との間にまったくクリアランスがとれない

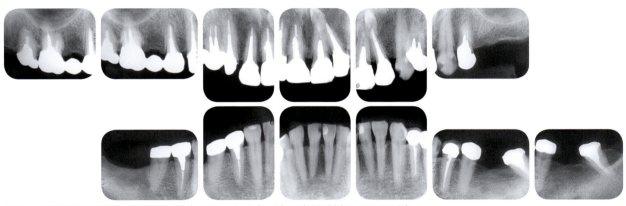

図㉞ **歯牙歯周の病態**：骨吸収は軽度だが、失活歯が多く歯根破折のリスクが高い

歯周外科後、咬合挙上して矯正治療

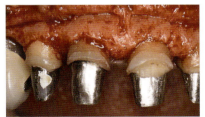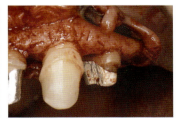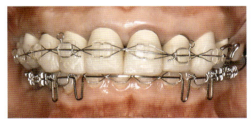

図㉟ 生物学的幅径の獲得、FGG（遊離歯肉移植）による外部環境の改善の後、メタルテンポラリーにて咬合挙上、機能的な咬合関係を得るための矯正治療。下顎小臼歯部の拡大、下顎前歯の唇側傾斜、上顎前歯の舌側傾斜による上下顎歯列弓のディスクレパンシーの減少を目標とした

2．診断と治療方針

　咬合高径の低下、下顎の後退により下顎頭の後方偏位と咬合関連筋の筋痛を発症した咬合崩壊症例である。上下顎骨のディスクレパンシーの大きいなかで、適切な下顎位はどこか？　咬合高径の回復とロックした咬合の開放、そして干渉がなく自由に運動ができる咬合関係の再構築を目指す。

3．治療経過

　歯周組織の内部・外部環境の改善の後、メタルテンポラリーにて咬合高径を挙上（図35）。筋症状と不定愁訴の取れた1～2mmの下顎前方位を基準として矯正治療を行った（ディスクレパンシー

レジンプロビジョナルによる犬歯誘導と臼歯離開咬合の評価

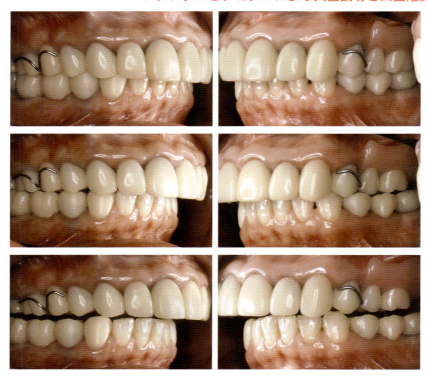

図❸ 咬合診査時の随意運動による犬歯誘導（初診時に比べて4～5mm咬合挙上され、1～2mm下顎前方位をとっている）

犬歯誘導しているように見えるが、側方運動初期に一度下顎が後方へ下がってから犬歯が接触する。犬歯のⅡ級関係に加えて、顎関節がルーズなため、滑走初期の臼歯離開は得られていない。

本症例のようなⅡ級骨格においては、犬歯のDistal guidanceは下顎を後方へ誘導してしまうので、ファイナルレストレーションでは、遠心辺縁隆線によるMesial guidanceを付与した（図41参照）。

諸症状の改善：顎のだるさ、頭痛が解消、いつも行っていたマッサージにも通わなくてすむようになった。クリック音も消失。食事も楽になった

下顎の後方へのスライドをどうコントロールするか？

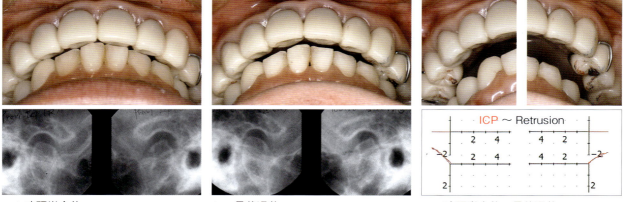

a：咬頭嵌合位　　　　　　　　b：最後退位　　　　　　　　c：咬頭嵌合位～最後退位

図❸ プロビジョナルレストレーション：筋にストレスのない下顎位と咬頭嵌合位の不一致、および靭帯のルーズニングにより顆頭位が安定しない。元来、Ⅱ級骨格で下顎の可動域も大きく、犬歯誘導が作りにくい。咬合器上で与えた犬歯誘導とはまったく違う経路を通り、臼歯離開は得られず、大臼歯部に干渉が出る。また、夜中に噛みしめているという自覚がある

を改善するための犬歯小臼歯部の歯列弓拡大とレベリング）。

続いて、適切なアンテリアガイダンスを付与したレジンプロビジョナルを咬合器上で作製、口腔内に装着して下顎位ならびに犬歯誘導と臼歯離開咬合の評価を行った。

この時点で初診時に比べて咬合高径は4～5mm挙上され、下顎は1～2mm前方位となっている。嵌まり込んだ咬合は解消された。イライラ感がなくなり、頭痛他筋症状はほとんど改善された（図36）。

4．下顎の後方へのスライドをどうコントロールするか

側方面観では、一見犬歯による臼歯離開が得ら

プロビジョナルレストレーションによる犬歯誘導とブラキシズム

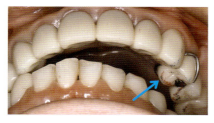
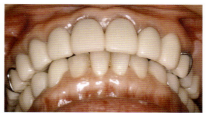
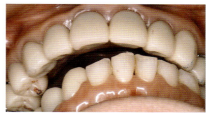
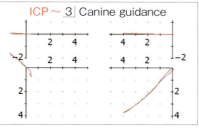
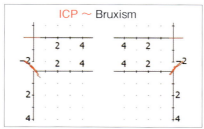
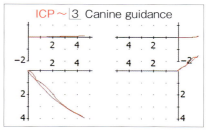

図❸ プロビジョナルレストレーション：咬頭嵌合位からの犬歯誘導で、下顎は一度後方へスライドする。咬合器上で与えた犬歯誘導による臼歯離開は得られない。ブラキシズムでは下顎頭が後方へ2mmも滑走している

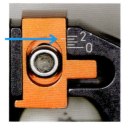
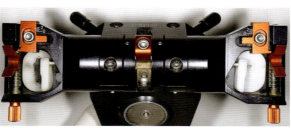
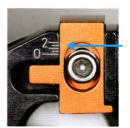

図❸ 下顎頭の後方移動を再現できる咬合器で、後方滑走時の咬合接触を調整。しかし、下顎頭は咬合器のように直線的に左右一定の角度で後方移動はしない。三次元的にひねりが加わりながら左右別々に動くであろう。その結果が左右大臼歯の咬耗面の違いに出ているのかもしれない

れているように見える（図36）。しかし図37に示すように、咬頭嵌合位と最後退位との間には約2mmの前後的ズレがあり、若干加圧しながら側方滑走運動をさせると、作業側下顎頭が一度後方へスライドした後に犬歯誘導が始まる。ちなみに、図37aの咬頭嵌合位と顆頭位は、緊張の取れた筋肉によって自然に誘導された下顎位である。

図38にプロビジョナルレストレーションによる咬頭嵌合位からの犬歯誘導とブラキシズムを示す。コンディログラフより、作業側下顎頭が後上方へスライドしており、|4舌側咬頭近心斜面（矢印）に衝突して干渉となっている。ブラキシズムにおいても後方へ2mmスライドしている。咬合器上で与えた経路をまったく通らず、犬歯誘導による臼歯離開は得られない。ブラキシズムによって臼歯部が壊れないように後方へのガイダンス（Retrusive guidance）の必要性を感じる。

咬頭嵌合位からの下顎の後方滑走に対して、最も被害の少ない咬合を付与するには、どのようにしたらよいのだろうか。咬合接触部位が後方歯になるほど強い咬合力を受け、顎関節にも揺さぶりをかけることになる。そこで、図39に示す咬合器を用いて、咬頭嵌合位より1.5mm顆頭球を後方へ移動可能なように設定し、後方への干渉のコントロールを試みた。

5．ルーズな顎関節に対して、咬合をどう与えるか

図40にファイナルレストレーションによるRP（無理なくとれる下顎の最後方位）からの左右への下顎運動とブラキシズムを示す。コンディログラフをみると、やはり作業側に安定性がなく、後方歯の干渉を招きやすい。

ファイナルレストレーションによる下顎の側方運動とブラキシズム

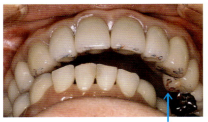
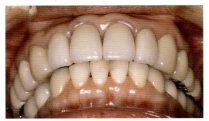
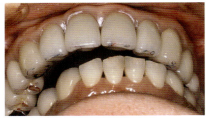

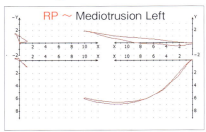
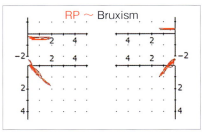
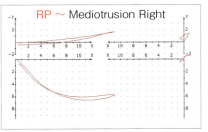

図⓴　ファイナルレストレーション：下顎が前方位をとり、しかもルーズニングのある顎関節のため、後方への干渉を逃げ切れない。下顎が横方向にも軸ブレしながら動いているように見える。また、実際の睡眠時ブラキシズムは、咬頭嵌合位からスタートしているとは限らない。※RP（Reference position）：無理なくとれる下顎の最後方位

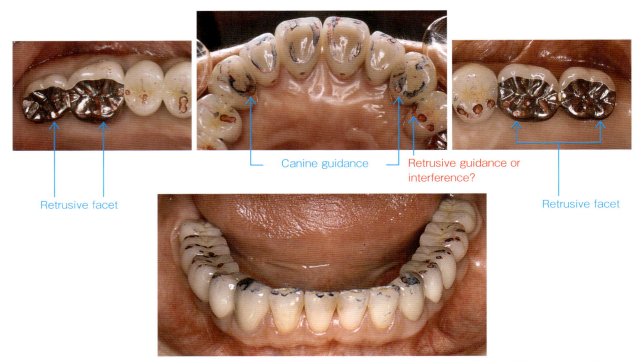

図㊶　咬合チェック時のCanine guidance：犬歯の咬合がⅡ級関係のため、上顎犬歯の遠心辺縁隆線を高くしてMesial guidanceを付与している。しかし、強圧下の睡眠時ブラキシズムでは、下顎は運動初期にもっと後方へスライドするので、咬合紙に印記された経路を辿らない可能性が高い。Ⅱ級骨格・Ⅱ級の犬歯関係およびルーズな顎関節という状況で犬歯誘導と臼歯の離開咬合を作ることはできない。また、下顎のアーチが小さいため、A斜面の咬合接触点は少ない

　また、本症例のように顎関節がルーズな場合、ブラキシズムは咬頭嵌合位からスタートしているとはかぎらず、そうであれば犬歯誘導はまったく無意味となってしまう。左側は4̲の舌側咬頭近心斜面の干渉を緩やかなガイダンスとなるように調整したが、右側は6̲にしか後方へのガイダンスを与えることができない。

　図41にCanine guidance、Retrusive guidance、Retrusive interference、Retrusive facetを示す。両側犬歯のセントリックストップから下顎が後方

ファイナルレストレーション（2007年）

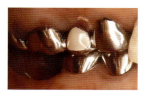
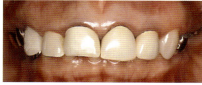
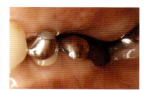
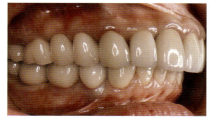
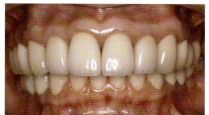
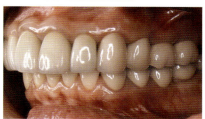
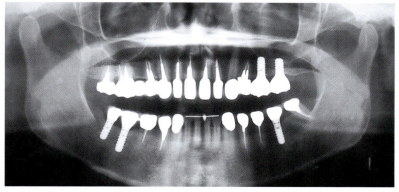

図❷ 咬合挙上、規制の緩和、筋のストレス開放により不快な咬合関連症状が消失した。課題として、下顎の後方へのスライドと咬合干渉、夜間のブラキシズムが挙げられるが、コントロールは非常に困難である

へスライドして、犬歯の遠心辺縁隆線と|4 の舌側咬頭近心斜面および 6| の近心舌側咬頭近心斜面によってガイドされているように観察される。7 6|6 7 には後方滑走時および閉口時の早期接触（Retrusive facet）が認められる。歯・筋肉・顎関節にとっては問題のある咬合接触である。

6．コントロールできないガイダンスとブラキシズムによる破壊

図42に咬合再構成された歯列・咬合を示す。咬合高径は約4mm挙上され、下顎は自然に前方へ誘導された。左側臼歯部のクリアランスが確保され、歯列レベルでロックされていた咬合も自由度のある咬合へと改善された。それに伴い頭痛やイライラ、他の筋症状は消失した。

しかし、滑走運動時の下顎の後退と咬合干渉、それに追い打ちをかける夜間のクレンチング、ブラキシズムなどによる恐怖の結末が予測される。

対策として夜間のスプリント装着を義務づけているものの、やはり起こるべきことが起こってきた（図43）。

歯根破折、ポーセレンのチップ、大臼歯部の異常な咬耗である。もしも、破折や咬耗を回避しようとしてジルコニアによる歯冠修復を行っていたら、修復物が壊れない代償として歯根や歯周組織、顎関節、さらに筋に対してどんな悲惨な結果を招いていたかは不明である。

犬歯誘導の意味するものは？

Ⅱ級傾向だが下顎位の安定した咬合崩壊（症例3）、シビアなⅡ級骨格で下顎位の不安定な咬合崩壊（症例6）と2つの症例を検討してきた。

両者とも犬歯誘導と臼歯離開咬合を模索してきたが、うまく機能させられず悲惨な結果となってしまった。あえてコントロールの難しい症例を提

―――― メインテナンス（2007～2016年）――――

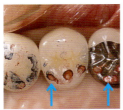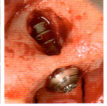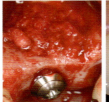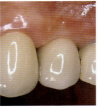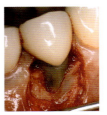

a：4̲6̲舌側咬頭近心斜面が後方への咬合干渉⇒2年後、4̲歯根破折⇒インプラント修復　　b：3年後、4̄歯根破折

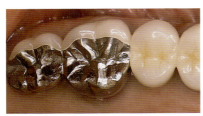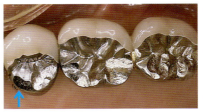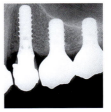

c：5年後、4̲は抜歯後インプラントによる修復に代わっているが、6̲7̲と同様に咬耗が進行している

図㊸　メインテナンス：覚悟していたとはいえ、予測を上回るブラキシズムによる破壊が再び始まった。左側のほうが咬耗が強い

示したのは、従来、理想的な咬合様式としてのMutually protected occlusion、すなわち、"犬歯誘導"の有用性が謳われてきたことに対するひとつの疑念を感じていたからである。

咀嚼や発語において犬歯はほとんど接触せず、ブラキシズムから咀嚼器官を守るために顎関節と協調した犬歯誘導の必要性も提唱されてきたが、症例3のような強大なブラキシズムのもとでは犬歯誘導が有効に働いているとは思えない。

症例6のようなⅡ級骨格では、犬歯がⅠ級関係になく、犬歯誘導を付与することすら難しい。また、Ⅲ級骨格でも同様である。そもそも、犬歯誘導と臼歯離開咬合が成立するのは骨格性のⅠ級においてであり、多様性のあるすべての咬合に適用することはできない。若年健常者における犬歯誘導の出現頻度は14.6%で、その他、犬歯を含むグループファンクションの出現頻度は45.5%との報告がある[12]。また、犬歯誘導がなくても、オープンバイトでも健常に機能している症例は数多くある。犬歯誘導と臼歯離開咬合は、ナソロジーに始まるターミナルヒンジアキシス・中心位・Ⅰ級咬合という条件のもとで、咬合器上での幾何学的な理論を原点にしている。

しかし、臨床で咬合崩壊症例を扱う場合、多くの症例で関節円板は転位して下顎頭はブレを擁し、歯根膜・顎関節・顎骨の圧縮やたわみのなかで、さらには患者ごとに違う骨格型において、犬歯誘導と臼歯離開咬合を理想的に付与することは難しい。

では、犬歯誘導の意味するところは何であろうか。下顎の運動は「中枢系」、および歯根膜や筋紡錘からの感覚入力に基づく各種「反射系」、そして歯牙の咬合接触感覚によってコントロールされる「末梢系」によって制御されている。つまり、犬歯誘導を与えることは、末梢系における咬合のプログラミングを意味している。それは必ずしも咬合接触を必要とはしない。鉄条網の柵で囲われた羊がその柵には接触しないで遊牧されているのと同様である。咀嚼や発語などの機能運動時、上下顎犬歯同士がぶつからないように神経筋反射が働き、損傷から保護している[11]。その意味からはCanine guidanceよりもCanine protectionと呼んだほうが実態に合っているように思う。

しかし、クレンチング、ブラキシズム時においては、情動ストレスと睡眠ステージによる異常な筋機能亢進が起こり、各種保護反射が働かなくな

る。犬歯誘導は無効となり、筋は等尺性収縮を起こし、疲労や痛みを蓄積する。咀嚼系の各器官にも過大なストレスをかけることになる。つまり、咀嚼、発語では犬歯誘導はセンサーとして保護的

に働くが、ブラキシズムに対しては必ずしも犬歯による接触滑走が起こらず、有効に働いているとはいえない。

5 神経生理学的視点からみた力の問題：Neuro muscular system

臨床医である筆者には、診断や治療方針を裏づける基礎的知識がほとんど不足している。経験や臨床感覚は非常に貴重だが、それに根拠を与える基礎医学の必要性を強く感じている。本節では、神経生理学的な力のコントロールについて、成書を参考に要点のみ記述するに留める。

顎口腔系は、生理的な機能を営むために神経筋機構によって絶妙にコントロールされている。すなわち、「中枢」神経と「末梢」の感覚受容器（筋紡錘・歯根膜）によって筋肉が調節され、「反射」的に下顎の位置や運動が制御されている。これらに対して、咬合治療や睡眠時ブラキシズムはどのように関連しているのだろうか。そして、神経生理学的に力のコントロールはどこまで可能なのだろうか（**図44**）。

中枢：歯科治療によるコントロールは、ほとんど不可能であろう。

反射：平時は、神経筋機構によって巧妙に調節されているが、睡眠ステージの変化や情動ストレスによって、視床下部の緊張が高まると各種保護反射が働かなくなるか、少なくとも閾値が上がり、歯根膜感覚受容器も筋紡錘も無効になる。クレン

チング、ブラキシズムが発現し、力のコントロールは不可能となるであろう。

末梢：ガイダンスを与えるということは、末梢系における直接的な咬合のプログラミングを意味する。すなわち、適切な咬合を付与することによって、力の作用する方向や咬合力のコントロールが可能となる。逆に、咬合干渉や過剰なガイダンスは筋の過緊張を招き、種々の咬合関連症状を誘発する。つまり、咬合治療は神経筋機構における末梢系の力のコントロールを意味している。

**神経生理学的に
力のコントロールはどこまで可能か？**

中枢：大脳皮質咀嚼野、Pattern generatorから運動ニューロンへ

反射：歯根膜感覚受容器および筋紡錘からの感覚入力に基づいたフィードバック機構の働きによる間接的なコントロール

末梢：前歯、臼歯の機能面の形態は、神経筋機構を生理的にプログラムする末梢系の要素であり、直接的に咬合をプログラムしている

図**44** 下顎運動は歯のガイダンスや顎関節などによる解剖的制御以外に、感覚受容器を介した神経筋機構によって生理的にも制御されている

---

6 咀嚼筋以外の外部からの力に気づく：生活習慣や口腔習癖

1．口腔外からの力に気づく（症例7）

歯列の形態は、咀嚼筋以外の口腔周囲筋や慢性的に加わる外部からの力によって影響を受けてい

る。症例7は、歯牙、歯肉、歯槽骨の20年間にわたる変化である。2⏌の舌側傾斜と4〜1⏌部の歯肉のクリーピングが認められる（**図45a〜c**）。

症例7　20年間のブラッシング・口唇癖・頬杖による歯と歯肉の変化 ⇒ いずれも外部からの力

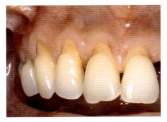 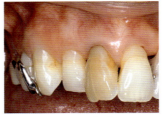 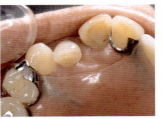 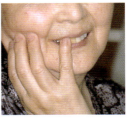

a：1992年、初診時　　b：2012年、20年後　　c：2⏌の舌側傾斜と1⏌の捻転　　d：小指を当てて頬杖

図⓯　55歳、女性（初診時）。a：オーバーブラッシングによるWSDと歯肉退縮。b：歯の舌側移動に伴う歯肉のクリーピング。1⏌は外傷による歯髄壊死。c：クラスプのかかっていない2⏌の舌側傾斜と1⏌の捻転　※歯周ポケット、歯の動揺はない

症例8　睡眠態癖、口腔周囲筋の過緊張に起因する多様な病態（15年間）

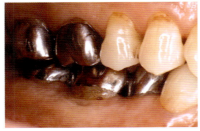 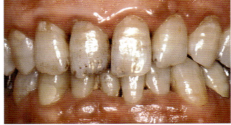 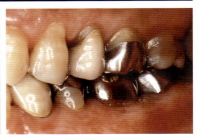

a：2000年7月、治療前

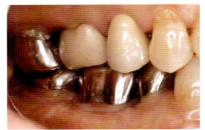 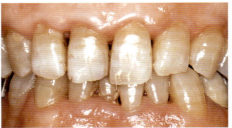 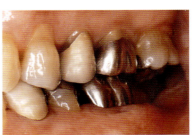

b：2008年1月、全体治療開始時

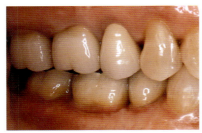 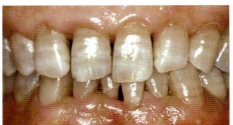 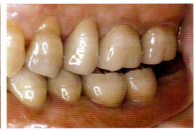

c：2010年2月、メインテナンス1年後

図⓰　50歳、男性（初診時）。上顎前歯の舌側傾斜によって下顎運動を強く制限している。咬合高径の低下と7⏌の頬側傾斜（2008年）が認められる

　問診により、口唇を巻き込む癖と、2 1⏌に小指を添える頬杖が原因であることが判明した（図45d）。睡眠時も右手を添えて寝ており、これらの外部からの力によって歯の移動が起こってきたものと考えられる。

　また図45bの歯肉のクリーピングは、オーバーブラッシングの改善と、頬杖による歯根のボーンハウジング内への移動の結果であろう。

2．生活習慣に起因する歯牙・歯列・顎関節・顔貌のひずみを診る（症例8）

1）症例の概要

　患者は2000年より来院していたが、部分的な治

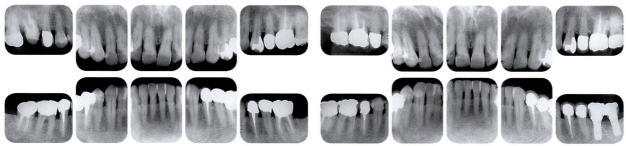

a：2008年、全体治療開始時　　　　　b：2009年、治療終了時

図47　主訴は、6遠心根の歯根破折による腫脹。歯肉の炎症は強いが骨吸収は軽度

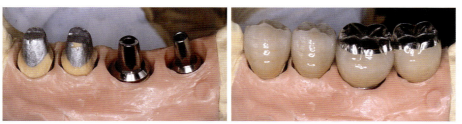

図48　天然歯はポーセレンで、インプラントはメタル咬合面として力の衝撃を緩和

療に終始し、2008年の全体的な治療に至るまでに7の歯根破折、咬合高径の低下、右側下顎頭の骨吸収が進行してきた。その後、6も歯根破折を起こし、2008年より包括的な治療介入をすることになった（図46、47）。

2）診断と治療方針

右側下顎頭の吸収した変形性顎関節症。上顎前歯が舌側傾斜して、下顎運動を強く規制している。DCS（Dental Compresion Symdrome）所見が多くみられ、咬合高径も年々低下してきている。臼歯部咬合支持の回復と前歯部ガイダンスの緩和を要す。ただし、今回は新たなエナメル質の削除は避けて、既存の修復歯以外は手をつけずに歯冠修復を行うことにした。

また、矯正治療も行わず、ほぼ現状の下顎位とガイダンスを維持し、態癖と口唇癖の指導およびクレンチングの意識化を促し、経過をみていくことにした。

3）治療経過と力に由来する症状

閉口筋抑制反射は、歯根膜が主な受容器である。歯根膜のないインプラントによる歯冠修復は各種保護反射が働きにくく、強大な咬合力が生じやすいのでメタル咬合面とすることが多い（図48）。

上顎前歯は、口唇圧によって舌側傾斜を強いられている。窮屈な咬合ながら歯牙歯槽骨は懸命に適応し、下顎前歯は叢生となり、側方滑走時はAnterior group functioned occlusionを形成している。今回は臼歯部のみの歯冠修復ではあるが、できるだけ乱れた歯列を整え、機能的咬合面の連続性、咬合面の大きさ、咬頭傾斜の程度、咬頭嵌合位におけるセントリックストップ等を十分に検討した（図49～52）。

2000年と比べて10年後では、多数のエナメルクラック、切縁の破折、歯頸部エナメル質の剥離が認められる（図53）。患者は「睡眠中は前歯部を接触させて寝ている。歯ぎしりをしている」との自覚がある。後方へ押し込まれて、窮屈な下顎を切端位まで前突させて歯ぎしりしていると思われる。力による破壊像が顕著である。

4）顎関節の病態

CT画像（図54、55）より、右側の下顎頭と関節結節に高度な骨吸収が認められる。右側下顎頭

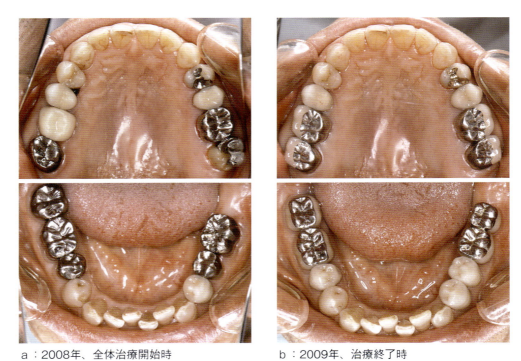

a：2008年、全体治療開始時　　　　　　　b：2009年、治療終了時

図49　治療手段：ルートプレーニング、$\frac{7\,6|4\sim7}{7\,6\,5|4\sim7}$ 歯冠修復、$\overline{6\,7}$ インプラント、咬合調整。臼歯部のみではあるが、歯列の形態が改善された。既存の修復歯以外は手をつけていない

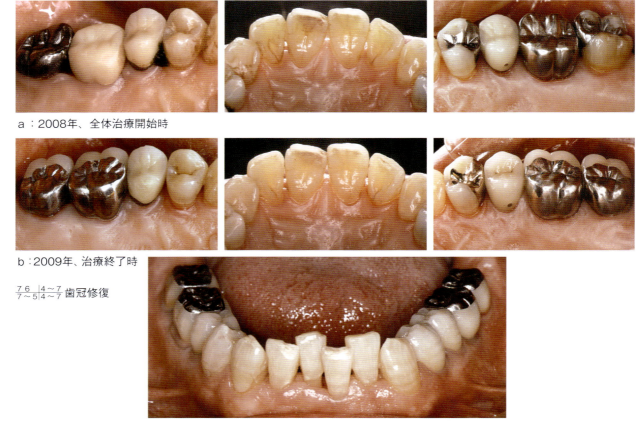

a：2008年、全体治療開始時

b：2009年、治療終了時

$\frac{7\,6|4\sim7}{7\sim5|4\sim7}$ 歯冠修復

図50　補綴的に臼歯部歯列を改善。咬合面の隆線、裂溝を含む機能的形態の連続性が付与された

―― セントリックストップとガイダンス ――

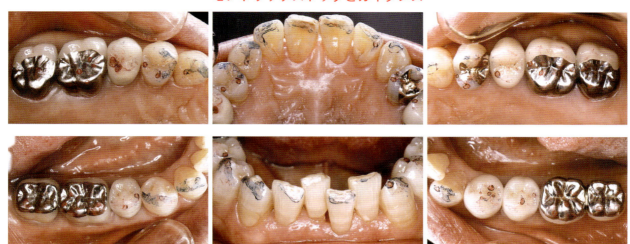

図❺ 治療終了時の咬合接触状態。前歯部切端の咬耗が著しいが、２３４によるGroup functioned occlusionとして機能している

―― 咬合様式 ――

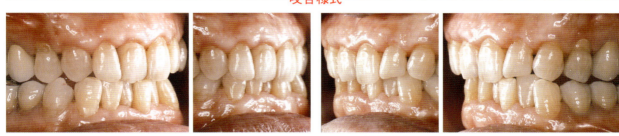

Anterior group functioned occlusion $\frac{4\,3\,2\,|\,2\,3\,4}{4\,3\,2\,|\,2\,3\,4}$ guidance

図❺ 上顎前歯部の舌側傾斜した窮屈な咬頭嵌合位からのガイダンスと臼歯離開咬合。$\underline{4|}$歯頸部のCR充填は飛んでいる。上下顎前歯部には、大きなエナメルアブフラクションが認められる

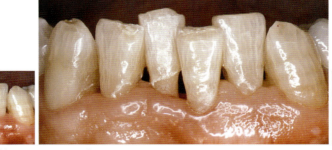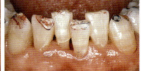

a：2000年、治療前　　　b：2010年、メインテナンス

図❺ 過剰な力による破壊像：切縁の破折、エナメルクラック、アブフラクションによる歯頸部エナメル質の剥離、歯肉の炎症、叢生の進行。ブラッシングは苦手で１ヵ月ごとのPMTCを実施している。ただし歯周ポケットはない

顎関節の病態

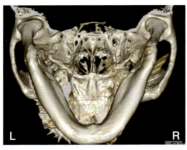
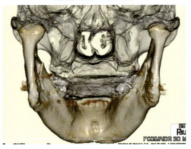
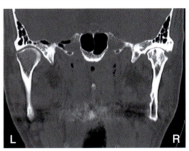

図❺ CT画像から、右側下顎頭が吸収されて小さいため、関節窩の中で遊びが大きいことがわかる。また、右側は関節空隙がほとんどなくなり、下顎枝高も短くなっている

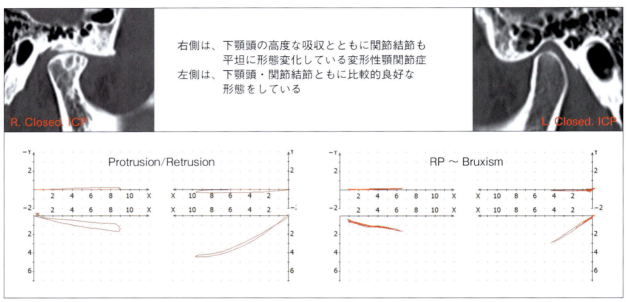

図❺ 2009年、治療終了時。右側顎関節の病変は口腔外圧（睡眠態癖・口唇圧）や右噛みの習慣など偏った力が原因と考えられる。右側下顎頭は前方へ1.2mm引き出されている。ここが咬頭嵌合位である

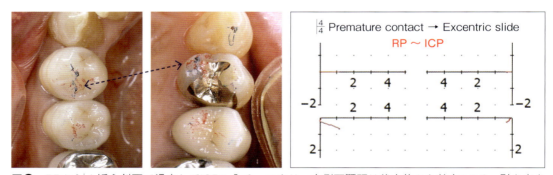

図❺ RPから|4 近心斜面で滑走してICPへ入る。つまり、右側下顎頭は後方位から前方へ1.2mm引き出されている。これは、右側下顎頭の縮小と顎関節のルーズニングのせいであり、これをガイダンス（Retrusive guidance）と判断するか、咬合干渉と判断するかは難しいところである。このような小臼歯部の咬合干渉はⅡ級骨格や下顎の後方偏位した症例でよくみられる

は縮小して、しかも平坦になった関節窩の中でまったく不安定であることがわかる。関節結節の平坦化により、コンディログラフ（図55）の右側Protrusionは顎路角が非常に浅く、また、ブラキシズムにおいても最後退位（RP）から咬頭嵌合位（ICP）へと下顎頭が1mm前方へ引き出され、そこ

顎顔面の病態

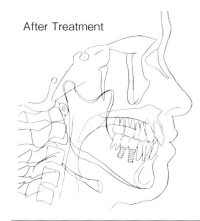
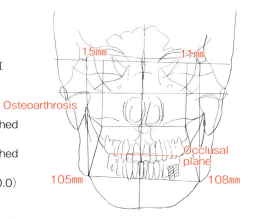

After Treatment

Skull is Dolichofacial（1D）
Mandible is Mesiofacial
Skeletal class is Ⅱ with tends to Ⅰ
Maxillary Positioned（207.2%）
Mandibular Positioned（80.0%）
Upper incisor inclination
　　　　　is strongly diminished
Lowe incisor inclination
　　　　　is extremely diminished
Lower1 to Axis-Incision
　　　　　（103.9°norm 90.0）

図❺❼　Dolicho 傾向で下顎偏位しやすい。上顎前突でⅡ級傾向だが上下顎中切歯の舌側傾斜が強い。正貌セファロからは、右側顔面高の短縮と咬合平面の傾斜が認められる。歯突起に対して上顎骨は右旋回している

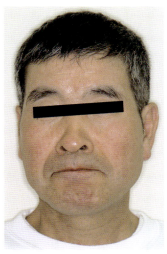
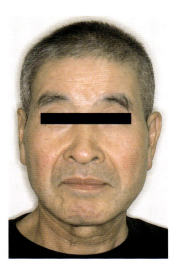

睡眠態癖、口唇癖、歯ぎしりによる病態

- 口唇圧による上顎前歯の舌側傾斜
- うつ伏せ寝による下顎骨と歯列の圧迫
- 下顎の後退と咬合高径の低下
- 左側からの口腔外圧による右側下顎頭と関節結節の骨吸収
- 右噛みの定着
- 右側顔面高の短縮と咬合平面の右上がり
- 顔面、表情筋の非対称
- 頭部の右旋回
- 前歯部の規制が強く臼歯部で歯ぎしりできないため、切端位で歯ぎしり
- 叢生とブラキソファセットの増加
- 下顎前歯部アブフラクションの進行
- 歯周組織の外傷性病変と歯根破折

a：2008年、全体治療開始時

b：2015年、メインテナンス6年後

図❺❽　口腔外圧による形態の変化が経年的に蓄積され、右側顎関節の退行性病変や顎顔面骨格の非対称へと進行した（患者の了承を得て掲載）

から平坦な軌跡を辿っている。

　図56でも、RPから |4 の舌側咬頭近心斜面で1.2mm滑走してICPへ入る。つまり、下顎が右後上方へ長期間にわたって圧迫され続け、下顎頭と関節結節の骨吸収へと進展し、右側顔面高の短縮、歯突起に対する上顎骨の右旋回（図57）までも惹起したと考えられる。これらの病変の初発は、口腔内ではなく、口腔外の力によるものである可能性が高い。

5）顎顔面の病態

　本症例の病態は、主に生活習慣や態癖などの口腔外圧と睡眠に関連した前歯部でのブラキシズムによって発現したと考えられる。図57にセファロ分析、図58に原因と症状の流れを想定して列挙してみた。

　口唇圧やうつ伏せ寝による上顎前歯と下顎骨の圧迫に始まり、下顎の後退、右側下顎頭の骨吸収、右噛みの定着、咬合平面の右上がり、顔面、表情

― メインテナンス ―

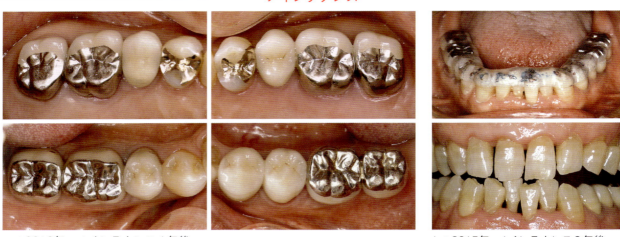

a：2013年、メインテナンス4年後　　　　　　　　　　　　　　　　　b：2015年、メインテナンス6年後

図❺❾　臼歯部の咬耗は少ない。下顎前歯部のエナメルアブフラクションと叢生の進行がみられるが、歯周ポケットは現在もない。オーバーロードとプラークコントロール不足により歯肉の炎症がとれない。下顎スプリントの圧力で上顎前歯部に歯間離開が出てきた

筋の非対称、頭部の右旋回、それと同調して切端位での歯ぎしりによる前歯部のアブフラクションと後方失活歯の歯根破折が起こってきたと考えられる。これほどの病態を抱えているにもかかわらず、現在、患者は咀嚼や日常生活上、何の不都合も感じていない。

6）メインテナンス

メインテナンス4年後では、意外と臼歯部の咬耗は少ない（図59a）。6年後では、下顎前歯部のエナメルアブフラクションが進行している（図59b）。夜間のブラキシズムから歯牙歯槽骨を保護するためにスプリントを装着。リコールのたびにうつ伏せ寝、口唇癖、右噛み癖に対する意識化を強化している。

 力の病態は包括的視点から診る

前述の2症例に示したように、顎口腔系にみられる病態は、生活習慣など口腔外からの力や口腔周囲筋によって修飾されている場合が多い。下顎偏位、顎関節機能障害、歯列不正、咬合の不調和、ひいては顎顔面骨格の歪みや姿勢にまで影響を与えることもある。

われわれは口腔内の狭義の咬合だけでなく、口腔外からの力まで包括的に診る習慣をつけるべきであろう。なお、態癖については筒井照子先生の書籍を参考とした。

「力のコントロールはどこまで可能か？」という課題のもとに私見を述べてきた。■咬合再構成における力のコントロール　■ブラキシズムに対する犬歯誘導の問題　■神経生理学的視点からの力の問題　■咀嚼筋以外の外部からの力、など難解な課題が山積みであるが、力の問題を解明していくには、顎口腔系に現れたさまざまな徴候を見逃さず、それらを包括的に診断することで、解決の糸口が見つかると考えている。

第5章

[Ⅲ] 時間軸

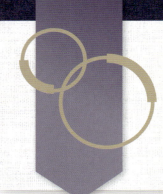

[Ⅲ] 時間軸

1 歯科臨床を時間軸のなかでみる

◯ 時間軸のなかで生体は変化し、「適応」か「崩壊」の道を歩む

　成長・発育〜加齢・老化の過程において、生体自身そしてあらゆる組織・器官は形態的・機能的に変化しながら恒常性を保っている。そこには、Adaptation（適応）、Compensation（代償）、Remodeling（改造）による生体応答が働いている。

　しかし、非生理的な力の持続によって適応の限界を超えたとき、崩壊への道が始まる。また、そこに生体と相容れない人工物が存在していると、適応のシステムに不調和が生じてくる。このように時間軸のなかで生体は変化し、「適応」か「崩壊」の道を歩むことになる。

　図1に示すように、生活歯や骨は環境に対して機能的に適応し、動的平衡を保ちながら変化していく。一方、失活歯・修復物・インプラントは、生体の経年的な変化に対応できず、顎口腔系の動的平衡を乱すことになり、時間の経過とともに不調和が拡大して、崩壊へのベクトルが増大していくであろう。

　インプラントや歯冠修復物（無生物）は、生体のなかの異物であり、生体の生理的変化との間に乖離が発生するのは当然のことである。われわれは、

―― 力に対する適応と崩壊 ――

適応：咬耗、適応的な歯牙移動、歯槽骨のリモデリング、第二象牙質の形成、歯根膜腔の拡大、歯髄腔の狭窄

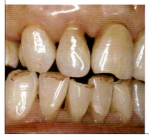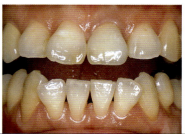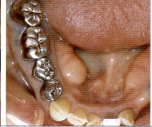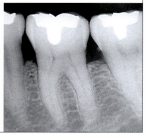

崩壊：歯根破折、修復物の破損、脱離、アブフラクション、外傷性骨吸収、天然歯とインプラント間の離開

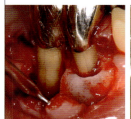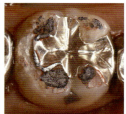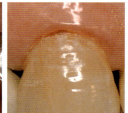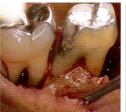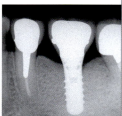

図❶　歯牙、歯列、歯槽骨は、時間軸のなかで変化し、「適応」か「崩壊」の道を歩む

症例1　圧倒的な加齢変化の枠組みのなかで、顎口腔系の諸組織・諸機能の維持安定は可能か

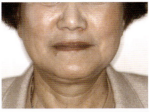
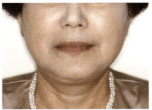
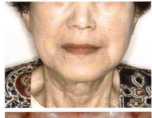
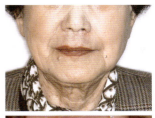

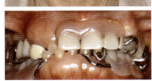
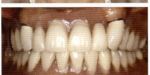
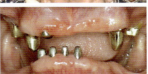
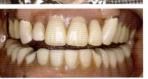

a：1992年、治療前（62歳）　　b：1993年、治療後（63歳）　　c：2003年、11年後（73歳）　　d：2014年、22年後（84歳）

図❷　咬合崩壊➡咬合再構成➡加齢変化と義歯の咬耗。上顎義歯は21年間使用、11年後に|2を喪失、下顎義歯は再製修理しているが、咬耗劣化が進行し咬合高径が低下してきた。再製予定である。1993年に比べると鼻柱を含めた中〜下顔面が右へ偏位している。左右犬歯誘導のアンバランスと右側の片側咀嚼が原因であることを見逃していた。後日、左側犬歯誘導を緩やかにして左右の偏りを解消した

少なくとも崩壊に手を貸すような修復物を作らないように努力しなければならない。

また、圧倒的な加齢変化の枠組みのなかで、顎口腔系の諸組織・諸機能を維持安定させることは可能であろうか？　症例1に22年間の変化を示す（図2）。治療前の咬合低下した状態からコーヌス義歯による治療後は、一時的に咀嚼筋・口腔周囲筋が機能を取り戻し、顔貌に張りが戻ってきた。しかし、経年的に義歯は摩耗劣化し、筋や顔貌にも加齢変化がみられる。また、機能の偏りによると思われる下顔面の右側偏位が認められる。

　歯科臨床を時間軸のなかでみる

崩壊した口腔内を治癒に導き、長期にわたってそれを維持していくために、術者はさまざまな治療技術を駆使し、歯科衛生士はPMTCに多くの時間を割くと同時に、患者との良好な人間関係を築くのに多大な努力を払っている。

しかし、このような医療者サイドの懸命な努力にもかかわらず、治癒に向かわせることができなかったり、メインテナンス中に再び崩壊への道を歩む症例を経験することも多い。そこには、どのような原因が潜んでいるのだろうか。

われわれは治療の結果が思わしくない場合、往々にして自分の技術の未熟さのせいにしがちである。また、反対に治療の結果がよく、メインテナンスがうまくいっている場合、自分の治療技術を過信したりしがちである。

しかし、ここに"時間軸"という視点をおき、「患者さんとその疾病をライフステージのなかで捉える」という見方をすることによって、より包括的に個々の症例を把握することが可能となる。幼児期から超高齢期に至るまでのライフステージにおいて、生活環境や心理的変動といった疾病構造の背景にあるものによって、口腔の健康は大きく影響を受けており、われわれの治療技術の優劣より、むしろ患者サイドの要因のほうがより大きなウェートを占めている場合が多いことがみえてくる。

つまり、長期経過症例においては、医療者サイドの責任（診断力と手技の優劣）と患者サイドの責任（心理的背景と生活環境）を分けて考える必要がある。また、治療期間よりはるかに長いメインテナンス期には、予測内あるいは予測外のトラブルが発生してくる。そのため、術後の"リスク評価"をしっかりしておくことが、患者との信頼関係を維持するために重要である。

その症例の問題点を顎顔面・歯列咬合・歯牙歯周の各レベルで把握し、治療後どこにトラブルが発生し、どの時点で再治療に取りかかるか等、予後を診断することが大切である。

症例2　21年間にわたって歯周組織や咬合機能が良好に維持されている症例

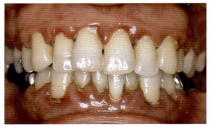 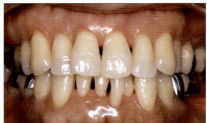 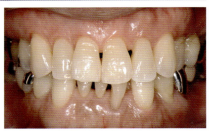

a：1994年、治療前（46歳）　　b：2002年、8年後（54歳）　　c：2015年、21年後（67歳）

図❸　初診時46歳、女性。浮腫性の歯肉炎で、歯周基本治療のみで治癒した。その後、患者の努力によってプラークコントロールが良好に保たれている。21年間をかけて歯列咬合は適応的に変化し、咬合高径の低下と叢生の進行が認められる

症例3　21年にわたって喪失歯はないが、下顎位に変化がみられる症例

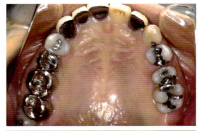 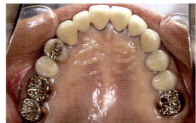 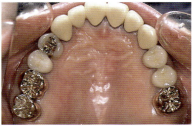

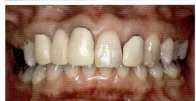 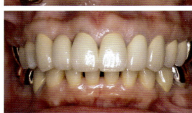 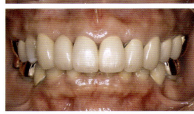

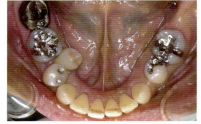 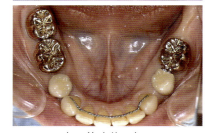 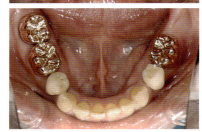

a：1994、治療前（41歳）　　b：1999年、治療後1年　　c：2015年、初診より21年後（62歳）

図❹　初診時41歳、女性。21年後、挙上した咬合高径は再び低下しているが、機能障害はなく顎口腔系全体で適応していると思われる。Ⅱ級骨格で下顎は後退しやすく、咬合高径の低下に加勢している。また、6 4｜3 5 間の空隙が縮小している

　以下、長期症例を提示し、ナラティブな問題にも焦点をあてながら記述してみたい。

◯ 医療者サイドの責任と患者サイドの責任

　症例2のように、21年間にわたって崩壊することなく歯周組織や咬合機能が維持されている症例を観察してみると、医療者サイドの適切な処置による成果というよりも、患者サイドの問題のほうが、より大きな影響を与えていることがわかる（図3）。強い心理的ストレスがなく、大病をしないで過ごしてこられ、嚙みしめや歯ぎしりが少なく、

プラークコントロールも良好で、メインテナンスには必ず来院されている。つまり、健全な生活習慣と組織・器官の抵抗能が高かったためと考えられる。

症例3は、やはり21年間にわたって健全な歯周組織が維持され、便宜抜歯した 5̲ 以外喪失歯がない（図4）。本症例はⅡ級骨格でドリコタイプ、関節円板障害のある顎関節症で、下顎は後方偏位していた。矯正治療によって下顎歯列を拡大し、上下顎のアーチディスクレパンシーを減少、その後下顎を前方誘導し、アンテリアガイダンスを付与した。家庭の事情でメインテナンスが途絶え、14年ぶりに来院された。幸い、咬合力が強くなく、セルフプラークコントロールも良好だったため喪失に至った歯はないが、咬合高径が経年的に低下してきた。しかし、自覚的な機能障害はまったく認められない。本症例もやはり患者サイドの条件に救われている症例である。

一方、後述する症例4のように、われわれにはいかんともしがたい患者サイドの問題が、崩壊の原因であることも多い。

2 患者とその疾患の背景にある流れを診る

患者自身やその疾患は止まっているのではなく、継続的に流れている。そして、流れのある時点で患者が受診してくる。現時点でこれまでの流れがどういう流れなのか、そして今後どう流れていくのか、と思ってみる習慣をつけ、「病態の流れを診る」感性を高める努力が必要である。それと同時に疾患の背景にあって、その動向に大きな影響を及ぼしている患者の物語（ナラティブ）にも想いを馳せることが必要であろう。

症例4は、26年間にわたって多忙でストレスの多い生活環境に翻弄され、崩壊と治療を繰り返さざるを得なかった症例である。36歳のとき、歯髄炎で来院し、中断（図5a）。40歳のとき、歯根膜炎で来院。全体的な治療の必要性を説明するも中断（図5b）。42歳のとき、 3̲ の自然脱落にて来院。歯周炎の進行に伴って病的な歯牙移動が随所に認められた（図5c）。この時点においても来院は途絶えがちであったが、45歳でなんとか歯周治療と歯列の再構築を終了した（図5d）。

その後、11年間来院が途絶え、56歳のとき、上顎前歯部ブリッジが脱離して来院（図5e）。歯周炎の再発、過剰な咬合力による下顎切縁の破折が認められる。問診により「両親の介護、父親の死亡、姑との軋轢など」があって、身体的な疲労や強い精神的ストレスを抱えておられたことがわかった。

「やっと、身の回りが落ち着いたので、今度こそきちんとした治療をしたい」と希望され、包括的な咬合再構成を行った。治療終了後4年、初診時より26年後、歯周・咬合の安定を取り戻した（図5f：62歳）。

なぜここまで放置しなければならなかったのか？

図6は、脱離したブリッジと上顎の残根抜歯後のパノラマX線写真である。患者は、「歯を磨かなければいけない。このまま放って置いたら歯がなくなる」と頭ではわかっているのだが……。医療者サイドから繰り返し根本的な治療の必要性を説いても、患者は聞く耳をもたないことが多い。

医学上正しいことを言っても、患者（人間）は行動を変えることはない。患者サイドの心理的・社会的問題が解決しないかぎり、医療者サイドの提案を受け入れることができないのである。痛いときだけの来院を繰り返し、言うことを聞かないからデンタルIQが低いなどと決めつけることはできない。

症例4　26年間にわたり崩壊―治療―崩壊を繰り返した症例

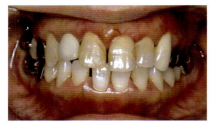
a：1989年（36歳）

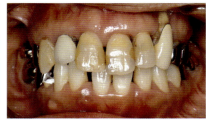
b：1993年、4年後（40歳）

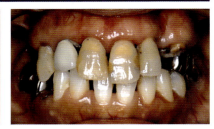
c：1995年、6年後（42歳）

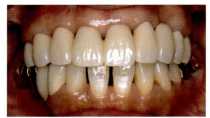
d：1998年、9年後（45歳）

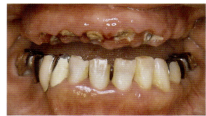
e：2009年、20年後（56歳）

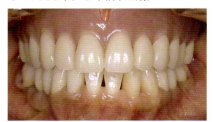
f：2015年、26年後（62歳）。メインテナンス4年後

図❺　初診時36歳、女性。まさに、炎症と力によって歯牙・歯周・歯列・咬合が崩壊していく過程が現れている。このような崩壊と治療を繰り返す原因は、医療者サイドと患者サイドの問題点に分けて検討する必要がある。生活環境や心理的変動、つまり患者は自分の物語のなかに生きて生活しており、"口腔内環境も生活環境の一部である"ことを考えさせられた症例である

　当患者のような症例では、どうしてもナラティブな見方が必要であろう。生活環境や心理的変動、つまり患者は自分の物語のなかに生きて生活しており、"口腔内環境（ブラッシング、ストレスマネジメント）も生活環境の一部である"ことを実感させられた症例である。

　治療終了後、「長男夫婦と二世帯で同居しているが、玄関も水回りもすべて2つずつにして別々にしている。自分と親が同居していたときたいへんだったので、お金はかかったけれど、いまの家にしてよかった」と笑顔で話された。本症例で筆者は、患者とその疾患の背景にある流れを診ることの大切さを教わった。

◉治療経過
　歯周基本治療、歯周外科、下顎位の模索を経て、プロビジョナルレストレーションにて歯周・咬合・審美の再評価の後、ファイナルレストレーションを装着。歯周病に対するモチベーションの強化と定期的なリコールを約束してメインテナンス中である（図7〜10）。

 リスク評価―時間軸のなかでの診断

　治療の予後を語るとき、よくLongevityという言葉が用いられる。往々にして、歯科医の立場から補綴した歯がどれくらい長持ちするかを問題にされることが多いように思う。高額な費用をかけて治療した歯や補綴物が何年もてば、その治療介入に妥当性があったといえるのか、患者が納得してくれるのか、が問われることになる。

　一方で小児歯科や矯正治療においては、Longevityが問題にされることは寡聞にして聞いたことがない。Longevityの真意は、もちろん補

なぜここまで放置しなければならなかったのか？

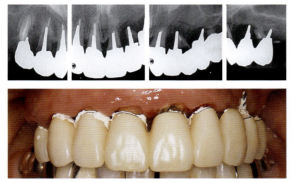
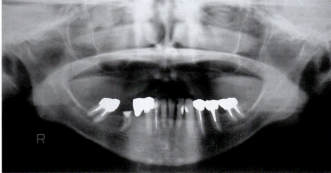

a：2009年、20年後（56歳）　　　　　　　　　　　　　　b：上顎残根抜歯後、包括的治療開始時

図❻　11年間来院が途絶え、上顎ブリッジの脱離で受診。上顎はう蝕、歯周炎、それに過剰な力が加担して完全に破壊されていた。多忙でストレスの多い生活に由来する口腔清掃の不足と過剰な咬合力による二次う蝕の発生、および慢性歯周炎の進行を伴った咬合崩壊である

歯周外科

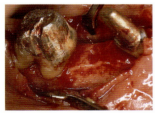 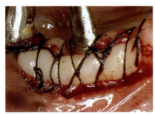 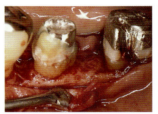 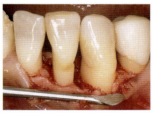

図❼　歯周組織の内部環境（歯肉縁下う蝕、根分岐部病変、歯周ポケット）、外部環境（付着歯肉）の整備

咬合平面の設定とプロビジョナルレストレーションによる評価

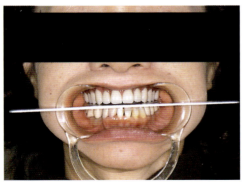
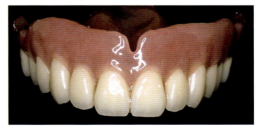
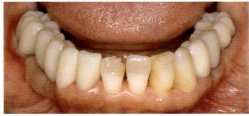

図❽　作業目標としての咬合平面を設定し、ワックスプロビジョナルを口腔内に試適。顔貌や口唇との形態的調和ならびに審美性の確認をする。右はレジンプロビジョナル

プロビジョナル～ファイナルレストレーション

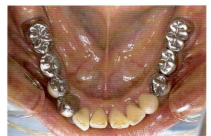
a：治療前、2009年12月

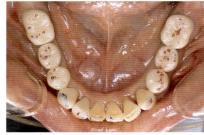
b：プロビジョナルレストレーション、2011年4月

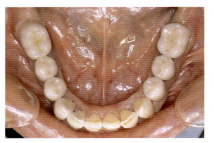
c：ファイナルレストレーション、2011年9月

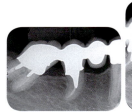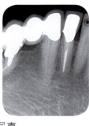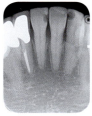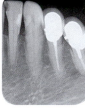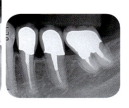

d：治療終了時のX線写真

図❾　a：包括的治療開始時。前歯部に病的な歯牙移動による歯間空隙が認められる。b：プロビジョナルレストレーションによる咬合接触状態の評価。c：ファイナルレストレーション装着時。炎症がコントロールされ、下顎前歯は自然に機能的なニュートラルゾーンに戻っている。$\overline{6|6}$の根分岐部はリスクポイントである

ファイナルレストレーションとメインテナンス

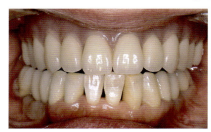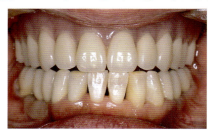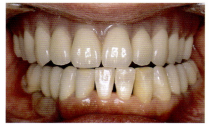

a：2011年9月、ファイナルレストレーション装着時のAnterior guidance & Disocclusion

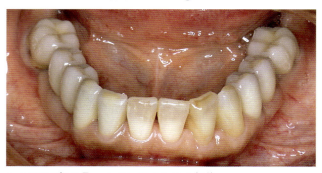

b：2015年2月、メインテナンス4年後

図❿　a：歯牙歯周・歯列咬合は、顎関節や筋と調和をもって再構築された。b：現在、メインテナンスには欠かさず来院され、プラークコントロールも良好に維持されている

―― 治療の妥当性とリスク評価 ――

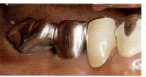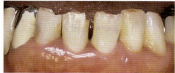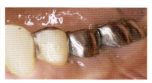

a：2009年（56歳）、包括的治療前

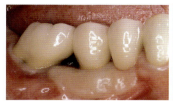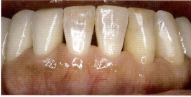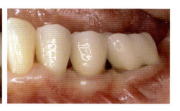

b：2015年（62歳）、メインテナンス4年後

図⓫　リスク評価せずに再治療を繰り返していると、患者の信頼を失う可能性が高い。プラークコントロールは良好だが、6|6 の根分岐部は形態的にも清掃性のうえからもリスクを抱えている

> **リスク評価：治療効果の維持と再治療の可能性：時間軸のなかでの診断**
>
> ■歯周組織治癒の程度
> 　骨吸収の程度と歯牙支持能力・病的ポケットや根分岐部病変の残存による歯周炎再発の可能性・患者のプラークコントロール能力
> ■歯牙の条件
> 　失活歯の歯根破折（残存歯質の量と質、咬合力の強弱）・咬合面形態の良否・根尖病変の再発・食習慣と根面う蝕
> ■咬合の安定度
> 　下顎位が安定しているか否か・咬合干渉の有無・咬合支持歯数の多少・欠損状態（すれ違い、受圧と加圧のバランス）・ガイダンスとサポートの状態
> ■筋肉の問題
> 　クレンチング、ブラキシズム、TCHの有無と程度・噛み癖・口腔習癖の存在
> ■加齢と老化・態癖の再発・患者の生活環境・全身疾患

図⓬　病的なポケットを残したり、咬合干渉を見落としたり、あるいは術者の技術的なミスを除けば、患者サイドのリスクが多数を占めている。また、壮年期以降は、病的変化と加齢的変化を区別することが必要である

綴物の長持ちのみをいうのではなく、回復した顎口腔系の組織や機能がどれだけ健常な状態を維持できるかを意味するものであろう。そのためには、治療期間を通じて予後を見通した診断と、リスクの少ない治療計画を立案すべきである。

しかし、生体は常に変化しており、どんなに手を尽くして治療しても、必ずどこかに問題が発生してくるものである。治療期間よりもはるかに長いメインテナンスにおいて、将来のトラブルを未然に防ぎ、次の一手をあらかじめ想定しておくために、患者サイドのリスクと術者サイドのリスクの両面から評価する必要がある。

そして、将来のリスクを十分に患者に説明し、了解を得ておくことが大切である（図11）。図12にしばしばリスクとなる事項を挙げてみた。また、本症例におけるリスク評価を個別的診断項目ごとに挙げておく（図13）。

 時間軸にナラティブな視点を添えて疾患を診る

包括的な立場から疾患を診るということは、口腔内の変化だけに捉われず、その背景にある生活環境の変化や心理的な変動、加齢変化、持続的な力への生体応答といった時間軸を踏まえた診方と

第5章　[Ⅲ]時間軸　137

症例4の個別的診断項目によるリスク評価
患者個別：多大な精神的ストレスを抱え、ブラッシングどころではなかったため、口腔衛生に対する意識も上がらなかった。将来的にも口腔衛生意識が低下するリスクがある。
顎顔面：顎顔面骨格はドリコタイプで下顎位は安定性を欠く傾向があるが、上顎が義歯になったことで以前より上顎の受圧バランスが改善され、義歯の吸着もよいので、咬合は長期に安定するであろう。
歯列咬合：部分床義歯のときより上顎に加わる咬合力が均等化し、咬合はかえって安定すると思われる。
歯牙歯周：対合が義歯になったので歯根破折のリスクが減少した。6|6の頬側根分岐部は炎症を起こしやすいので、要注意である。根面う蝕のリスクもあり、プラークコントロールとモチベーションの長期維持が重要である。

図⓭　個別的診断の各項目におけるリスクを患者と共有し、理解を得ることが大切である

対応を心がけることも大切であることを述べてきた。

たとえば、メインテナンス中の歯肉炎の悪化はブラッシング不足によることは間違いないが、その背景にさまざまなストレスや家族の病気などが原因で、ブラッシングできない事情がある可能性も考慮しなければならない。

われわれは、"患者のもつ疾患"だけをみるのではなく、"患っている患者"をそのライフステージのなかで見守っていくことも重要であることを知るべきである。

3 崩壊する歯列と崩壊しない歯列はどこが違う？

前節では、治療後の歯列咬合がどこまで長持ちするか、主に生活環境も含めて患者サイドの要因について記述した。本節においては、患者個別の病態の診断・治療手段といった医療者サイドの要因についても考察してみたい。

われわれ歯科医師にとって、自分の行った治療行為に妥当性があり、その結果がどれくらい長持ちするかは、非常に重要な問題である。どんな場合に長期間壊れずに維持できて、どんな場合に短期間のうちに再び壊れてしまうのであろうか。症例ごとに残存歯数や歯牙素材の強弱等、諸条件が違うため、一概に指標を求めることは難しい。しかし、そこに崩壊に至る一定の傾向を見出すことはできる。以下に、2つの長期経過症例を参考にその原因を探ってみたい。

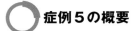症例5の概要

初診時、59歳、男性。メジオタイプで骨格性のⅠ級、咬合高径の低下と下顎の後方偏位を伴う咬合崩壊症例である。う蝕と局所的な歯周炎および不適合な歯冠修復物によって、歯列・咬合が崩壊している。歯周治療と咬合治療を並行して進め、プロビジョナルレストレーションによる再評価を経て咬合再構成を行った。その後、3ヵ月ごとのメインテナンスを欠かさず実施している。

全顎にわたる歯冠修復を行い、しかもすべて失活歯であるにもかかわらず、根尖病変の再発や歯根破折がない。21年後、80歳の現在に至るまで喪失した歯はない。ただし、およそ20年間の経年変化、バイオタイプおよび歯周組織内部環境の状況によって随所に歯肉退縮が認められる（図14〜16）。

症例5　21年間にわたって喪失歯がなく、咬合機能が維持されている症例

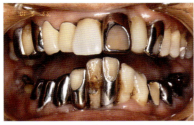

1993年5月、初診時、59歳、男性。メジオタイプ。残存咬合支持歯数23本。X線写真は 6 5 4｜6 5 冠撤去後。7｜抜歯後

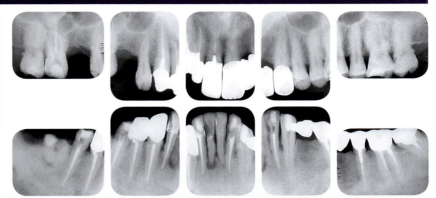

図⓮　2〜2 の重度の骨吸収と 6｜以外は骨植がよい。歯列・咬合面の乱れがひどく、咬合機能が不調和である

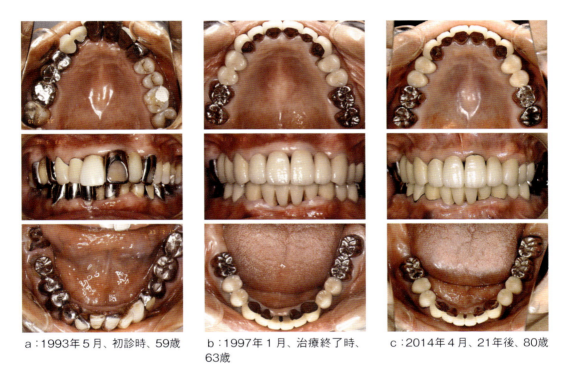

a：1993年5月、初診時、59歳　　b：1997年1月、治療終了時、63歳　　c：2014年4月、21年後、80歳

図⓯　59〜80歳まで喪失した歯はない。咬合面の咬耗が少なく、歯牙・歯根にオーバーロードが作用していない

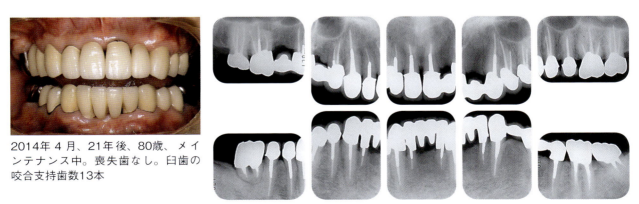

2014年4月、21年後、80歳、メインテナンス中。喪失歯なし。臼歯の咬合支持歯数13本

図⓰　全顎にわたる歯冠修復を行い、しかもすべて失活歯であるにもかかわらず歯根破折がなく、根尖病変の再発もない。咬合再構成後17年間、再治療を行った歯は 1｜の根面う蝕だけである。歯肉退縮は主に術者の責任である

症例6　29年間で徐々に7本の歯を喪失した症例

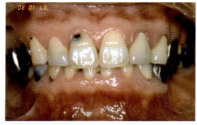

a：1987年10月、初診時、43歳、女性。ブラキタイプ。残存咬合支持歯数23本。この後 6̄5̄|4̄5̄ を喪失し、上下パーシャルデンチャーとなった

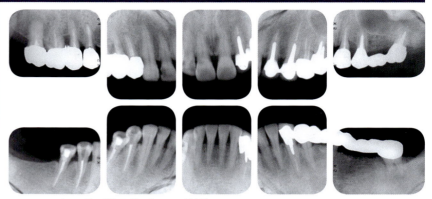

b：1988年7月、⑤6⑦ブリッジ装着

図❶　7̄6̄| 欠損は長期間放置され、機能が左側に偏っている。臼歯部は、う蝕原因の失活歯が多く歯根形態も劣形であるうえに、咬合力が強く歯牙歯槽骨はオーバーロードの状態である

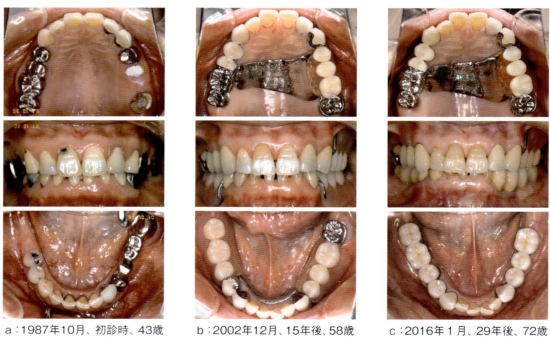

a：1987年10月、初診時、43歳　　b：2002年12月、15年後、58歳　　c：2016年1月、29年後、72歳

図❶　初診時、43歳から72歳の現在までに、7本の歯を喪失した。その間に2度の咬合再構成を行った

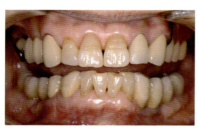

2016年1月、29年後、72歳、メインテナンス中。喪失歯12本。天然歯同士による臼歯の咬合支持歯数2本、あとはインプラントによる咬合支持

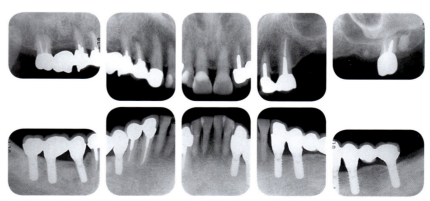

図❶　7̄6̄5̄|3̄4̄6̄ がインプラントに置き換わって、上顎臼歯部はますます歯根破折のリスクが高くなった

症例6の概要

初診時、43歳、女性。ブラキタイプで骨格性のⅡ級、咬合支持歯数の減少に伴い、臼歯部の欠損が進行していった咬合崩壊症例である。

患者の希望によりパーシャルデンチャーを用いた咬合再構成を行ったが、鉤歯の歯根破折によって再び崩壊し、インプラントを併用して2度目の咬合再構成を行った。

29年後の現在に至るまで、総計12本の歯を喪失し、咬合再構成後にも7本の歯を喪失している。その原因はほとんどが歯根破折である。今後も歯牙喪失のリスクが高い（図17～19）。

治療の予後に影響を与える要因

なぜ、症例5は長期間壊れず、症例6は数年で壊れたのだろうか？　治療の予後を左右する要因について検討してみる。

1．残存歯数とその配置

初診時X線写真（図14、17）より、残存咬合支持歯数は、症例5、症例6ともに23本である。しかし、残存歯の配置や骨植をみると症例5のほうが条件がよい。また、治療後のX線写真（図16、19）より、臼歯の咬合支持歯数は、症例5が13本、症例6は右側小臼歯の2本のみで、あとはインプラントによる咬合支持である。

2．生活歯か失活歯かおよび失活歯の健全歯質量

治療後のX線写真より、症例5（図16）はすべて失活歯だが、歯根は長大で健全歯質量が多い。それに対して症例6（図19）は歯根が短小で健全歯質量も少ない。しかも、対合歯がインプラントである。当然、歯根破折のリスクが大きい。

3．残存歯根膜量（骨植の強弱）

初診時の残存歯数は同じであるが、歯根膜の表面積は、症例5のほうが大きく、強い咬合力にも耐え得るであろう。それに対して、症例6は歯根膜量が少なく、治療後では残存歯数も減少して骨植は不良である。

4．Hyper functional forceの程度

症例5はメジオタイプで、現在に至るまで臼歯部の咬耗がほとんど見られず、強い咬合力が加わっていない。症例6はブラキタイプで、咬筋も大きく強い咬合力が働いている。

5．補綴設計

症例5は、迷うことなくクラウン・ブリッジであるが、症例6は、デンチャーかインプラントか、患者の意向も入って選択肢が分かれてくる。

 咬合再構成後、再び歯牙喪失に至る原因

多発する順に、①歯根破折、②根尖病変の再発、③歯周炎の再発、④二次う蝕である。通常、歯科治療によって感染源は除去され、う蝕と炎症は比較的容易にコントロールすることができる。

しかし、過剰な力はコントロールすることが難しく、治療終了後もずっと作用し続ける。つまり、過剰な力によって崩壊してきた歯列を再構成しても、条件の劣化した歯列に対して、再び過剰な力が作用し始めることになる。

また、欠損歯が多くなるに従って、残存歯に加わる力の負担は増加していき、加速度的に歯牙喪失のリスクは高まっていく。つまり、治療後の長期維持を妨げる最大の要因は、"力"ではないかと思われる。

両症例を比較してみると、症例5は歯牙歯根膜の力に対する抵抗能が高く、しかもHyper functional forceが少ない。一方、症例6は抵抗能が低いうえに、Hyper functional forceが強いことが崩壊の原因であると考えられる。

 症例6の予後から治療方針（補綴設計）の是非を考える

1．治療経過

1987年（43歳）～1999年（55歳）まで、痛みがあるときだけの部分的治療を繰り返していたが、4 5、5、4 がオーバーロードによる歯根破折を起こし、全顎的に治療介入することになった（図

症例6の予後から治療方針（補綴設計）の是非を考える

1987年10月、初診時、43歳。すでに臼歯を5本喪失

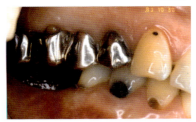
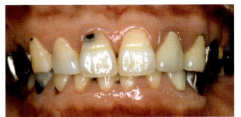
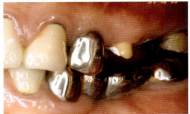

図⑳　1987年10月、初診時、43歳、女性。1999年12月まで痛みがあるときだけ部分的治療を繰り返していた

1999年12月（12年後）、1回目の咬合再構成開始時、55歳。さらに臼歯を5本喪失

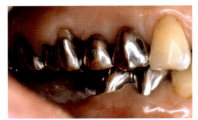
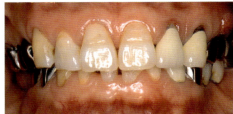
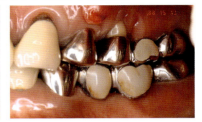

図㉑　1999年12月、12年後、55歳。主訴は|4 の腫脹。咬合支持歯数の減少に伴い、咬合高径低下、下顎の後方偏位を惹起。長期にわたる右側大臼歯欠損のため、咬合力の集中する失活歯、|4 5 と 5|4 が歯根破折、6| はう蝕と外傷により抜歯

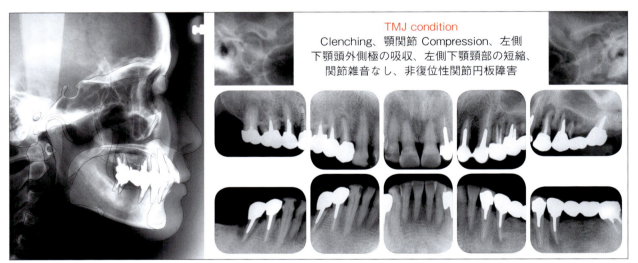

図㉒　1999年12月、Skull & Mandible is Brachyfacial. Skeletal class is Ⅱ. 6|4 5／5|4 の失活歯がオーバーロードにより破壊された。欠損の放置と強い咬合力によって、咬合高径の低下と下顎の後方偏位を伴った咬合崩壊である。確実な咬合支持の確保と咬合高径の回復が必要である。そのうえでArch integrityのとれた歯列咬合を付与したい

20、21）。臼歯部咬合支持の減少に伴う咬合高径の低下および非復位性関節円板障害を有する咬合崩壊症例である（図22）。

確実な咬合支持の確保と咬合高径の回復が必要である。手段として、矯正治療とインプラント治療を提示したが承諾が得られず、欠損部はパーシャルデンチャーで補綴することになった。テンポラリーによる咬合挙上を何度か行ったが、ブラキタイプで噛みしめが強く、咬合高径は低下しがちである。図23～25にクラウン・ブリッジとパーシャルデンチャーによる1回目の咬合再構成を示す。

しかし、予測したとおりに、単独冠で鉤歯の|3 7 が歯根破折し抜歯に至った（図26）。2回目

―― 2002年7月、プロビジョナルレストレーション ――

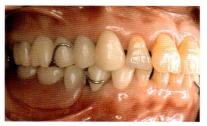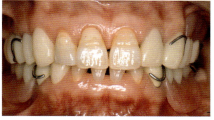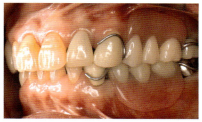

図❷　咬合挙上したがブラキタイプで筋が強く、臼歯部がデンチャーのため咬合高径は低下しがちである

―― **2002年12月（15年後）、1回目の咬合再構成終了時、58歳** ――

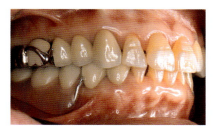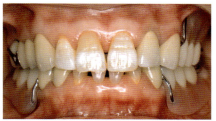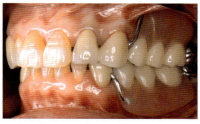

図❷　矯正治療、インプラント治療を受け入れられず、臼歯部の咬合支持に不安を抱えたまま上下顎パーシャルデンチャーにて咬合再構成

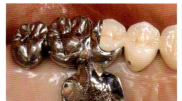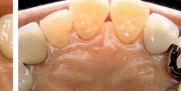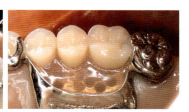

2002年12月、1回目の
咬合再構成

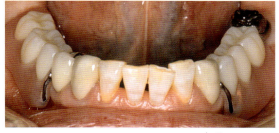

図❷　ミリングによるリジッドなパーシャルデンチャーとした。$\frac{|7}{3|7}$の鉤歯がどこまで咬合力に耐えられるか不安が残る。残存歯に加わる力をコントロールし、脆弱な歯根を外傷から守ることは難しい

の咬合再構成開始時の口腔内を図27に示す。患者のインプラントに対する恐怖心は強かったが、他に咬合支持を確保する方法がないことを説明し、了解を得た。

　図28～31に2回目の咬合再構成終了時の口腔内を示す。矯正治療によって$\overline{2|2}$をコントロールできないため、ほぼ現状の下顎位で咬合再構成

を行った。炎症は良好にコントロールされている（図32）。

2．咬合崩壊していく患者とどうかかわっていくか

　1987年初診時、すでに5本の臼歯を喪失していた。15年後、1回目の咬合再構成時さらに5本。24年後、2回目の咬合再構成時さらに2本の歯牙

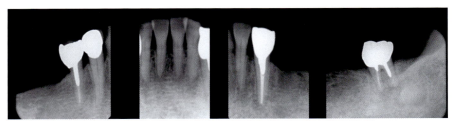

a：2002年12月、パーシャルデンチャーによる1回目の咬合再構成終了時

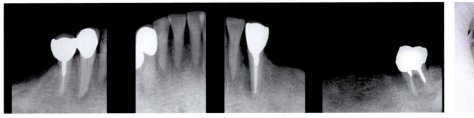

b：2004年 7 歯根破折、2008年 3 歯根破折のため抜歯。2009年 3 歯髄壊死で根管治療
図㉖　予測したとおりに、3 7 の失活単独冠の歯根が咬合力に耐えられなかった

2009年10月（22年後）、7年後、再び咬合崩壊した口腔内、65歳。さらに 3 7 喪失

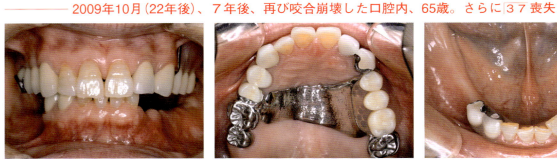

図㉗　鉤歯としての 3 7 を喪失したため、デンチャーの安定が得られなくなった

2011年11月（24年後）、2回目の咬合再構成終了時、67歳

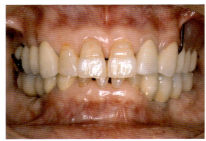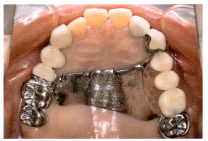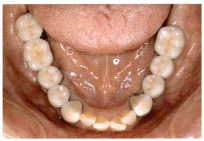

図㉘　下顎欠損部はインプラントによる咬合支持。上顎はなんとかもちこたえている

を喪失した。29年後の現在、総計11本の臼歯と 3 を喪失している（図33）。

上顎は、2002年の1回目の咬合再構成以来14年間機能しているが、下顎臼歯部がインプラントに変わったため、咬合力負担は今後さらに増加し、歯根破折のリスクはますます高まっていくであろう。

本症例の咬合崩壊をくい止め、安定した咬合を維持するためには、どのような治療法を選択すればよいのだろうか。1回目の咬合再構成時に患者がインプラント治療を受け入れて、確実な咬合支持を獲得できていたら、もっと歯を保存できただろうか。かえって対合歯の歯根破折の時期を早める結果になったかもしれない……。

2 の生活歯を削除して 2 3 を連結した鉤歯にしていたら、3 の歯根破折は防げただろうか（図26）。

―――― 下顎臼歯部インプラント埋入と歯周組織外部環境の改善 ――――

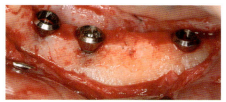
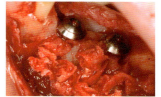
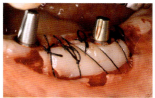
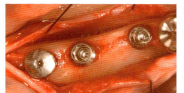
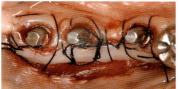
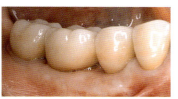

図㉙　インプラント埋入後、遊離歯肉移植を行い、付着歯肉の増加を図った

―――― 犬歯誘導と臼歯離開咬合の付与 ――――

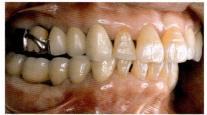
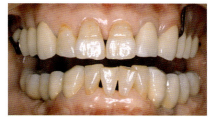
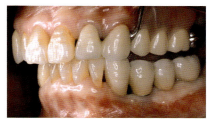

2011年11月、2回目の咬合再構成

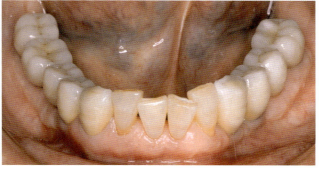

図㉚　矯正治療を承諾されなかったため、限られた条件のなかで歯列の連続性を付与した。4 3｜歯冠修復、7 6 5｜3 4 6 インプラント支台の歯冠修復。上顎は手をつけていない

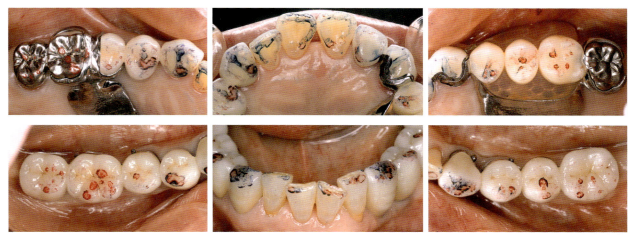

図㉛　2011年11月、歯冠修復歯と義歯の人工歯が混在したなかでのセントリックストップとアンテリアガイダンスの付与

第5章　[Ⅲ]時間軸　145

―――― 炎症のコントロール ――――

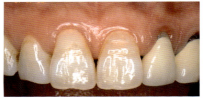
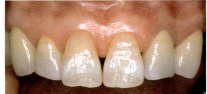
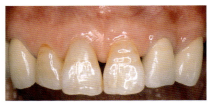
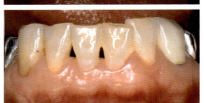
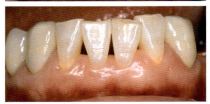
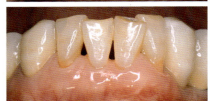

a：1999年12月、1回目咬合再構成開始時　　b：2002年12月、1回目咬合再構成終了時　　c：2011年10月、2回目咬合再構成終了時

図㉜　患者と歯科衛生士の努力により、炎症は完璧にコントロールされている。今後、再び崩壊するか否かは、残り少なくなった残存歯に加わる力のコントロール如何にかかっている

―――― 2016年1月（29年後）、メインテナンス5年、72歳 ―― 歯牙喪失の流れ ――――

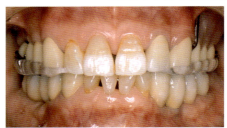

a：2011年12月、スプリントによる上顎歯列の保護

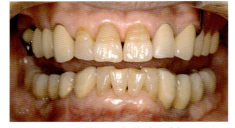

b：2016年1月、29年後（72歳）、メインテナンス5年

■1987年、初診時、43歳。すでに喪失歯5本

|7 6 5 4 3 2 1|1 2 3 4 5　　7|
|　 5 4 3 2 1|1 2 3 4　　　7|

■2002年（15年後）、58歳。1回目咬合再構成時。喪失歯5本

|7 6 5 4 3 2 1|1 2 3 4 5　　7|
|　 5 4 3 2 1|1 2 3 4　　　7|

■2011年（24年後）、67歳。2回目咬合再構成時。喪失歯2本

|7　 5 4 3 2 1|1 2 3　　　　7|
|　　 4 3 2 1|1 2 3　　　　7|

■2016年（29年後）、72歳。メインテナンス5年。喪失歯総計12本

|7　 5 4 3 2 1|1 2 3　　　　7|
|　　 4 3 2 1|1 2　　　　　 |

図㉝　本症例は、脆弱な失活歯根と患者が元来保有する過剰な咬合力によって崩壊している。今後、ハイリスクな歯は 5 4|7 である

元来の歯牙素材の脆さ、それに対するさまざまな歯科的侵襲は、一歩間違えると医原性疾患を作りかねない。さらに加えて過剰な咬合力をもった患者である。おそらく今後も失活歯のどこかに破綻が生じるであろう。

3．崩壊をいかにマネジメントしていくか

本症例のように歯牙歯列の長期安定が難しいのなら、その崩壊をいかにマネジメントしていくかが重要になってくる。前節で述べた「リスク評価」をもとに予後を見通したリスクの少ない補綴設計をしなければならない。

しかし、臨床現場では、患者の意向、価値観、社会的心理的状況、経済的制約、治療期間などのさまざまな規制要因によって、治療計画は大きく

左右される。医療者側の治療方針に同意が得られず、患者の要求や感情に従って治療を進めた場合、予知性のない中途半端で妥協的な治療となり、病態を改善できないことが多い。

また、医療者側の目標とする治療ゴールが高ければ高いほど、患者のイメージしている治癒像とのギャップが大きくなる。それに比例して患者に大きな負担を強いることになり、場合によっては転院してしまうことにもなりかねない。

崩壊過程の一通過点において、われわれが治療介入するに際して、その崩壊を阻止できないのならば、十分な説明のうえで将来のリスクを患者と共有し、不幸にしてトラブルが生じたときは、再度治療介入可能な設計を検討しておかなければならない。そして、それを患者が許容してくれるような信頼関係を確立しておくことが重要である。

4．時間軸のなかでみえてきたこと

時間軸という概念のもと、2つの症例で経年的変化を比較検討してきた。その結果、治療後の長持ちの条件は医療者サイドよりも、やはり患者サイドに多いことがみえてきた。

つまり、骨格系、Hyper functional forceの強弱、歯牙素材の良否、残存歯数とその配置等である。われわれにできることは、与えられた条件のなかでの予後を見据えた診断と治療計画の立案であり、基本に忠実な処置を施し、医原性疾患を作らないように細心の注意を払うことである。

4 現象と時間の視点から咬合崩壊を振り返る

本書で対象としているのは、ほとんどが咬合崩壊に至った症例である。通常取り上げられることの少ない咬合崩壊にまで至っていない症例、つまり全顎的な治療介入を必要とせず、長期間にわたって歯列咬合が維持されている症例は数多く存在する。

元来、咬合崩壊にまで至る症例は、医原性疾患を除けば患者サイドが問題を抱えていることが多く、それらが解決されなければ、咬合再構成を行っても再び崩壊へ向かう傾向があることを念頭においておく必要がある。

本症例も、40歳代ですでに臼歯部の咬合支持がなく、非常にシビアな咬合状態であった。筆者の診断能力と治療技術が未熟なこともあり、現在に至るまで2度の全顎的な治療介入を行った。全治療期間を通じて担当歯科衛生士の誠実で親身なサポートがあったからこそ、患者は2度の全顎的治療を受け入れることができたのであろう。

本症例のような再治療の確率を減らすために、予後不安な歯は抜歯して予知性の高い歯だけを残して治療を行えば、確かに再治療のリスクは減少するであろう。しかし、歯科治療の重要な目的である歯の保存という観点からは、大きく外れてしまう。

また、前節で述べたように、臨床現場では患者の価値観や経済的制約などによって、治療計画は大きく左右される。さらに、術者の技量や手持ちの手段によっても治療ゴールは変わってくる。このような諸々の条件に影響されながら、およそ30年にわたる患者とのかかわり、そして治療の流れを提示したい。

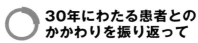
30年にわたる患者とのかかわりを振り返って

患者は、筆者の開業3年目、1983年（患者47歳）から2016年（患者80歳）まで足掛け33年間にわたって受診されており、1990年以降は3ヵ月ごとのメインテナンスには欠かさず来院されている。

1983年当時、対症療法としての部分的治療を行ったが、1990年、食事に不自由を感じ、全顎的

およそ30年にわたる患者とのかかわりを振り返って

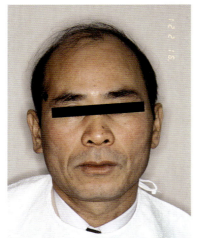
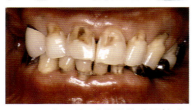
Temporary set（1991年2月）

a：1990年3月、全顎的治療開始時、54歳

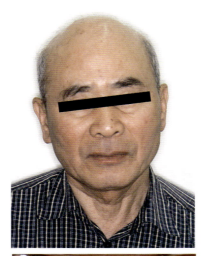
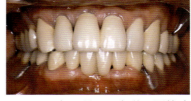

b：2009年6月、19年後。再治療開始時、73歳

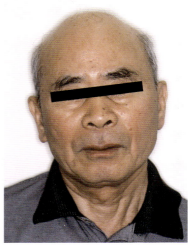
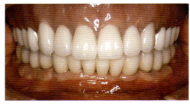

c：2012年6月、22年後。再治療終了時、76歳

図❸ 時系列に置いてみると、加齢変化や歯列・咬合の変遷がよくわかる（写真は患者の了承を得て掲載）

な治療を希望された。図34aは、全顎的治療開始時、54歳の顔貌と歯列である。長期にわたって臼歯部欠損を放置したため、前歯部に過剰な咬合力が集中し、残存歯の破壊的なアブフラクションと骨吸収を惹起した口腔内を示している。

図34bは、19年後、再治療開始時、73歳の顔貌と歯列である。この間にパーシャルデンチャーを用いた咬合再構成を行い、16年後、歯根破折等で再び全顎的な治療介入を余儀なくされたときの口腔内を示している。

図34cは、22年後、再治療終了時、76歳の顔貌と歯列である。若いころから腰痛で整形に通っているが、頭部と体幹の歪みは進行している。上顎はオーバーデンチャー、下顎はインプラントによって咬合再構成を行った。

このように、54～76歳までを時系列に置いて見ると、その時点それぞれに現象として現れている歯列咬合、そして加齢現象としての顔貌や筋の変化を見ることができる。

今回のデンチャーとインプラントによる咬合再構成が、本患者にとって最後の歯科治療になることを願っている。

経年的変化と咬合崩壊への対応

● 1回目の全顎的治療

1）顎顔面および歯列咬合の病態

頭頸部の歪みと咬合平面の右上がりの傾斜、下顎の右側偏位、咬合支持の喪失による咬合高径の低下、前歯部の著明なアブフラクションと骨吸収が認められる。咀嚼は前歯部のみで行っている。

2）治療方針

パーシャルデンチャーによって臼歯部の咬合支持を回復し、前歯部の歯冠修復と併せて、低下した咬合高径を回復する。下顎位はそれにつれて自然と落ちつく顎位を採用することとした。図35に示すように、1990年、54歳の時点ですでに12本

―― 1990年3月、1回目の全顎的治療開始時。54歳 ――

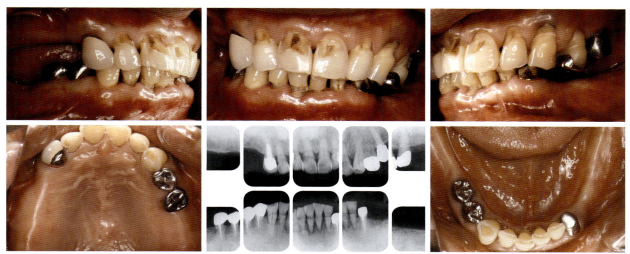

図❸❺ 臼歯部は義歯を装着しないまま、前歯部のみで咀嚼している。破壊的なアブフラクションと歯の動揺が認められる。54歳の時点ですでに12本の臼歯を喪失している。これ以上欠損を拡大しないようにするには……

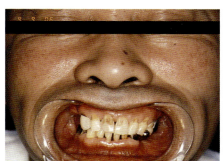 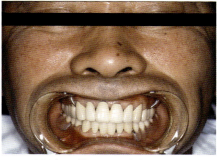

a：1990年3月、治療前。咬合平面の傾斜　　b：1992年7月、プロビジョナルレストレーション　　c：1993年2月、ファイナルレストレーション

図❸❻ 咬合高径を回復し、瞳孔間線を基準として咬合平面の可及的改善を目指す。同時に筋肉に誘導される下顎位の変化を見ていく

の臼歯を喪失しており、咬合支持は前歯部のみという非常に条件の悪い咬合状態であった。骨植の弱い前歯群は連結固定するものの、果たして長期間の強い咬合力に耐え得るか疑問が残る。

3）治療経過

　プロビジョナルレストレーションによって咬合高径を回復しながら、できるだけ咬合平面の傾斜を改善した。そして、筋肉に誘導された下顎位にてファイナルレストレーションを作製した（図36）。

　図37にクラウン・ブリッジとパーシャルデンチャーによる1回目の咬合再構成を示す。失活歯で歯根も短く、臼歯部の咬合支持が不十分であるにもかかわらず、57〜73歳まで16年間機能して

きた。しかし、Key toothである 3| の歯根破折を機に、ついに再度全顎的な治療介入を行うことになった（図38）。

●2回目の全顎的治療

1）顎顔面および歯列咬合の病態

　頭部・頸部・体幹の歪みは如何ともしがたい。正貌セファロより、右側顔面高の短縮、咬合平面の右上がりが認められる。側貌セファロより、メジオタイプで骨格性のⅡ級と診断された（図39）。顎関節はコンプレッションされているが、機能的には適応している。下顎運動もスムーズである。

2）治療方針

　73歳という患者の年齢も考慮して、今回は予後

第5章　[Ⅲ]時間軸　149

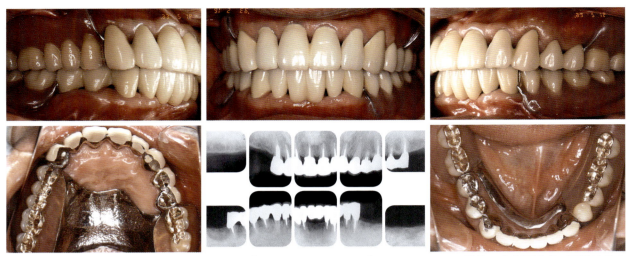

図㊲　1993年2月、57歳。上段はクラウン・ブリッジとパーシャルデンチャーによる1回目の咬合再構成。下段はその11年後、咬合面をメタルに置き換えた。処置内容：歯周基本治療、歯周外科治療、根管治療、咬合挙上、下顎位の模索、咬合平面の可及的改善、プロビジョナルによる再評価を経て、咬合再構成

―――――――2009年6月、治療後16年、支台歯の破折。73歳―――――――

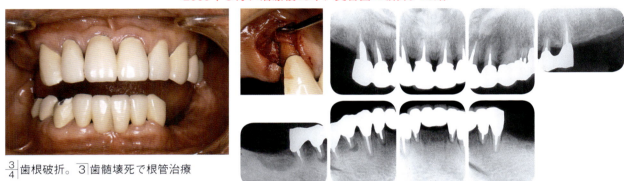

$\frac{3}{4}$歯根破折。$\overline{3}$歯髄壊死で根管治療

図㊳　1回目の咬合再構成から16年間よくもちこたえたが、オーバーロードによる$\overline{3}$と$\overline{4}$の歯根破折、$\overline{3}$の歯髄壊死とポーセレンの破折などを機に、2回目の全顎的な治療介入を行うことになった

不安な下顎の歯はすべて抜歯して、インプラントによるブリッジとした。上顎は、$\overline{3}$の歯根破折により適切な鉤歯を設定することができず、インプラントによるボーンアンカードブリッジかオーバーデンチャーかを検討した。

上顎歯槽骨と咬合平面の傾斜に伴う左右歯冠長のアンバランスを解消するには、人工歯配列の自由度の大きいデンチャーのほうが有利であること。治療後の力によるトラブルをできるだけ回避し、メインテナンスの容易さを考慮してオーバーデンチャーを選択した（図40〜42）。

3）治療経過

残存歯による咬合支持を利用しながら、順次インプラントを埋入。歯周組織の外部環境改善の目的で、遊離歯肉移植と結合組織移植を行った（図43）。できるだけシンメトリックな歯列・咬合関係を付与したプロビジョナルを作製（図44）。口腔内に試適して水平的下顎位、咬合高径、咬合平面の再評価を行った。

腰部に関連すると思われる頭位軸と体幹軸の歪みは経年的に進行している（図45a）。図45b、cより、頭位軸・顆頭間軸に対して咬合平面が右上がりに

―――― 2009年6月、治療後16年、2回目の全顎的治療開始時。73歳 ――――

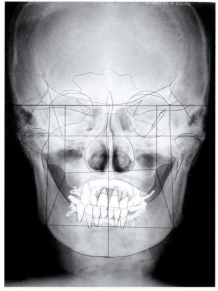
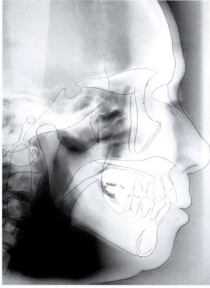

Skull is Mesiofacial
Manduible is Mesiofacial
Skeletal class is Ⅱ
Maxilla/Mandibula
　defferential skelet（173.6%）
Maxillary（246.4%）
Mandibular（72.8%）
Lower facial height is normal
Upper incisor Protrusion is
　　　　　　　　　　increased
Upper incisor inclination
　　　　is extremely increased
Lower incisor protrusin is increased
Lower incisor inclination is normal
Lower 1 to Axis-Incision
（88.0° norm90°）
Interincisal angle is diminished

図㊴　頭頸部および体幹の歪み、右側顔面高の短縮と咬合平面の傾斜、メジオタイプで骨格性のⅡ級

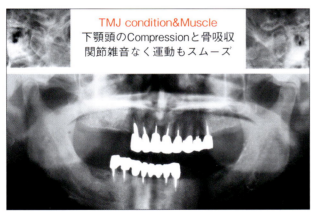

図㊵　顎関節は機能的に適応しており、下顎運動もスムーズで筋の緊張も認められない

図㊶　上顎はオーバーデンチャー、下顎はインプラントによるブリッジという設計を選択

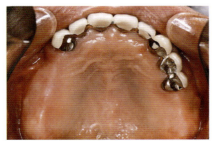
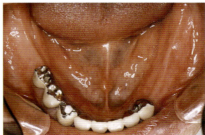
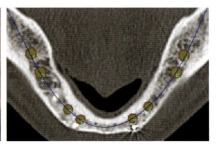

図㊷　3|の歯根破折により鉤歯の設定が難しい。下顎の残存歯はすべて骨植が弱く予後不安。今後の加齢、老化を考えると、トラブルが少なくメインテナンスしやすい補綴設計が望ましい

インプラント埋入と歯周組織外部環境の改善

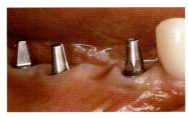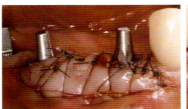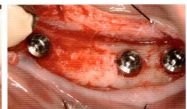
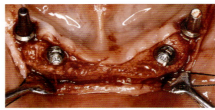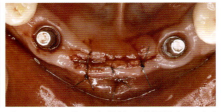

図❸ 残存歯で咀嚼できるようにしながら、順次インプラントを埋入。審美性と清掃性をよくする目的で、遊離歯肉移植と結合組織移植を行った

2011年7月、プロビジョナルレストレーションによる形態と機能の模索

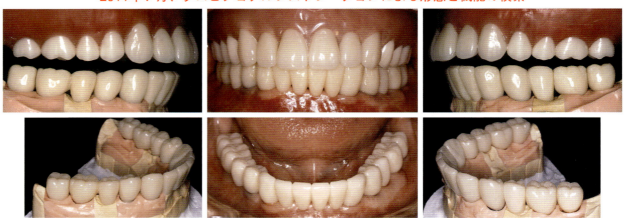

図❹ 水平的下顎位、咬合高径、咬合平面、左右歯冠長のバランス、咬合関係の模索を行い、シンメトリックで統合性のとれた歯列・咬合関係を付与する（2┼2 はCTG前）

プロビジョナルレストレーションによる再評価

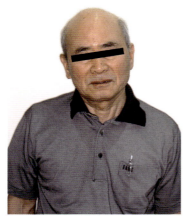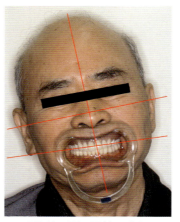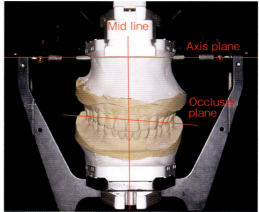

a：75歳。上顎義歯未装着の顔貌　　b：頭位軸・顆頭間軸と咬合平面　　c：Facebaw transfer. Axis plane vs Occlusal plane

図❺ 頭位軸・体幹軸の歪み。上顎歯槽骨・咬合平面の傾斜。25年前から腰が悪くて整形に通っている。プロビジョナルを装着して、これらの歪みのなかでの下顎位の評価を行う。タッピングによる筋肉位と咬頭嵌合位の誤差の調整、咀嚼・筋肉の応答などを評価

ファイナルレストレーションのワックスアップによる最終形態の調整

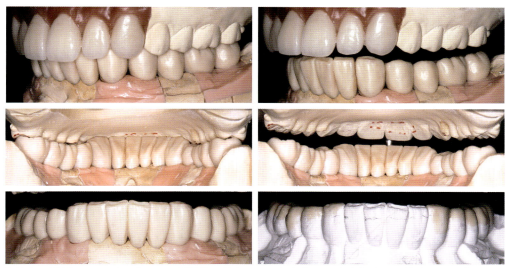

図46　上下顎前歯の関係とリップサポート。上顎骨の前突したⅡ級骨格で、前歯部残根上義歯のため自然なスマイルラインの付与に苦労する。急峻すぎるスピーの湾曲の修正。左右臼歯軸面のバランス。犬歯のⅠ級関係と臼歯離開咬合を付与

2012年4月、ファイナルレストレーション。76歳

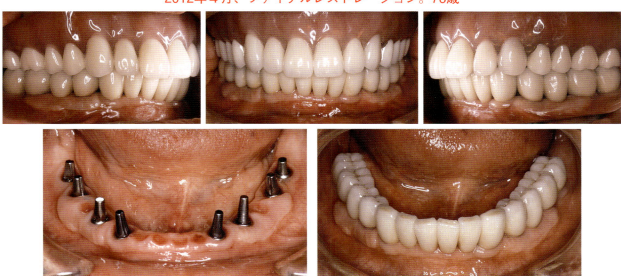

図47　歯周組織との調和、および統合性のとれた自然観のある歯列咬合の再構成

傾斜していることがわかる。この歪みのなかにおいても下顎位がブレないことを確認した後、ファイナルレストレーションに移る。

図46にワックスアップによる最終的な形態の調整を示す。プロビジョナルで得られた情報をもとにさらに形態の精度を上げていく。図47にファイナルレストレーション装着時の口腔内を示す。下顎のインプラントによる歯冠修復は、適切な前後的・側方的調節湾曲を備えた連続性のある歯列を表現した。

図48に遊離歯肉移植、結合組織移植、オベイトポンティックによる歯周組織外部環境の調整を、図49に歯周組織との調和を模索した歯冠修復を示す。

4）メインテナンス

1年後、やはり力による破壊が始まってきた。

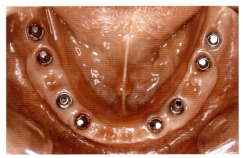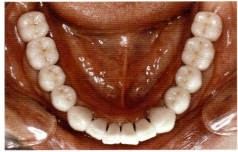

歯周組織外部環境の改善：Free gingival graft, Connective tissue graft, Ovate pontic
歯牙歯列の連続性の回復：Curve of Spee & Wilson, Occlusal table, Cusp angle & Groove
図❹ 増幅された欠損部の角化歯肉とポンティックによる歯肉形態の付与。大臼歯のOcclusal tableはおよそ天然歯の80％の幅径

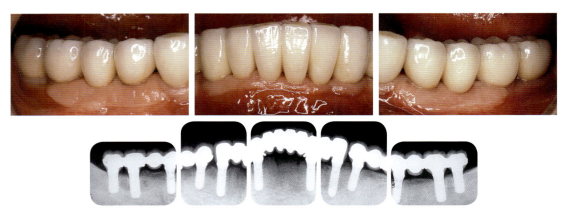

図❹ 歯周組織と調和した歯冠修復。審美性、清掃性を考慮した歯冠形態の付与

2016年3月、メインテナンス4年後。80歳

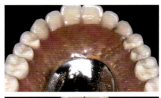
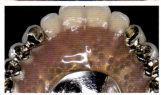
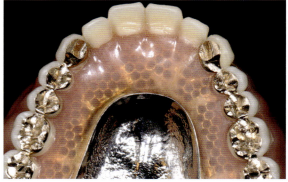
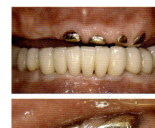

a：メインテナンス1年後　　b：メインテナンス4年後、メタル咬合面の圧痕　　c：ポーセレンと根面板の破折
図❺ しっかりと咬合できるようになり、再び強い咬合力が戻ってきた。|3 の歯根膜感覚が同部への咬合力の集中を招いているのかもしれない

　義歯床のひび割れ、人工歯の咬耗と破折、金属床とレジン床の界面剥離などである（図50a）。4年後には、レジン歯咬耗への対抗策として貼り付けたメタル咬合面にも、強い圧痕と咬耗が認められた（図50b）。とくに、|3 4 部の咬耗が著しいのは、|3 部に残存する歯根膜感覚を求めて同部でクレ ンチングが誘導されるせいかもしれない。

　さらに、|4 5 のポーセレン剥離と根面板のメタル破折も起こってきた。義歯を外して咬合すると、図50cのように根面板と|4 5 の咬合接触部に咬合力が集中してしまう。

　睡眠時のストレスマネジメントや咬合力の分散

を考慮して、基本的に義歯を装着して就寝するように指導しているが、80歳という高齢のため何度口を酸っぱくして言っても、義歯を入れずに寝てしまうことがあると思われる。必ず装着して寝ることを患者に期待することが無理であれば、咬合力の偏在を防ぐ意味からも、|3 は抜歯したほうがよいのかもしれない。往々にして、歯の保存にこだわるあまりに抜歯することの罪悪感や敗北感に捉われる風潮を聞く。しかし、場合によっては大局的見地から、時間軸や患者単位で判断することが必要であろう。

時間軸を通して初めて疾患の全体像（流れ）が見えてくる

本章では、時間軸をテーマに私見を述べてきた。いずれも20年を超える症例を示し、その経年的変化と対応を提示してきた。生体は必ず変化するものであり、その変化のなかで動的平衡を保ちながら"継時的"に形態と機能を維持している。しかし、動的平衡が乱れて組織器官の耐性範囲を超えたとき、崩壊が始まる。これは生体とその疾患の本質を言い表しているであろう。

20年を超えて喪失歯がない症例（症例2、3、5）においても、恒常不変の歯列・咬合などあり得ず、適応的に形態変化しながら、その機能を維持している。口腔内写真から、咬合高径の経年的低下とそれに伴う適応的な歯牙移動を観察することができる。

一方、歯の喪失をくい止めることができなかった症例（症例4、6）においては、過剰な力や炎症によって動的平衡が維持できず、崩壊への道を辿っている。両者を分けるポイントは、前節で述べたように残存歯数やHyper functional force等の患者サイドの要因と、補綴設計等の医療者サイドの要因に拠っていると考えられる。

今回、時間軸上に症例を診ることによって、生体そして病態は変化していくものであることをあらためて実感できた。歯科的治療介入を必要とせず、天然歯のままで生涯を終える患者においても、歯牙の咬耗をはじめ諸器官の加齢変化を免れることはできない。

まして、全顎的な咬合再構成を必要とした歯列・咬合には、治療終了と同時に大きな試練が待ち受けている。すなわち、メインテナンスという"時間による再評価"を受けることによって、治療介入の仕方やその是非が厳しく問われるのである。

本症例でも1993年の1回目の全顎的な治療介入の後、23年後の現在に至るまでその結果を維持できるなどと、当初から考えてはおらず、再度治療介入が必要となることは患者とともに了解済みである。問題は崩壊をいかにフォローしていくかであろう。

病態を包括的に診ていくには、時系列における顎口腔系の変化を観察することが重要である。時間軸を通して初めて疾患の流れと全体像が見えてくる。すると、崩壊の流れに乗っている歯列・咬合を歯科的治療介入によってくい止めることは、至難の業であることを痛感するようになる。

われわれは、最適な治療手段で失われた機能を回復し、再び崩壊への道を歩まないように研鑽を重ねていかなければならない。

第6章

6

包括的歯科診療における
修復治療

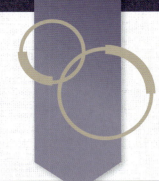

包括的歯科診療における修復治療

歯冠修復における基本事項

　修復治療には、1歯のインレーから咬合再構成のための全顎に及ぶ処置まで、多岐にわたる考え方や手技が要求される。それゆえ、修復治療を成功に導くためには、1本の歯牙へのこだわりと同時に、全顎的な視野をもった捉え方が必要である。

　まずはじめに、修復治療の原点であるインレーから検討していくことにする。

● インレー

　日常臨床でインレーほど、脱落・二次う蝕・歯質の破折などのトラブルの多い修復物はない。インレー再治療の原因は大まかに2つ考えられる。

　ひとつは、支台歯形成のバイオメカニカルな原則を無視した基本的なミスである（図1）。隣接面の歯肉縁下う蝕に対する生物学的幅径を侵害した深い形成、リテンションの不足した支台歯形成や不適合なインレーの脱落などは日常よく目にする。しかし、窩洞形成の基本を守って作製された適合のよいインレーにおいても、二次う蝕が発生する頻度は高い。その原因は長期間にわたって歯牙に加わるマイクロトラウマである。とくにブラキシズムを有する咬合力の強い患者では、インレーマージン部のエナメルチップやクラックからの二次う蝕の発生率が高くなる。それゆえ、窩洞外形を

インレー：バイオメカニカルな原則に則った形成

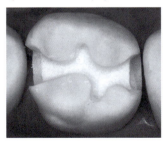
isthmus & proximal box

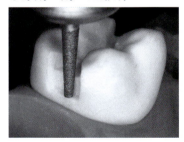
proximal box

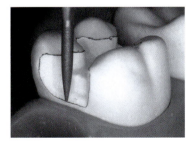
flare & gingival bevel

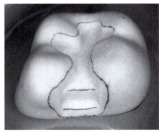
R-round form

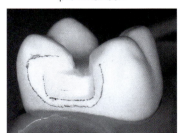
flare & gingival bevel

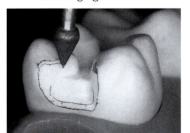
occlusal bevel

図❶　支台歯形成におけるバイオメカニカルな原則：①健全歯質の保護、②保持、抵抗形態の付与、③修復物の構造的耐久性、④修復物の適合性、⑤生物学的幅径の確保

日常臨床は"二次う蝕"の再発・再治療の繰り返しである

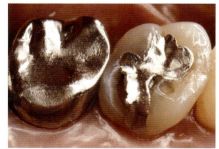

インレー再治療の原因
- 適応や形成の基本を無視したトラブル
- 咬合接触、歯ぎしりに対する配慮の不足
- 避けられない歯牙の咬耗による加齢変化とインレーの寿命
- エナメル質は破砕するが金属は変形する

その他、不適合なインレー、辺縁部からの二次う蝕、脱落、隣接面う蝕の見落とし、金属の破折、感染歯質の取り残し、合着材の溶解、窩洞外形の不良

図❷ インレー再治療の原因

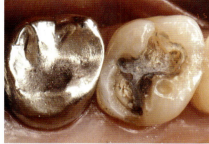
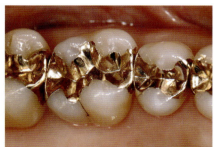

図❸ 再治療に至った原因と経過。経年的な歯の近心傾斜 ⇒ それに伴う遠心機能咬頭の強い咬合接触の発現 ⇒ 同咬頭の咬耗 ⇒ 辺縁エナメル質の破砕 ⇒ セメントの溶解 ⇒ 二次う蝕発生。この過程は避けることのできないインレーの寿命と考えられる

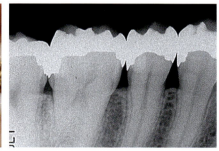
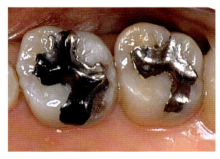

図❹ 46歳、女性。25年経過したインレー。年齢の割には咬耗がない。過剰な咬合力が加わっていないことが長持ちの理由である

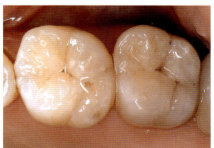

図❺ ポーセレンインレーによる良好な適合、解剖学的形態、審美性の回復

対合歯との咬合接触部位に設定することは、非常に危険である。

図2に、インレー再治療の原因を列挙した。また、図3にインレー再治療に至った原因と経過を示した。歯の生理的な近心傾斜に伴う遠心機能咬頭の強い咬合接触によって、辺縁エナメル質の破砕が生じるのは避けることができない。図2、3より、クラウン、インレーともに機能咬頭が叩かれているが、非機能咬頭は本来の形態が維持されているのがわかる。

図4は、当院で25年前に装着したインレーである。本症例は、46歳の現在に至るまで咬耗が少なく、過剰な咬合力によるダメージが認められない。臨床感覚としては、二次う蝕の発生にかぎり、プ

第6章 包括的歯科診療における修復治療

ダウエルコア：歯の解剖学的形態に対応した形成

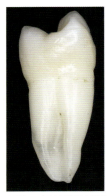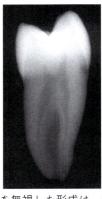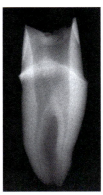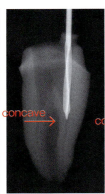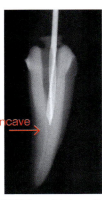

図❻ 解剖学的形態を無視した形成は、歯根破折や穿孔など歯質を破壊する行為に繋がる。インレーのように切削面を直視できないコアの形成は慎重を要する

ダウエルコアの形態と性質

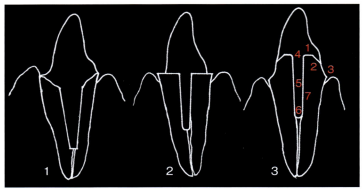

・歯質の削除量が多い ・オクルーザルストッパーがない ・テーパーが強く、先端にエッジがある ・歯肉縁下う蝕が未処置	・オクルーザルストッパーが十分あり、沈下防止効果がある ・フェルール効果がない ・ダウエル先端部にレッジができている	・オクルーザルストッパー ・カウンターベベル ・フェルール効果 ・ラウンドエッジ ・根管との移行がスムーズ

図❼ 理想的なダウエルコアの構造
1．オクルーザルストッパー
2．カウンターベベル
3．残存歯質によるフェルール効果
4．エッジを取る
5．適度なテーパー
6．先端のラウンド形態
7．スムーズな形成面の仕上げと適合性

左記の項目以外に不適合、デッドスペース、ダウエル部の不適切な太さと長さなどに注意

ラークコントロール不足に起因するエナメル質の脱灰以上に、過剰な力による歯質の破砕が原因のう蝕が多いように感じる。インレーを長持ちさせるには、窩洞形成の基本を守り、患者個有の咬合状態に対する配慮や長期にわたる咬合管理も重要な要素である。

図5は、ポーセレンインレーによって審美と機能の回復を行った症例である。再治療前の不適合で歯牙本来の解剖学的形態を備えていないインレーは、歯冠修復とはいえない。

 ダウエルコア

歯冠修復後のトラブルの多くは、失活歯を支台歯とするものであり、とくにダウエルコアに関連したトラブルが多い。歯根破折、根穿孔、脱落、二次う蝕が代表的である。質的にも量的にも制限されたなかで、残された歯質をいかに保存・維持していくかは重要な課題である。

少なくとも、われわれ自身の手によって、歯質の破壊を引き起こさないようにしなければならない。そのためには、各歯ごとに咬合関係・残存歯質量、解剖学的形態に応じた診断とそれに基づいた形成を行うことが大切である。メタルコアにしろファイバーコアにしろ、最も重要な点は、**図6**に示すように歯根の解剖学的形態を把握し、それに応じた根管形成を行うことである。通常、X線

クラウン：歯冠修復にかかわる歯周組織と咬合機能の評価項目

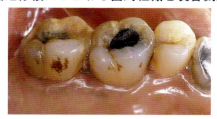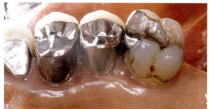

（1）Restoration & Periodontal tissue
Fit, Axial contour, Emergence profile, Embrasure, Transitional area,
Fluting, Proximal contact, Root proximity, pontic
（2）Restoration & Occlusion
Occlusal plane, Arch integrity, Curve of Spee & Wison, Centric stop & ABC contact, Anterior guidance,
Interference & Premature contact, Inclination of the cusp, Occlusal table, Ridge and groove

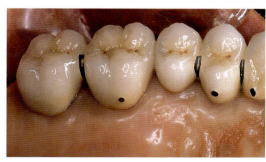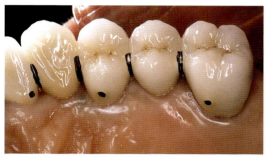

図❽ 歯冠修復に際して、上記（1）（2）の要因をチェックする必要がある。下段は歯冠修復後で、|3|はポンティック。歯列弓拡大後の保定目的で適所に連結している

写真では、右端のように頬舌方向しか診ることができない。そのため、近遠心的な根管形態を無視して、歯根の陥凹部や根分岐部の歯質を削除してしまいがちである。

したがって、従来いわれていた"歯根の何分の1の長さまで形成すべきである"などの表現は不適切であろう。

図7に、ダウエルコアの形態と性質、ならびにその構造を記す。図中の1は、クサビ効果が働き、歯根破折の危険性が高い。2は、臨床的に多いタイプである。3は、理想的だが頻度は少なく、便宜抜髄の場合しかあり得ない。臨床では、何とかオクルーザルストッパーとフェルール効果を付与できるように工夫することが重要である。これらの原則は、メタルコアでもファイバーコアでも変わらない。

 クラウン

非機能的な歯冠形態を回復し、それぞれの患者に応じた咬合機能と審美性を与えることが、クラウンの使命であろう。

図8に、歯冠修復に際して歯周組織に影響を与える要因と、咬合機能に影響を与える要因を挙げた。歯周組織に対しては、（1）の要因を、咬合機能に対しては（2）の要因を、それぞれ歯科衛生士・歯科技工士との共通認識として確認することが必要である。

また、図9にどの程度の咬合接触を与えればよいのか考察を加えた。これによると、歯冠修復において要求される咬合精度は、10μm以下が理想、30μmまでが安全域ということができる。歯根膜の厚みの判別域、緩衝能、沈下量、脈動を考えて、少なくとも歯の持続的な移動が起こらない程度には必要であろう。

 形成・圧排・印象・適合

修復物に一定レベルの適合を与えることは、歯冠修復の原点であり、歯科医師のモラルが問われ

歯冠修復における咬合接触の考察―歯の変位と歯髄・歯根膜の応答

- 歯髄：過高な修復物は歯髄の感覚閾値を低下させる
- 歯根膜の緩衝能：大臼歯部で200μm、
  小臼歯部で100μm以上では対応不能
  cf. 歯根膜の緩衝限度を超える力が持続的に加わるとリモデリングが起こり、歯は位置を変える
- 歯根膜の厚みの判別域：20〜40μm
- 機能時の歯の変位＝歯根膜の沈下量〔大臼歯、垂直方向で〕
  歯根膜内の脈動で 0.25〜0.70μm
  軽い咬合接触で 約25μm
  噛みしめ時で 約74〜128μm
  インプラントの沈下量 約0〜5μm

図❾　歯冠修復において要求される咬合精度は10μmが理想、30μmまでが安全域
（参考文献[1,6]より引用改変）

形成：明瞭なフィニッシュラインとスムーズな軸面の形成

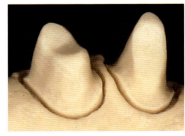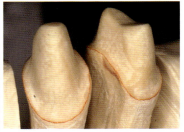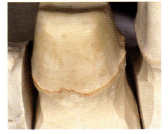

a：スムーズで単一な形成面。明瞭かつスムーズなフィニッシュライン　　　b：鋸歯状のフィニッシュライン

図❿　支台歯形成の基本的要件には、aの他に適切な保持抵抗形態の付与、必要最小限でしかも必要十分な削除量、隅角部にエッジを作らない、歯髄・歯周組織に障害を与えない、審美性への配慮などが挙げられる

るところである。修復物の適合性を高めるためには、基本に忠実な形成を行い（図10〜12）、原型に近い印象を採得する（図13）。この2点に尽きる。ちなみに、印象材の違いによる精度の差より、テクニックエラーによる不適合のほうがはるかに大きいのである。

もし、院内で「適合」を目標に掲げようと考えるならば、歯科衛生士・歯科技工士・歯科医師の3者のチームプレーなしには達成できない。歯科衛生士による歯肉のコントロール、歯科医師による確かな形成・印象、歯科技工士による精密なラボワーク、3者のいずれの1つが欠けても精度の高い適合を得ることはできない。それぞれが「適合」に対する目標意識を常に心にとめて、"納得いくまで妥協しない"というこだわりが必要である。

そのこだわりのなかから、さまざまな工夫が生まれてくるのである。「マージンに気泡が入っているけど、まっいいか」「形成限界がはっきりしないけど、まっいいか。あとは歯科技工士に適当に作ってもらおう」では、絶対に精度の高い適合は得られない。印象法や印象材の選択も大切だが、その前に「適合」に対する"こだわり"が最も重要である。

そして、将来「ナイスフィット！」と言えるような適合が得られたときには、形成、印象も歯肉のコントロールも、ひいては治療処置全般にわたってレベルアップしていることだろう。"一事が万事"である。

バイオタイプ（歯肉の厚み・形態の相違）ならびに歯根間距離に応じた形成

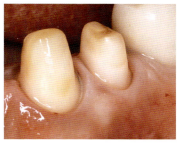 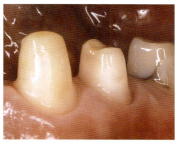 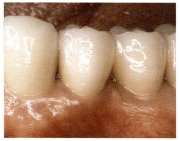

a：Thin-flat type　厚さは薄いが比較的フラットな形態の歯肉で、形成しやすい。しかし、歯根間距離が近接しているため、隣接面部を深く形成してはいけない症例である

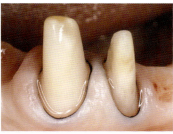 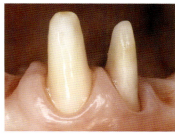 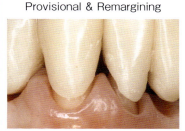

Provisional & Remargining

b：Thin-scallop type　厚さも薄くスキャロップも強い歯肉で、形成が非常に難しい症例である。左から最終形成直前、最終形成数日後、オベイトポンティックとリマージニング終了後の支台歯と歯肉の状態

図⓫　歯根間距離や歯周組織のタイプ（歯肉の厚み・形態）によって形成の仕方や難易度が変わってくる

歯肉縁下の形成とリマージニング

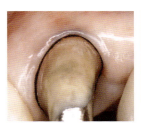 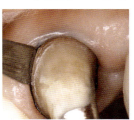 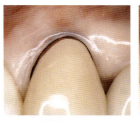

プレコードの挿入　　　歯肉縁下の形成　　　設定したフィニッシュラインまでの形成とリマージニング前後

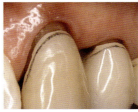 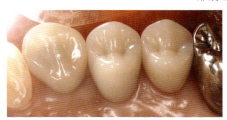 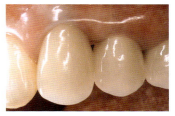

最終形成　　　硬質レジンによるプロビジョナルとメタルプロビジョナル　　　ファイナルレストレーション

図⓬　プロビジョナル―最終形成―リマージニングという流れは根気のいる作業であるが、歯周組織と調和した歯冠修復物を作るためには避けて通れないステップである

第6章　包括的歯科診療における修復治療　163

圧排・印象・適合：歯肉縁下の形成限界が明瞭で、エマージェンスプロファイルを表現できるような印象採得

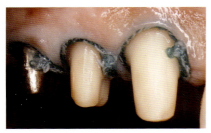 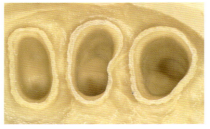 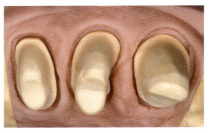

図⓭　気泡やちぎれは目視でチェックできるが、変形や歪みは目視ではチェックできない。それゆえ、トレーの選択、印象法、各種印象材の性質、歯型材の選択を十分に考慮しなければならない。基本に忠実に手を抜かない意識と努力、そして手技の積み重ねのみが精度の高い適合を可能にする（ 5 は内冠）

フィニッシュラインをどこに設定するか

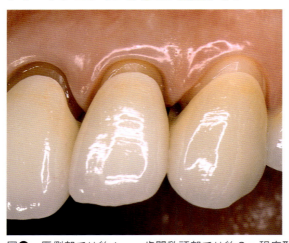

病的な歯肉
　↓……Root planingのみかFopか（MWF or APF）
健康な歯肉（臨床的に健康な生物学的幅径が獲得されているか）
　↓
　フィニッシュライン
　↑
骨頂部〜歯肉縁の距離
　Osseous crest：normal＝3mm、high＜3mm、low＞3mm
歯肉の厚さと形態
　Biotype：thin-scallop or thick-flat
唇側と歯間乳頭部での生物学的幅径の違い
　唇側部のサルカス：1〜1.5mm
　乳頭部のサルカス：2〜2.5mm
　前歯部では乳頭下5.0mmに骨頂

図⓮　唇側部では約1mm、歯間乳頭部では約2mm程度形成深度に自由度があり、その範囲で遊離歯肉の形態をコントロールすることができる[8]。上記以外にRoot proximity、Black triangleなどもフィニッシュラインを決定する重要な因子である

◯ フィニッシュラインをどこに設定するか

　それぞれの歯牙に固有なCement Enamel Junctionの形態に誘導されて、生物学的幅径が形成されている。すなわち、サルカス、上皮性付着、結合組織性付着、その下に骨がある。それゆえ、基本的にフィニッシュラインは骨頂の流れ（Osseous scallop）に沿ってサルカス内に設定されるべきであろう。しかし、その前提として、修復歯の歯周組織が病的であれば、健康な歯肉に改善しておかなければならない（図14）。

　その際、歯周治療がAPFなどのポケットの除去（Pocket elimination）を狙った処置か、MWFなどのポケットの減少（Pocket reduction）を狙った処置かによって、上皮性付着およびサルカスの深さは変わってくる。それは、術後のOsseous crestの位置に反映される。

　最終形成にあたっては、Osseous scallop（歯槽骨のスキャロップ形態）、Gingival scallop（歯肉のスキャロップ形態）に同調したフィニッシュラインを設定すべきであるが、辺縁歯肉の形態をコントロールする必要性がある場合、唇側部、隣接面部の生物学的幅径の違いに応じて、形成深度、形成量を調節することが可能となる。

◯ エマージェンスプロファイル

　歯肉溝内から歯肉縁上2〜3mmまでのカントゥア（エマージェンスプロファイル）は、歯肉の形状、審美性、清掃性を決定するうえで重要である。Subgingival contourは辺縁歯肉、乳頭部歯肉の形状をコントロールし、Supragingival contourは

―――― フィニッシュライン&エマージェンスプロファイル ――――

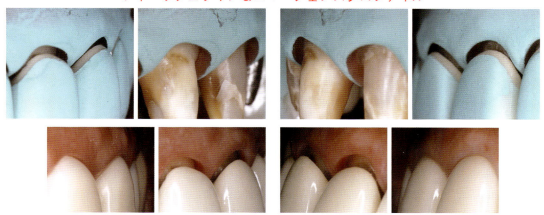

Finish line and Free gingival margin, Tissue supporting contour

図⓯ 支台歯周囲の辺縁歯肉（遊離歯肉）は歯冠修復物によってサポートされ形づくられている。Gingival scallopと調和した均一な深さと幅をもった形成のもとに、適度なTissue supporting contourが付与される

歯肉縁下のカントゥアが不足・Biotype：Thin - scallop

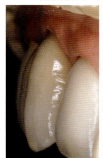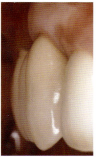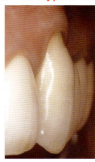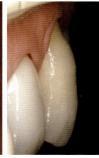

a：歯肉縁下のカントゥアが不足しているため、修復物と遊離歯肉の間にステップができ、プラークが停滞しやすい。ただし、3|は歯肉移植により、Maynard type 4 からtype 3へ変わり、歯肉が厚くなった。継時的に|3 は歯肉退縮の傾向が認められるが、3|は歯肉のクリーピング傾向が認められる

歯肉縁下のカントゥアが適度・Biotype：Thick - flat

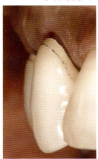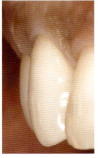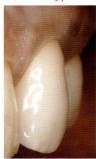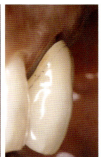

b：歯肉縁下の適度なカントゥアによって辺縁歯肉がサポートされ、審美的で清掃性のよい形態が維持されている。aと違って歯肉と骨が厚いので長期にわたって歯肉縁のレベルは安定している

図⓰ Subgingival contourの程度、およびBiotypeの相違によって歯肉の応答が変わる

審美性、清掃性、自浄性に影響を及ぼす。

　図15に示すように、歯肉縁下の形成深度と形成量は、Gingival scallopと同調した一定の幅で推移することになる。そして、辺縁歯肉は、歯冠修復物のSubgingival contourによってサポートされ形づくられており、フィニッシュラインの設定位置は、必然的に歯肉の性状と形態をコントロールすることに繋がってくる。

　図16にSubgingival contourおよびBiotypeの相違による歯肉の応答を示した。健康的な辺縁歯肉を維持するためには、修復物による適度なサポートが必要である。

審美的要求に対する歯冠修復

症例1　スマイルラインと調和した歯冠修復

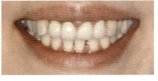 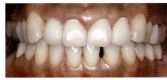 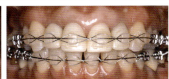
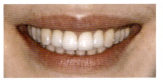 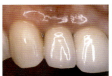 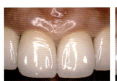 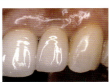

Esthetic elements
Occlusal plane
Mid line
Incisal edge line
Smile line
Gingival survical line
- and Symmetry

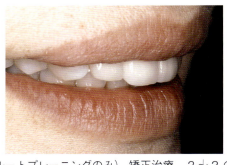 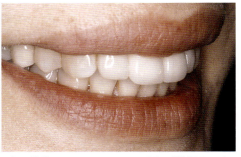

図❼　54歳、女性。歯周治療（ルートプレーニングのみ）、矯正治療、2+2の歯冠修復により、口唇との調和が獲得された

○審美的要求に対する歯冠修復

　審美歯冠修復は、単に修復物が審美的であるというだけでなく機能的な形態をもち、歯周組織と生物学的かつ審美的に調和していることが望ましい。そのためには、詳細な歯周・咬合に関する診査と、個々の病態に応じた補綴前処置を応用して初めて可能となるものである。とくに、歯の三次元的位置や辺縁歯肉の形態は、審美性を左右する重要な因子である。

　症例1にスマイルラインと調和した歯冠修復を示す。歯周治療による炎症の消退、矯正治療による3|3の挺出と2+2の圧下によって、口唇と調和した歯冠修復が可能となった（図17）。

　症例2は、辺縁歯肉と歯冠幅径に問題を残したメタルセラミック修復の症例である（図18）。患者了解のうえであるが、歯間空隙の閉鎖を試みたため、左右中切歯の歯冠幅径が違いバランスを欠いている。また、修復後も辺縁歯肉の青黒いシャドウが出現し審美性を損なっている。歯頸側1/3のポーセレン色が濃いのも反省点である。歯頸ラインの整合性は得られた。

　症例3は、形態と色調の再現が隣在歯と調和しており自然感がある。天然歯と近似した色調と解剖学的歯冠形態の付与は「歯科技工士」の役割であり、歯の位置、支台歯、歯周組織のマネジメントは「歯科医師」の役割である。両者の連携がとれていないと、審美的で歯周組織と調和した歯冠修復はできない。天然歯の自然な色調と解剖学的形態の再現、ならびに歯牙の配列は非常に重要である（図19）。

　症例4では、歯周組織の性格、支台歯の変色、歯冠修復物が修復後の歯肉に及ぼす影響について考えてみたい。本症例は、Thin-Scallop傾向で、歯肉の色調が薄くて明るいため、シャドウが現れやすい。また、High crestでMaynard type 4のため、形成、圧排、印象によるダメージを受けやすい。歯根間距離も、中切歯、側切歯、犬歯間で

症例2　辺縁歯肉と歯冠幅径に問題を残したメタルセラミックスによる歯冠修復

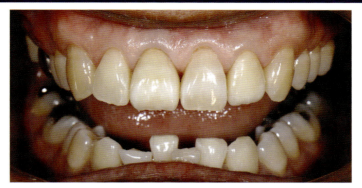

PFM（Porcelain fused to metal）crown : Maintenance　3 years later

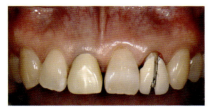 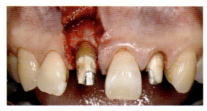 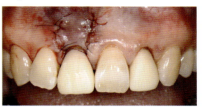

図⓲　56歳、男性（2015年）。治療前の審美的問題点：歯根の変色、辺縁歯肉のシャドウ、歯肉退縮によるマージンの露出とブラックマージン、中切歯間の空隙、歯頸ラインの不調和。治療後の審美的問題点：歯根の変色とメタルセラミックスによる歯冠修復のため、辺縁歯肉にシャドウが出現。歯間空隙の閉鎖を試みたため、1|1 の歯冠幅径が違う

症例3　歯冠の形態と色調は、審美性を左右する2大要素

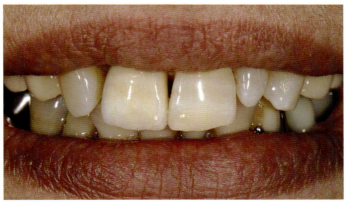

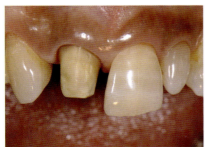 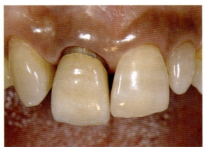 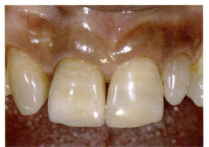

a：2017年、支台歯形成　　　　　　b：PFM crown 試適時　　　　　　c：セメンテーション10日後

図⓳　61歳、女性。2|欠損、|2 矮小歯と、アンバランスななかでの歯冠修復であるが、|1 と形態・色調ともに調和している。また、歯肉が厚く歯肉色が暗いため、辺縁歯肉のシャドウも目立たない

審美の基本は、口唇、歯肉、歯牙の調和であり、その原理は歯周組織のマネジメント（歯科医師の役割）と修復物（歯科技工士の役割）の2つの観点から考えるべきである

症例4　歯周組織の性格・支台歯の変色・歯冠修復物が歯肉に及ぼす影響①
Bio-type：Thin and Bright.　Maynard type 4.　High crest.　Discoloration

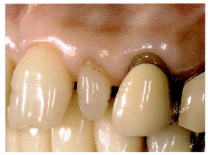 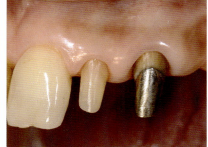 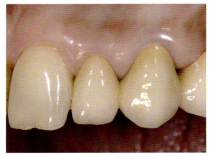

a：2016年　治療前　　　　　　　　b：支台歯形成　　　　　　　　　c：PFM crown装着

図⑳　63歳、女性。修復後の歯肉は、|１ ２ ３と次第に変色している。Thin-Scallop 傾向で淡く明るい歯肉色のため、シャドウが現れやすく、歯肉の発赤や腫脹も生じやすい。修復前の歯肉のほうが透明感があり美しい。また、|２ ３の歯根間距離が大きいため、歯冠形態に問題がある

症例5　歯周組織の性格・支台歯の変色・歯冠修復物が歯肉に及ぼす影響②
Bio-type：厚み・形態・色調は 平均的. Discoloration. Nomal crest

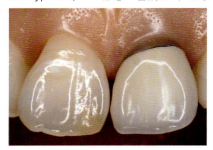 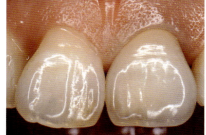 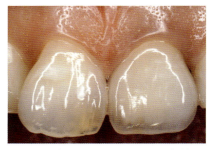

a：1999年、治療前　　　　　　　　b：2001年、PFM crown 試適時　　　c：2013年、メインテナンス２年後

図㉑　51歳、女性。歯肉の厚み、形態、色調は平均的だが、支台歯の強い変色ならびにメタルコーピングによって透過光が遮断され、造影現象が起こり、シャドウが誘発されている。２年後、歯間乳頭はクリーピングしているが、治療前と同様に辺縁歯肉のスティップリングが消失し、フェストゥーン様を呈している。修復歯の色調は隣在歯と調和している

均等ではない、などの理由から難易度の高い症例である。歯冠修復後は、図20に示すようにシャドウが認められる。

症例5は、症例4に比べて、やや線維化が強く、厚み、形態、色調は平均的である。しかし、支台歯の変色が強いため、歯肉にディスカラレーションが認められる。２年後、歯間乳頭はクリーピングしているが、唇側歯肉のスティップリングが消失し、フェストゥーン様を呈している。生物学的幅径の侵襲か、オーバーカントゥアによるものか（図21）。

症例6は、ジルコニアとポーセレンによるメタルフリーレストレーションである。メタルコーピングによる造影現象が起こらず、歯肉本来の色調が維持されている。歯冠の形態は歯周組織を圧迫しすぎない程度の適度なカントゥアが付与されている。本症例は、歯ぎしりによる高度な咬耗に加えて、拒食症で嘔吐を繰り返し舌側エナメル質の溶解を来した症例である（図22）。

一方、歯周組織は炎症がなく健康的である。生体にとっては異物である歯冠修復物によって、この健康な歯肉を侵害しないように、より繊細な処置が要求される。つまり、形成、圧排、印象、適合という基本的な手技を、基本に忠実に実施する

症例6　歯周組織と調和したメタルフリーレストレーション

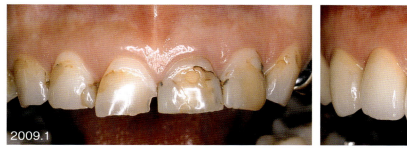
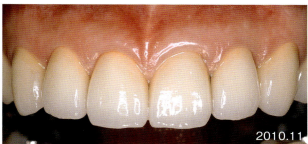
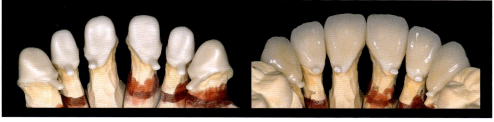

Metal free Restoration : Porcelain fused to Zirconia crown

図❷　41歳、女性。ジルコニアとポーセレンによる歯冠修復は、メタルコーピングによる造影現象が起こらないので辺縁歯肉が明るく美しい。本症例は歯冠は崩壊しているが、歯周組織は健康で歯肉とエナメル質は生理的に調和している。健全な歯周組織を壊さないように繊細な手技が必要である

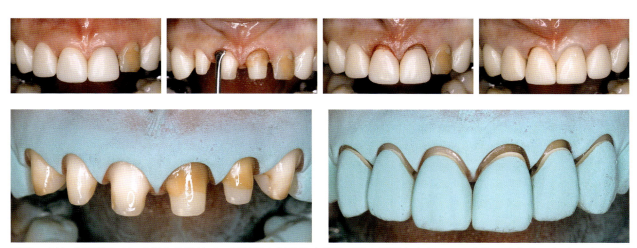

図❸　1|1 の歯頸ラインを揃える目的で、付着歯肉幅の許す範囲で歯肉整形したが、この方法では歯肉のクリーピングが起こり、目的を十分に達成したとはいえない。この点については次節で説明を加える

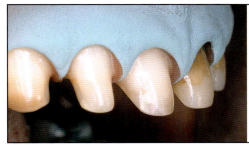
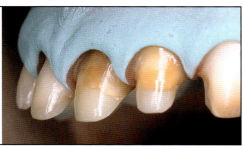

歯槽頂縁
Alveolar crest

形成限界
Finish line

遊離歯肉縁
Free gingival margin

図❹　すべての歯牙の歯槽頂縁─形成限界─遊離歯肉縁は一定の比率で調和がとれていなければならない。プロビジョナルによって形づくられた歯肉溝上皮は、炎症がなく健康的である

歯周組織と歯冠修復物の調和のとれた流れ

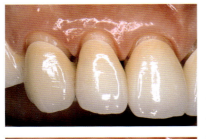 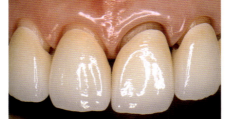 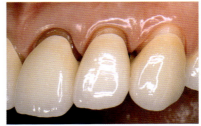
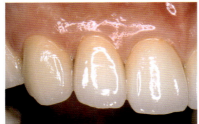 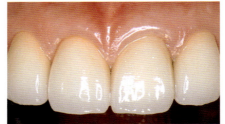 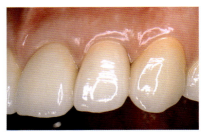

図㉕　健全な生物学的幅径、すなわち、サルカス―上皮性付着―結合組織性付着、その下に骨がある。それゆえ、フィニッシュラインは骨頂の流れ（Osseous scallop）に沿ってサルカス内に形成されるべきである。隣接面部のカントゥアは、歯間乳頭を圧迫しないように若干コンケイブな形態にすべきである。歯周組織と歯冠修復物の調和のとれた流れが美しい

メインテナンス8年

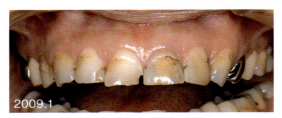
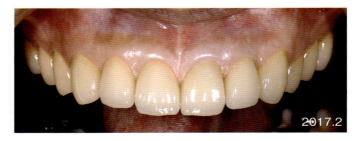

図㉖　歯冠修復物と歯肉は調和している

　ことが最も要求される症例であろう。

　図23〜25に歯周組織と歯冠修復物との調和のとれた関係を示す。歯間乳頭から唇側歯肉へ、そしてまた歯間乳頭へと連続的に移行する辺縁歯肉の流れが美しい。これは歯冠修復物によってサポートされたサルカスの連続であるが、本症例のようにもともと健康な歯肉の場合、隣接面部のカントゥアは形成前の天然歯と同程度とし、決してオーバーカントゥアにしてはいけない。図26は、8年後の歯肉と歯冠修復物を示す。

　本節においては、歯冠修復物と歯肉の関係について症例を提示してきた。審美の基本は、口唇、歯肉、歯牙の調和であり、歯周組織のマネジメント（歯科医師の役割）と修復物の作製（歯科技工士の役割）の2つの観点から考えなければならない。次節では主に歯科医師の役割としての歯周組織のマネジメントについて考察を加える。

　また、これまで幾度となく強調してきた"基本に忠実な処置"は、一つ一つの処置の積み重ねで成り立っている歯冠修復においてはことさらに重要である。形成、圧排、印象、適合の基本的処置を手抜きせずに実行することは、実にエネルギーの要る作業である。

2 歯周組織のマネジメント

日常臨床において、歯周組織に対して何もアプローチすることなく、審美的かつ生理的に調和した歯冠修復を行えることは稀である。多くの場合、う蝕、歯周炎、歯列不正等によって病的で異常な形態を呈している歯周組織を相手にしなければならない。

それゆえ、歯周外科、形成外科、矯正治療、咬合治療他、さまざまな治療手段を個々の病態に応じて適用していく必要がある。ただし、これらの処置は徹底したプラークコントロールのうえにのみ成り立つことは論をまたない。

◯ 症例1：補綴前処置としての生物学的幅径の獲得

歯肉縁下う蝕によって侵害された生物学的幅径を確保し、健康な歯周組織を回復しておくことが歯冠修復の前提条件である。矯正的挺出と歯周外科処置によって、6̄近心の生物学的幅径が確保され、鮮明な骨頂部歯槽硬線が認められる（図27）。

◯ 症例2：根面被覆とイレギュラーな歯肉ラインの改善

オーバーブラッシングによる2̄3̄の根面露出を

歯周組織のマネジメント

症例1　補綴前処置としての生物学的幅径の獲得

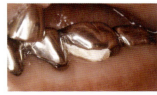
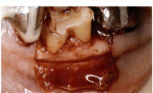
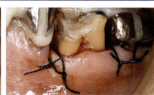
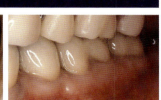
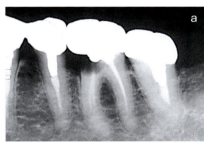
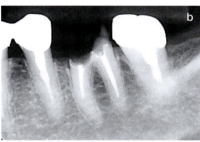
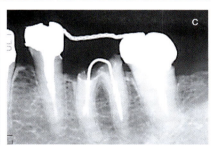
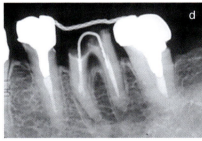
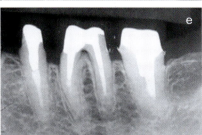
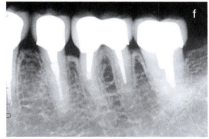

図㉗　矯正的挺出の後、歯肉と歯槽骨の修正を伴う歯肉弁根尖側移動術を行い、侵害された生物学的幅径を回復（d）。根分岐部の透過像は、歯根膜に誘導されて骨が上がってきている（e）。安定した骨頂部歯槽硬線と均等な歯槽骨梁が認められる（f）

症例2　根面被覆とイレギュラーな歯肉ラインの改善

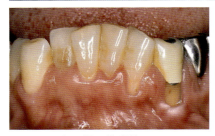
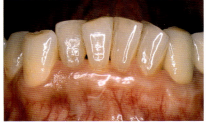
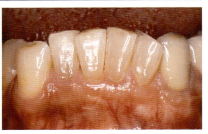

a：2008年5月、治療前　　　　b：2011年8月、治療後　　　　c：2013年2月、メインテナンス

図❷　醜い形態の歯肉が、炎症のコントロールと露出していた根面の被覆により、自然な形態に改善された

Treatment step

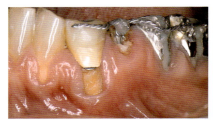
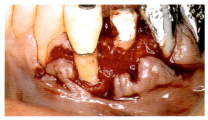
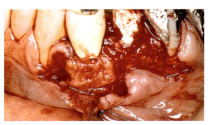

a：歯肉縁下う蝕に対する矯正的挺出　　b：両側歯間乳頭から部分層弁形成　　c：結合組織の縫合と減張切開

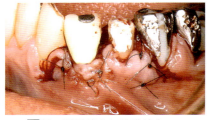
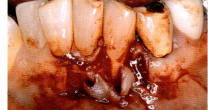
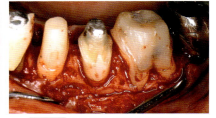

d：3̄部の懸垂縫合と骨膜縫合　　e：2̄部も同様に結合組織移植　　f：4̄5̄6̄部の歯肉縁下う蝕処置

図❷　2̄3̄部はConnective tissue graft & Double papilla pedicle flap、4̄部はApically positioned flap、テンションフリーと十分な血液供給が重要である

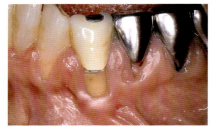
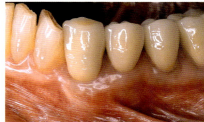
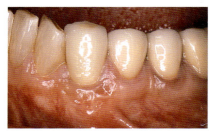

a：2008年5月、治療前　　　　b：2011年8月、治療後　　　　c：2013年2月、メインテナンス

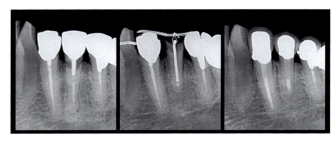

図❸　2̄〜6̄の異常な形態の歯肉が自然な歯頸ラインに改善され、露出根面は完全に被覆された。2年半後、全体的な歯肉のクリーピングがみられる

172

症例3　病的な歯周環境の改善と歯頸ラインの整合性を考慮して

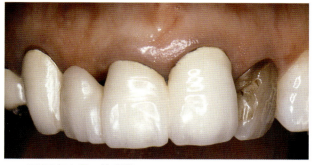
a：2006年1月、治療前

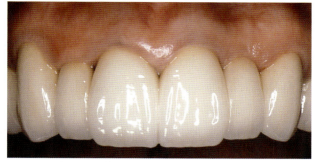
b：2010年2月、治療後

図㉛　歯牙配列の乱れ、歯肉炎と歯肉ラインの不調和など、病的な歯周環境を改善し、健康で審美的な歯周組織の回復と歯冠修復処置を行った症例

来した症例である（図28）。歯冠修復に先だって露出した根面を被覆する必要がある。図29に治療ステップを示す。まず初めに、4̄の歯肉縁下う蝕に対する矯正的挺出によって角化歯肉を増量した後（図29a）、Double papilla pedicle flapにて3̄の露出根面に移植した結合組織を被覆した（図29b、c）。その際、十分な減張切開を行い、クロス懸垂縫合によって部分層弁を歯冠側へ移動して、根面と移植した結合組織を完全に覆うようにした。逆に、4̄部は生物学的幅径獲得のために歯肉弁を根尖側に移動させて縫合している（図29d）。

続いて、2̄部も同様な処置を行い（図29e）、その後、4̄を含む臼歯部に全層弁を展開し、生物学的幅径獲得のための骨修正を行った（図29f）。図28、30に治療前後の変化を示す。根面は完全に被覆されたが、骨の再生を伴わない被覆であるため、ポケット形成の危惧が拭えない。

 症例3：病的な歯周環境の改善と歯頸ラインの整合性を考慮して

審美的な問題点として、根面の露出、|2の歯根破折、近遠心的唇舌的な歯の位置の乱れ、歯冠修復歯の形態色調の不良、歯頸ラインの不調和、歯肉の変色等が挙げられる（図31）。これらの問題を歯冠修復の前に解決しておかなければならない。

図32に治療ステップを示す。|2を抜歯後、メタルプロビジョナルにて歯冠形態を回復し（図32a）、2|2欠損部空隙の均等化と、|1の矯正的挺出を行った（図32b）。図32cに均等化された欠損部を示す。

しかし、|2欠損部は反対側に比べて唇側歯肉がくぼんでいる。本症例は歯肉の増大処置を行わなかったため、歯冠修復後、左右アンバランスな歯肉形態になってしまった。

また、図32d、eに示すように矯正後の固定の不備によって|1の歯肉が再び下がり、1|1の歯肉ラインも不調和になった。ところが、図32eのレジンプロビジョナルを観察すると、むしろ|1の歯肉を切除したほうが審美的であるため、図32f、gに示すように、歯肉切除と合わせて|1と同レベルまで、キュレットにて結合組織と歯根膜を除去した。歯周組織を内部環境から変えるためである。

ただし、この処置は付着歯肉が十分にあることが前提である。また、クローズドでの処置であるため、付着レベルを確実に変えることが難しく、術後に歯肉のクリーピングが起こりやすい。

図33にファイナルレストレーションを示す。図33a、bは試適時で歯肉に貧血状態がみられる。若干カントゥアを調整して装着した。ところが試適時には左右対称な歯肉ラインであった欠損部の歯肉形態が、装着後は非対称となっている（図33c）。これは、図32cで示したように同部の唇側歯肉のボリュームの左右差によるものである。

次に、中切歯間の歯間乳頭に注目してみたい。

Treatment step

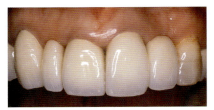
a：メタルプロビジョナル装着

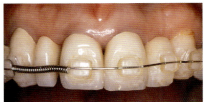
b：歯牙歯槽骨のレベリング

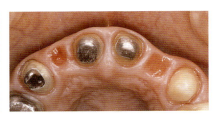
c：矯正治療終了

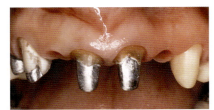
d：オベイトポンティックの調整

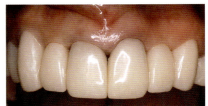
e：レジンプロビジョナル装着

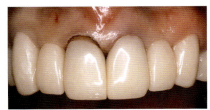
f：1⏌を電気メスで歯肉切除

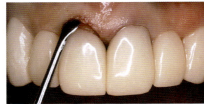

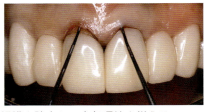
g：1⏌と同レベルまで結合組織付着・歯根膜を除去し、内部環境を揃える　　h：左右対称な歯肉ラインの獲得

図❷　歯肉歯槽骨は歯の位置によってその形態が左右されるため、歯列が整っていることが大事である。また、術後のリセッションやクリーピングを予測することも必要である（3 1⏌1 メタルコアと形成はすでに処置済みを修正）

ファイナルレストレーション

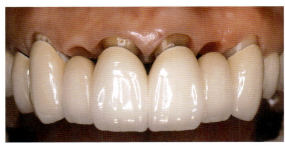
a：2010年2月、試適時。修復物マージンと歯肉縁の調和

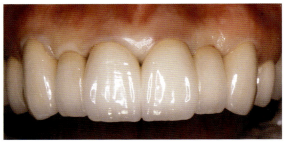
b：貧血状態の強い部位はカントゥアを調整

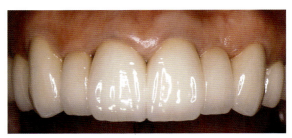
c：2010年5月、装着3ヵ月後

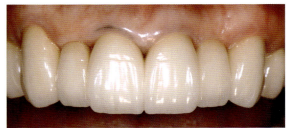
d：2016年3月、6年後

図❸　aは試適時で、2⏌の歯肉はスキャロップ状だが、3ヵ月後にはフラットな形態になっている（c）。これは2⏌2の欠損部唇側歯肉の厚みの違いによるものである。修復処置の前に、歯の位置や歯肉形態の対称性をもっと整備しておくべきであった。なお、今回は3⏌の歯肉にはアプローチしなかった。dは6年後である

症例4　歯周組織の内部・外部環境の対称性を意識して

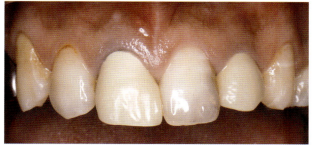
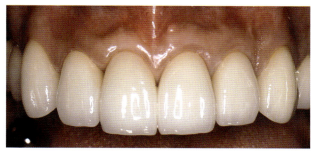
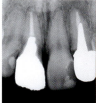
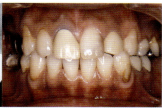
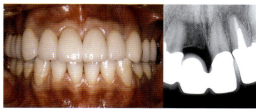

咬合再構成前後

a：2006年8月　　　　　　　　　　　　　　　　　　　　b：2009年2月

図❸　上顎前歯部歯周組織における内部・外部環境の対称性を意識して歯冠修復した症例。咬合高径を挙上し、アンテリアガイダンスを付与する目的で 3⏌3 のアーチを若干拡大しているため、歯冠長が長すぎる

通常、歯間乳頭の形態は隣接する歯冠外形によってサポートされている。ゆえに、乳頭部歯肉を生理的な範囲内で圧迫することによって、その形態を若干コントロールすることが可能であるが、本症例のように歯根が近接している場合、オーバーカントゥアは禁忌である。また、乳頭頂に1mm程度のわずかなスペースが必要である。過剰に圧迫しすぎるとコルを形成して歯間乳頭は息苦しく、炎症を惹起しかねない。

反省点として、この当時の歯冠修復物はロングコンタクトでSubgingival contourも強く、歯肉を圧迫しすぎている。

図33dはメインテナンス中断後6年ぶりの来院時である。幸い歯肉の形態は維持されている。

● 症例4：歯周組織の内部・外部環境の対称性を意識して

初診時の口腔内写真より、歯牙・歯周組織および審美性に関する問題点として、左右非対称な歯冠形態と色調、切縁と歯頸ラインのアンバランス、1⏌2 の歯肉の変色が挙げられる（図34）。

しかし、歯肉の厚みと形態は平均的で歯間乳頭のラインも悪くない。課題としては、歯根破折している 1⏋ 抜歯後の歯肉退縮に対する対処法、および ⏌3/3 の反対咬合を改善し、犬歯誘導を付与する際の歯冠形態の与え方である。

図35に治療ステップを示す。1⏋ 抜歯後の歯肉退縮に対して結合組織移植を行った（図35a～c）。その後、1 2⏋ の歯肉ラインが反対側に比べて若干高位にあるため、歯頸ラインを揃える目的で部分層弁による歯肉弁根尖側移動術を行った（図35d、e）。

確実に付着レベルを変更するには、症例3のように歯肉切除と搔爬によるよりも、歯肉弁を展開して明視下で結合組織、歯根膜、必要であれば骨頂まで削除する本法のほうがすぐれている。

図36に調和のとれた形成深度とフィニッシュライン、およびエマージェンスプロファイルを示す。ファイナルレストレーションへ向けて必要であれば、形成深度と形成量を修正し、リマージニングを行う。その際、Subgingival contourは図に示す程度とし、決してオーバーカントゥアにはしない。

なお、本症例の 3 2⏋ 隣接面部は形成深度が若干深すぎた。ただし、1⏌1 の隣接面部は歯間乳

Treatment step

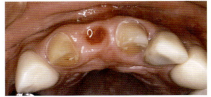 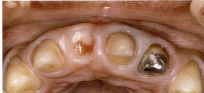 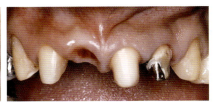

a：1̲ 抜歯後のオベイトポンティック　　b：1̲ 結合組織移植後。「外部環境」　　c：オベイトポンティックの調整

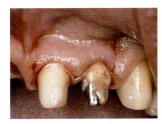 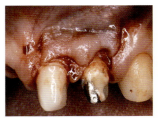 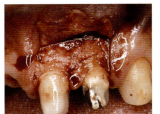 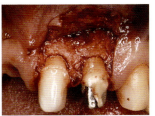

d：1̲2̲ の歯頸ラインを揃えるために部分層弁でフラップを展開し、結合組織、歯根膜、歯槽骨を修正。「内部環境」

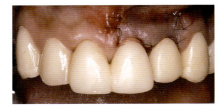 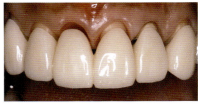 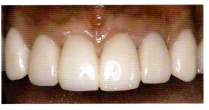

e：欠損部を含めて調和のとれたプロビジョナルの歯頸ライン。ただし、2̲1̲ 間の歯間乳頭は若干下がってしまった

図❸❺　歯冠修復に先だって、歯周組織の内部・外部環境の対称性を獲得しておくことが必要である

プロビジョナルレストレーション

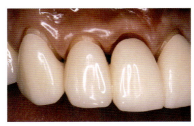 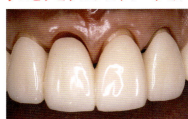 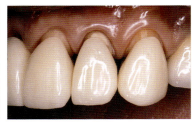

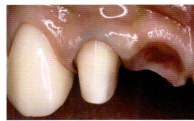 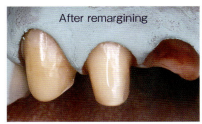

図❸❻　プロビジョナルレストレーションによって歯周組織と審美性の再評価を行う。そして必要であれば、下段左のように圧排糸を挿入して形成深度と形成量を修正し、リマージニングを行う

―― シンメトリックで審美的かつ組織学的に安定した歯周組織を獲得するには ――

歯周組織の内部・外部環境が組織学的に安定し、かつ左右対称であること

1. Osseous scallopとGingival scallopの対称性
2. 歯の水平的、垂直的位置および歯根間距離の対称性
3. 歯冠と歯根の大きさおよび歯軸の対称性
4. 歯槽骨縁ライン、遊離歯肉縁ライン、サルカスの対称性
5. 歯間部歯槽骨頂、歯間乳頭の対称性
6. 歯肉の性状、厚み、ボリュームの対称性

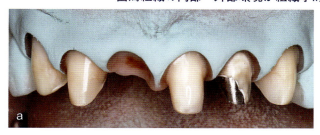
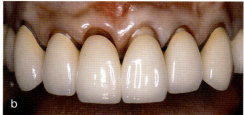
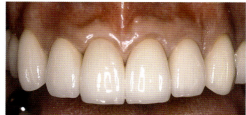

図❸ 3+3の均質な生物学的幅径、つまり、Osseous scallopに沿って結合組織性付着、上皮性付着、サルカスがシンメトリックに構築されていることが、審美的な歯肉ラインを長期に維持するために重要である（|2 メタルコアと形成はすでに処置済みを修正）

頭を保持するために形成深度を深くしている（図37aを参照）。

 シンメトリックで審美的かつ組織学的に安定した歯周組織の獲得

シンメトリックで調和のとれた歯肉ラインを獲得するには、歯周組織の内部・外部環境が組織学的に安定し、かつそれが左右対称でなければならない。

そのためには、図37に示す1～6の条件を達成することが必要である。とくに骨頂ライン、サルカスライン、およびそれに基づくフィニッシュラインの関係が各歯牙で違っていると、経年的に歯肉縁の位置に不調和が出てくる。

また、歯の水平的・垂直的位置は、歯肉の形態を決定する最も大きな要因である。歯科技工士に作業模型を手渡す前に、歯科医師はこれらの条件をできるだけ整備しておくべきである。

 症例5：歯牙・歯列の乱れを残した主観的・個性的な審美の考察

咬合の違和感と審美障害を主訴とした症例である（図38）。審美的な問題点として、|1 歯冠修復歯の根面露出、2|2 矮小歯、3+3 の歯頸ラインの乱れ等が挙げられる。

|1 の矯正的挺出後、単独歯で歯冠修復したため、後戻りして歯肉が下がり、3+3 の歯頸ラインも不揃いで、いわゆる審美の客観的な基準を満たしていない（図38）。しかし、天然歯に調和した形態に自然観があり、症例4のような無機質でシンメトリックな歯牙・歯列に較べて、むしろ躍動感と個性のある美しさがある。審美性の評価には、基本的・客観的基準だけにとらわれず、顔の形や性格に違いがあるように患者個別の要因を考慮した主観的・個性的な審美も考える必要がある。

図39に治療ステップを示す。|1 と|3 の矯正的挺出、2|2 矮小歯のスペースコントロール（図39a、b）の後、2+2 歯肉形態と歯頸ラインの不調和を修正すべく歯肉切除を行った（図39c、d）。3ヵ月後、歯肉の治癒・成熟を待って、歯肉縁と同レベルの形成を行い、プロビジョナルレストレーションを装着した（図39e、f）。歯肉の応答・咬合機能の再評価を経て、最終形成、リマージニングを行い、ファイナルレストレーションを装着した（図39g～i）。

図40に最終形成と歯冠修復を示す。同一患者

症例5　歯牙・歯列の乱れを残した主観的・個性的な審美の考察

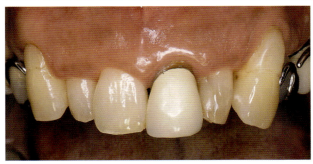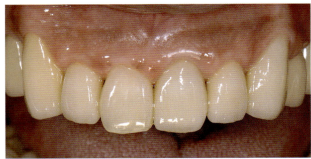

図㊳　53歳、男性。症例4のように完全なシンメトリックではなく、歯牙・歯肉ラインに多少の乱れが残っていても、かえって躍動感と個性のある自然な美しさがある。画一的ではなく、患者個別の個性的な審美の範疇であろう。メタルフリーレストレーションゆえに歯肉は自然な色調を維持している

Treatment step

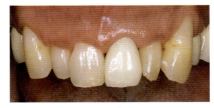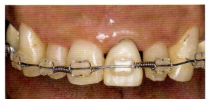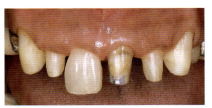

a：歯周基本治療後、1̲テンポラリー　　b：2̲|2̲歯冠幅径の確保。1̲3̲の挺出　　c：2̲+2̲の歯肉形態が不揃い

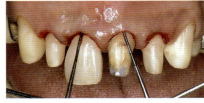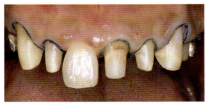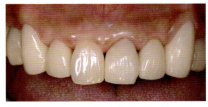

d：2̲+2̲歯肉形態と歯頸ラインの修正　　e：プロビジョナルの支台歯形成と圧排　　f：プロビジョナルレストレーション

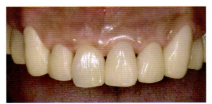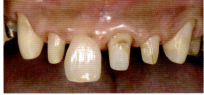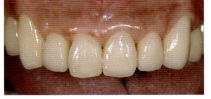

g：リマージニング終了　　h：最終形成　　i：ファイナルレストレーション

図㊴　歯冠修復の前処置としての矯正治療と歯周外科、そして、原則に則った支台歯形成、圧排、印象、適合のうえに審美歯冠修復がある。f：1̲は、歯肉のクリーピングを期待して歯肉縁上マージンとしてある

でも歯種や部位によって歯周組織の状態が異なっている。Biotypeも違うし、歯根間距離や歯根幅径も違う。矯正治療による歯周環境の均等化にも限界があり、あとは歯冠修復で対応していくことになる。

図41に治療前後の対比を示す。許容レベルまでの歯頸ラインの改善が得られ、歯肉と歯冠修復物は共存しているように思われる。

臼歯部においては、残存天然歯との機能的・形態的・審美的調和を目指す（図42）。

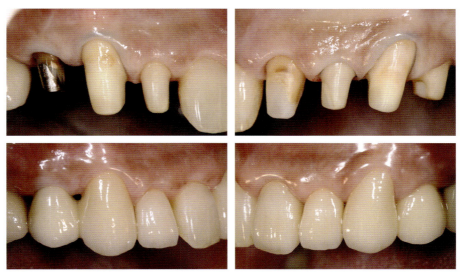

図⓴ 歯牙ごとに形態の違う歯肉タイプ（3|3 thin-scallop，2|1 2 thick-flat）それぞれに応じた形成、圧排、印象を行い、歯肉と調和した歯冠修復を目指す。3|2 3には最終形成のためのプレコードを挿入してある

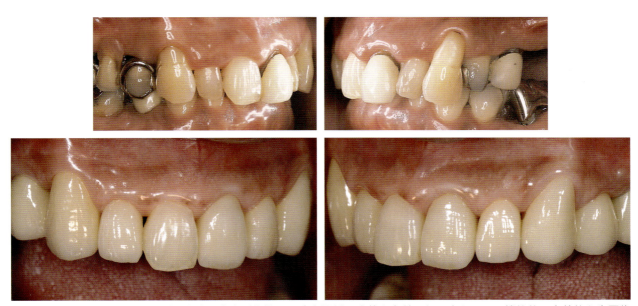

図㊶ 炎症のコントロール、矯正治療、歯肉形態修正、咬合関係の改善を有効に組み合わせて、機能的・審美的な歯冠修復を達成する

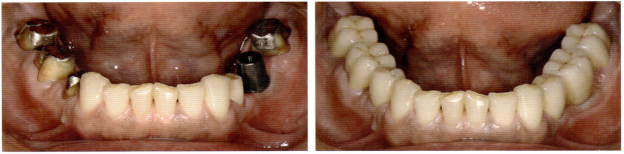

図㊷ 下顎臼歯部は、残存天然歯との機能的・形態的・審美的調和を目指す。歯列の形態的な連続性を回復することによって、機能的にもそれに見合った効果が期待される

第6章 包括的歯科診療における修復治療

3 咬合再構成における修復治療

　修復治療の目的は、その個体と病態に応じた歯牙・歯列の解剖的、機能的な形態の回復であり、その目標は歯周組織の保護と咬合機能の改善にある。症例6のように重度の歯周炎によって全顎的な歯牙・歯列の崩壊に至った症例を立て直すためには、顎顔面〜歯牙歯周にわたる包括的な診断のもとに、最終形態をイメージした綿密な治療計画を立案しなければならない。その治療過程において、プロビジョナルレストレーションによる再評価は必須の事項である。

　本節では、主にプロビジョナルレストレーションの意義とファイナルレストレーションの評価について記述する。

プロビジョナルレストレーションの役割と意義

　症例6（図43）は、前歯部の審美障害を主訴に来院した咬合崩壊症例である。基本治療としての炎症と力のコントロールを終え、修復処置に入るところから症例検討を始めたい。

　それまでに試行錯誤しながら求めてきた咬合高径、水平的下顎位、顎関節や筋などの情報を、最終的には歯牙・歯列上に修復治療として表現していかなければならない。そのためには、プロビジョナルレストレーションによる再評価を欠かすことはできない。

　図44に示すように形態的・機能的な両面から再評価し、修復治療の精度を上げていくことが重要である。その際、プロビジョナルレストレーションだからと妥協せず、ファイナルレストレーションとまったく同じ形態を回復しなければ、精度の高い再評価を行うことはできない。

　図45〜47に上顎前歯部における歯周組織との関係、および審美性の模索を示す。プロビジョナ

咬合再構成における修復治療

症例6　下顎の左側偏位を伴った重度の慢性歯周炎による咬合崩壊

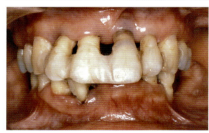
a：治療前。2010年6月

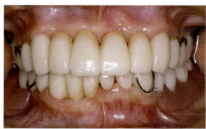
b：プロビジョナルレストレーション

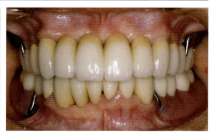
c：ファイナルレストレーション。2013年3月

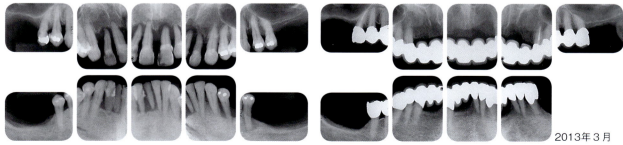

2013年3月

図❹ 2010年6月、68歳、女性。修復治療の目的は、その個体と病態に応じた歯牙・歯列の解剖的、機能的な形態の回復である

プロビジョナルレストレーションの役割と意義

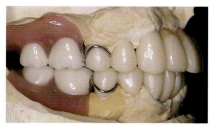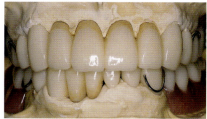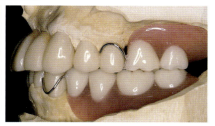

プロビジョナルレストレーションによる再評価事項

形態的にみて……咬合平面が瞳孔間線と平行か、歯牙・歯列の形態は乱れていないか、Spee and Wilson Curve、Centric stop、Anterior guidance and Disocclusion、Guiding areaの確認、レジン歯と修復歯の配列は自然に移行して不調和ではないか、人工歯の大きさ、咬頭傾斜は適切か、軸面の形態は適切で左右対称か、審美性の確認、歯周組織に対しては、これからリマージニングして対応していく

機能的にみて……下顎位、咬合高径、顎関節、筋肉に違和感を感じないか、咀嚼時の干渉や噛みにくさはないか、口唇や舌の機能を干渉していないか、など

図㊹　2＋2部の高度な骨吸収を補うために上顎前歯部を唇側傾斜させてリップサポートを得ている

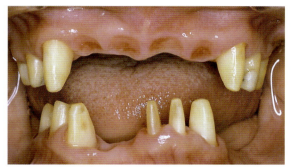 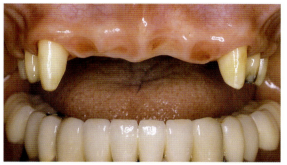

図㊺a　プロビジョナルレストレーション装着直前

図㊺b　下顎はファイナルレストレーション装着、上顎はリマージニング後の支台歯と歯肉

ルレストレーションとファイナルレストレーションは、形態・機能ともに相似形である。

図48にプロビジョナルレストレーションの意義を示す。プロビジョナルレストレーションは、術者の意図した歯冠形態をファイナルレストレーションに先だってシミュレーションし、歯周、咬合および審美性にかかわる問題点をクリアにする手段であると同時に、術者の診断が正しかったか、誤っていたかを確認する作業である。

 ファイナルレストレーション

図49、50にファイナルレストレーションとその再評価事項を記す。ファイナルレストレーションは、包括的な診査・診断のもとに、その症例にとって最適な治療計画を立て、さまざまな治療手段を組み合わせて到達するものである。

しかし、どれほど立派な治療計画を立てても、具体的に手が動かなければ、つまり、基本に忠実に的確に処置できる技術がなければ成立しないのである。建築にたとえれば、どんな立派な設計図を引いても、大工や左官屋の腕が悪かったら、雨漏りはする、建具は合わないなどの不具合が生じてくる。机上の設計の議論は、最高の技術をもった職人が施工することが絶対条件である。現場には、手抜きをしない、プライドをもったプロの職人（歯科衛生士、歯科技工士、歯科医師）が必要なのである[10]。包括的歯科治療は、基本に忠実な処置の積み重ねのうえにのみ、成り立つものであることを痛感している。

―― プロビジョナルレストレーション vs. ファイナルレストレーション ――

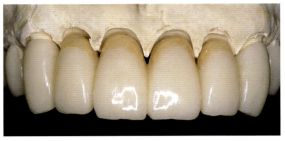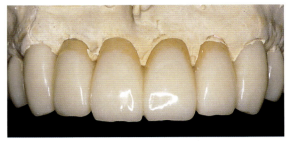

a：プロビジョナルレストレーション

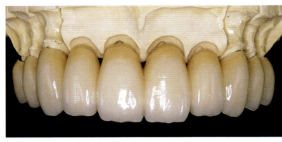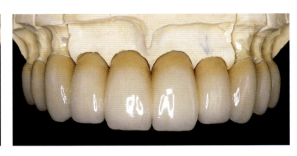

b：ファイナルレストレーション

図❹6　歯周・咬合・審美の再評価を行う。プロビジョナルレストレーションのほうが歯冠形態に自然観があり、それがファイナルレストレーションに活きていないことが反省点である。ファイナルレストレーションの歯冠形態と表面構造は、年齢を考慮して修正している

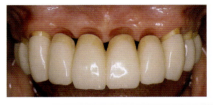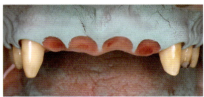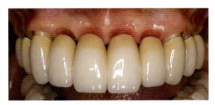

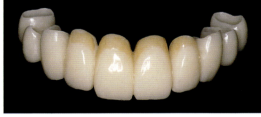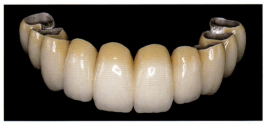

図❹7　プロビジョナルレストレーションとファイナルレストレーションは、形態・機能ともに相似形である。$\frac{1|2}{2|1}$部には結合組織移植を行ったが、口蓋歯肉が薄く十分な増大ができなかった

プロビジョナルレストレーションの意義

機能的要件を備え、歯周組織と調和した、しかも審美的な歯冠修復を達成するためには
プロビジョナルレストレーションによる再評価を欠かすことはできない。
プロビジョナルレストレーションは、術者の意図した歯冠形態を
ファイナルレストレーションに先だってシミュレーションし、
歯周、咬合および審美性にかかわる問題点をクリアにする手段であると同時に、
術者の診断が正しかったか、誤っていたかを確認する作業である

図❹8　プロビジョナルレストレーションなしに全顎にわたる修復治療を行うことは不可能である

―― ファイナルレストレーション ――

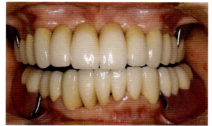
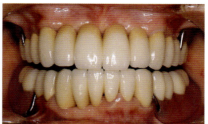
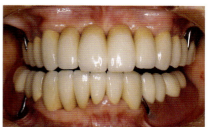
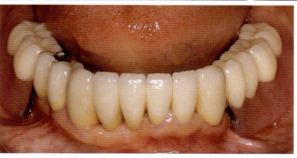

―― ファイナルレストレーションでの再評価事項 ――
Centric stopのバランス、早期接触の有無、Anterior guidanceの角度・方向・量・Disclusion量、
Freedom in Centric（Long centric）の程度、Tapping音・速度、フレミタス診査、早期接触の有無、
下顎頭の動き、関節雑音、筋肉の緊張がないか、患者自身の違和感がないか、
歯周組織と形態的に調和しているか、オーバーブラッシングの危険性

図❹ ファイナルレストレーションは、基本に忠実な処置の積み重ねのうえに成り立っている

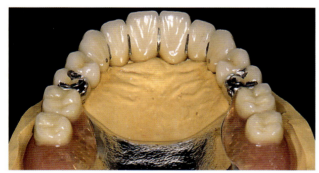
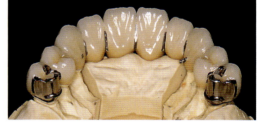

Upper & Lower Final Restoration
with Milling Partial Denture

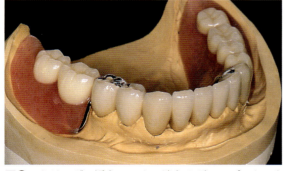
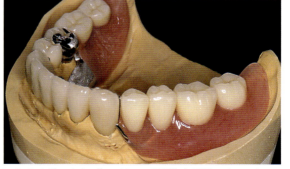

図❺ ミリング、近心レスト、遠心のディンプルとIバーによるサポートとブレイシング機能を重視したリジッドでシンプルな構造をもつパーシャルデンチャー。舌側のミリングとブレイシングアームの一体化により、鉤歯の自然な解剖学的形態の回復とブレイシング能力の増大が図られる。パーシャルデンチャーを用いた欠損補綴では、歯冠修復歯と義歯の人工歯の間で、咬合面のサイズ、咬頭・隆線、歯頸ラインなどがスムーズに連続移行していることが大切である（本症例のミリングデンチャーは、和田精密歯研(株)スーパーテクニシャン多田 郁氏の考案による）

第6章 包括的歯科診療における修復治療

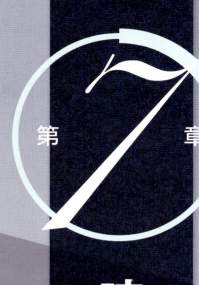

第7章

咬合崩壊と咬合再構成

咬合崩壊と咬合再構成

1 咬合崩壊とは

　炎症と力、換言すれば歯周炎と咬合の不調和による相乗作用の結果、歯列・咬合が悲惨に破壊された症例に出合うことがある。いわゆる、咬合崩壊である。病的な歯牙移動とそれに伴う咬合関係の乱れが悪循環を形成し、その影響は歯列のみならず顎関節・顎顔面にまで及ぶことも稀ではない。

咬合崩壊：Posterior bite collapseとは

　症例1（図1a）に示すように、歯周炎に端を発する病的な歯牙移動やう蝕による臼歯の歯冠崩壊は咬合高径を低下させ、上顎前歯を突き上げてフレアーアウトを引き起こす。これは臼歯の咬合崩壊（Posterior bite collapse）と呼ばれ、さまざまな機能障害に繋がる。

　図1b〜eは、その典型的な崩壊の過程を示している。1986年には維持されていた咬合高径が（図1b）、11年後には欠損を伴う病的な歯牙移動によって咬合干渉を発現しながら咬合低下し（図1e）、歯牙・歯列の不可逆的な崩壊に至っている。

　ここで筆者のいう咬合崩壊とは、どのような状態をいうのか、それを確定する3つの指標を図2に提示する。1．咬合高径の低下、2．臼歯の咬合支持および前歯によるガイダンスの喪失、3．

症例1　臼歯の喪失と病的な歯牙移動を伴う咬合崩壊：Posterior bite collapse

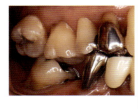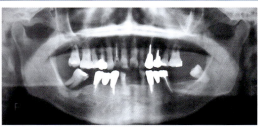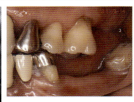

a：Posterior bite collapse。1997年10月

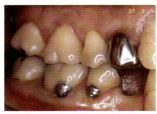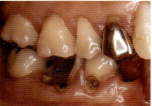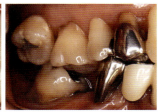

b：1986年5月　　c：3年後。1989年12月　　d：7年後。1993年9月　　e：11年後。1997年10月

図❶　**病的な歯牙移動と咬合のアンバランスによる歯列咬合の崩壊**：細菌感染「歯周炎」➡浮腫による歯根膜内組織圧の乱れ➡病的歯牙移動➡咬合高径低下➡外傷性咬合発現➡咬合機能の乱れ➡下顎偏位➡筋肉、顎関節に不調和発現➡二次性の咬合性外傷➡骨吸収の進行➡不可逆的な歯牙・歯列の咬合崩壊

咬合崩壊を確定する3つの指標
1. 咬合高径の低下：う蝕、咬耗、圧下、欠損、咬合高径の左右差
2. 臼歯の咬合支持および前歯によるガイダンスの喪失：咬合支持喪失状態での噛みしめや咬合干渉
3. 上下顎骨の三次元的偏位：顎関節・顎顔面も含めて立体的に

図❷ これらがAdaptation、Compensationによる適応能力を超えて不可逆的な進行状態にあるとき、咬合崩壊という

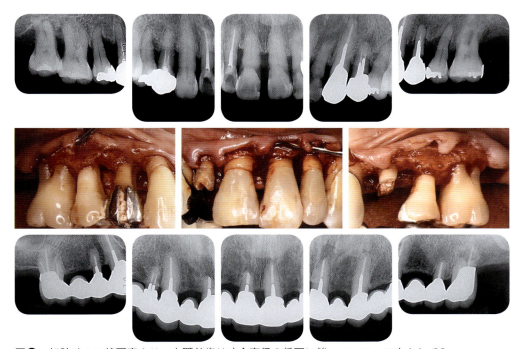

図❸ 初診時のX線写真より、上顎前歯は咬合高径の低下に伴いフレアーアウトしてOpen contactとなっている。2̲近心部歯根破折、2̲根尖病変が治らず抜歯、6̲頬側遠心根へミセクション

上下顎骨の三次元的偏位である。

しかし、これらの症状が認められるからといって、早急に咬合崩壊と診断してはならない。つまり、Adaptation（適応）、Compensation（代償）による適応能力を超えて歯牙・歯列における病態が不可逆的な進行状態にある場合をいうのであり、何らかの形態異常が存在していても、機能的に適応・代償しており、さらなる病態の進行が認められなければ咬合崩壊とはいわない。

本症例は、全顎にわたる歯周外科（図3）と、プロビジョナルレストレーションによる下顎位と咬合関係の評価の後、クロスアーチスプリントによる歯周補綴とした（図4）。下顎は少数残存歯に根面板を併用したコーヌスデンチャーとした。

咬合再構成：その手段と手順

咬合高径の低下、下顎偏位、歯列咬合の崩壊など、多様な病態が錯綜した咬合崩壊に対するとき、何をどこまで、どういう方法で、どのような状態から、どのような状態まで変えるのか。具体的な治療手段と、その効果的な組み合わせの手順を検討しなければならない。

そして、顎口腔系全体を俯瞰する目をもちながら、推移する治療の諸段階、諸場面に応じて、的確な診断と再評価を繰り返し、自分のイメージする治癒像に近づけていくことが必要である。そのためには、さまざまな治療手段をもち、難関を乗り越えていく臨床力を養わなければならない。以下に咬合再構成の症例を提示する。

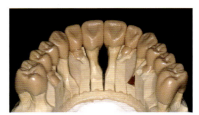
a：プロビジョナルレストレーション（ワックスアップ）

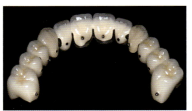
b：ファイナルレストレーション（PFM crown）

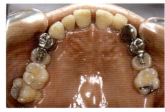
c：治療前。1997年10月

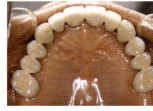
d：5年後。2002年7月

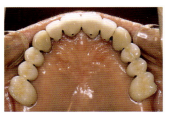
e：17年後。2014年1月

図❹　Sequential occlusionを意識したワックスアップとクロスアーチスプリントによる歯周補綴

2 下顎位をどう診断し、どう求めるか

○ 症例2：Ⅱ級骨格で咬合支持の喪失と咬合高径の低下を伴う咬合崩壊

1．病態分析
1）顎顔面

左顔面高の短縮。骨格性のⅡ級で、関節円板の転位はないが、下顎頭は後方へ押し込まれている（図5）。

2）歯列咬合

10年以上放置された臼歯部咬合支持の喪失によって咬合高径は低下し、前歯部の過蓋咬合と下顎の後方偏位が起こっている。犬歯関係もⅡ級で歯冠長が異常に長い。対合歯のない上顎臼歯部は挺出し、咬合高径の低下と相まって補綴スペースを侵害している（図6）。

3）歯牙歯周

と6̲にクラックが認められるが、全顎的に骨吸収は軽度である（図7）。

2．診断と治療方針

上顎骨の前突したⅡ級骨格。臼歯部欠損によって咬合高径の低下、下顎の後方偏位を惹起した典型的なPosterior bite collapseである。下顎骨はブラキタイプで、元来咬合力が強く骨隆起も認められる。安定した臼歯部の咬合支持を確保したうえで、咬合高径の回復、下顎位の改善を要す。そのうえでArch integrityのとれた歯列咬合関係を構築することが必要である。

3．治療手段と手順

①炎症のコントロールの下に歯周外科によるCrown lengthningとBiologic widthの獲得（図8）。

②下顎臼歯部インプラント埋入後、咬合挙上してメタルテンポラリーを装着（図9a）。

③矯正治療による歯牙のレベリングと下顎歯列の拡大。長すぎる上顎犬歯の歯冠形態修正（図9b）。

④プロビジョナルレストレーションによる咬合平面・咬合湾曲・咬合様式の模索（図9c）。咬合挙上されオープンバイトとなった前歯部に対しては、矯正治療と下顎犬歯の歯冠修復によってアンテリアガイダンスを模索した（図10）。その後、プロビジョナルレストレーションによる下顎位の再評価（図11、12）を経て、咬合再構成を完了した（図13〜17）。

症例2　Ⅱ級骨格で咬合支持の喪失と咬合高径の低下を伴う咬合崩壊

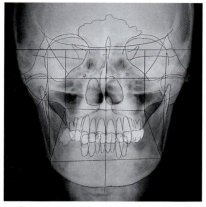
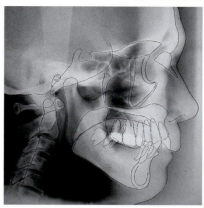
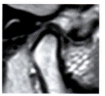
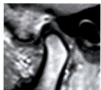
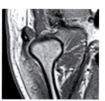
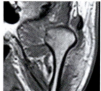

図❺　70歳、男性（2009年3月）。**顎顔面の病態**：左顔面高が4.3mm短い。Skull is Mesiofacial. Mandible is Brachyfacial. Skeletal class is Ⅱ. Maxilla/Mandibula differential sklet sklet（158.3%）. Maxillary skeletal location（117.5%）. Mandibular skeletal location（-40.8%）. 関節円板の転位はないが、右側下顎頭は若干後方へ押し込まれ、円板の後方肥厚部へ乗り上げて圧迫しているようにみえる

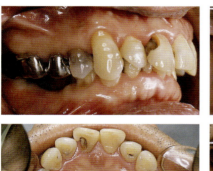
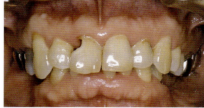
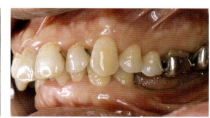
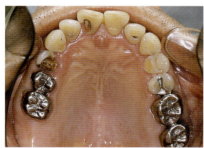
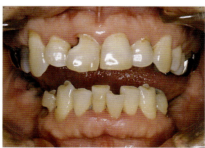
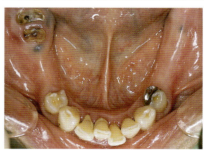

図❻　**歯列咬合の病態**：下顎前歯が上顎前歯の基底結節下部に嵌り込んでいて、下顎運動を著しく規制している。上顎前歯舌側には強いファセットが認められ、4̄と3̄は過剰な力による舌側歯冠の破折がみられる。6̄5̄4̄|5̄6̄7̄の歯牙歯槽骨は挺出し、咬合高径の低下と相まって補綴スペースを侵害している

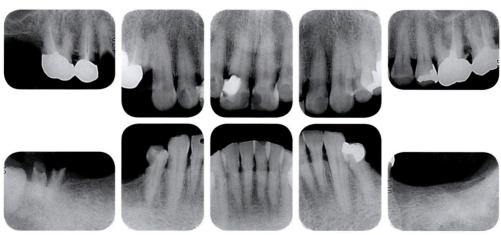

図❼　**歯牙歯周の病態**：5̄|6̄の歯根にクラックが認められる。歯周ポケットは少ない

―――― 歯周外科 ――――

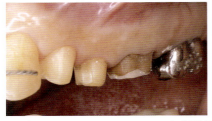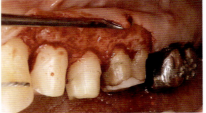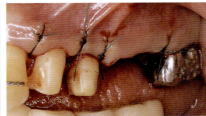

a：4～7のCrown lengthningと歯頸ラインの修正、および6の抜歯

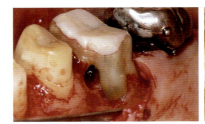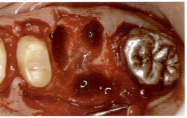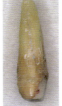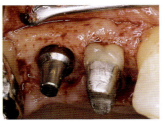

b：6口蓋根破折。ヘミセクションしたが、咬合力とセントリックストップが歯軸を外れ清掃性も悪くなるため抜歯し、インプラントによる歯冠修復とした

c：5破折により抜歯。インプラント埋入と654のCrown lengthningおよび4の生物学的幅径の獲得

図❽　挺出した上顎臼歯部に対して補綴スペースの確保と生物学的幅径の獲得を目的とした歯周外科

―――― 矯正治療とプロビジョナルレストレーションによる歯列咬合の再構築 ――――

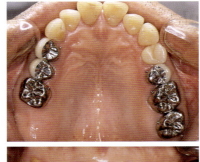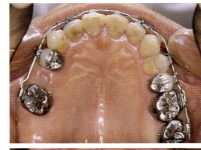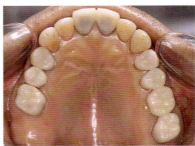

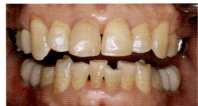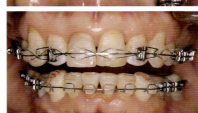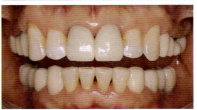

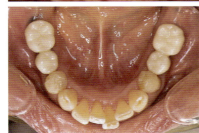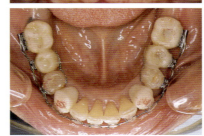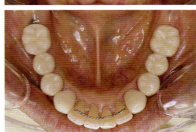

a：矯正治療開始時。2011年4月　　b：矯正治療終了時。2011年12月　　c：レジンプロビジョナル。2012年12月

図❾　咬合挙上、乱れた歯列咬合のレベリング、アンテリアガイダンスの模索、プロビジョナルレストレーションによる咬合再構成のシミュレーション

---アンテリアガイダンスと安定した咬頭嵌合位の確立---

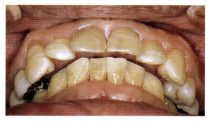
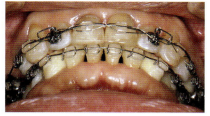
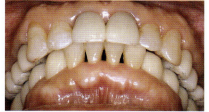

a：咬合挙上後、矯正開始前。2011年2月　　b：矯正治療終了時。2011年12月　　c：レジンプロビジョナル。2012年12月

図⓾　$\overline{3\rightarrow3}$叢生の解消と$\overline{4\,3|3\,4}$の側方拡大および歯冠修復による臼歯部咬合関係の改善。アンテリアガイダンスの構築、前歯部～臼歯部への適度なガイディングエリアとセントリックストップの確立が認められる。これは、矯正治療と並行して行われた咬合挙上とそれに伴う下顎位の変化などによる複合的な成果としての咬頭嵌合位である

---プロビジョナルレストレーションによる下顎位、顎関節、咬合関係の再評価---

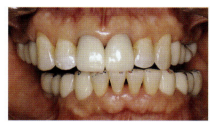
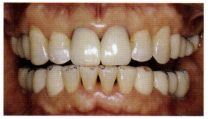
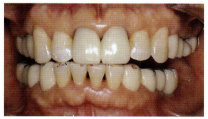
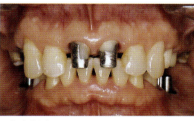
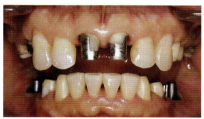

図⓫　上段は、前方・左右側方へのガイダンスを示す。咬合平面、咬合湾曲、咬合様式、下顎位、顎関節、筋、歯周組織との関係を再評価

◯ 下顎位をどう診断し、どのように求めるか

1．下顎位の診断

ここで、本症例の下顎位をどのように診断すればよいのか考察してみたい（図12）。長期間にわたり放置された臼歯部欠損によって、咬合高径が低下し、下顎が偏位しているであろうことは間違いない。下顎位の基準となる、顆頭位、咬合位、筋肉位について、それぞれに評価してみる。

「顆頭位」は、MRI所見（図5）よりICPにおいて右側下顎頭が若干後方へ押し込まれ、関節円板の後方肥厚部を圧迫しているように見える。コンディログラフ（図13b）では、Protrusion/Retrusionにおいて下顎頭が約1.2mm左側へサイドシフトしており、関節円板の側方偏位や靭帯のルーズニングが疑われる。シュラー法X線写真（図13a）では両側下顎頭が後方偏位している。以上のことから、健常な顎関節であるとは考えにくい。

次に「咬合位」は、咬頭嵌合が崩壊しており、健常とはいえない。「筋肉位」は、咬合支持の喪失、前歯部過蓋咬合による下顎運動の制限、前歯部のみでの咀嚼習慣等、異常な咬合状態を長期間強いられ、筋の自然な活動が阻害されているであろう。また、左右顔面高の違い（左側が4.3mm短い）による影響など、筋肉はストレスを内蔵していると思われる。

2．下顎位の求め方

では、どのようにして、生理的な下顎位を求めればよいのだろうか。本症例の下顎位を筆者は下

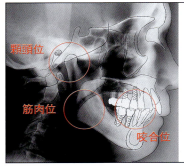

本症例の下顎位をどう診断し、どのように求めるか？

関節窩内での下顎頭の位置関係で決まる　**顆頭位**
➡ 適応しているが、下顎頭は後上方へ偏位

上下顎歯牙歯列の咬合接触関係で決まる　**咬合位**
➡ 欠損や歯列不正により咬頭嵌合位が崩壊

安静位からの自然な閉口筋活動で決まる　**筋肉位**
➡ 自由な筋活動が抑制されストレスを内蔵

図⓬　下顎運動を制御している3つの基準位がすべて健常ではない。どこに新たな下顎位を求めればよいのだろうか

――― 顆頭位、咬合位の変化と緊張の取れた筋肉によって位置づけられた下顎位 ―――

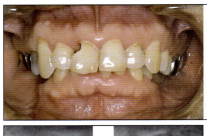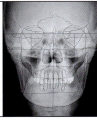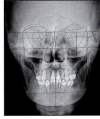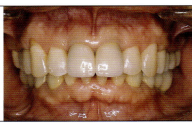

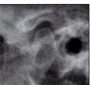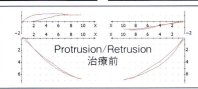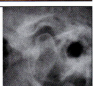

a：治療前。2009年4月　　　　b：コンディログラフ。治療前　　　　c：治療後。2013年7月

図⓭　咬合支持および咬合高径の回復、前歯部オーバーガイダンスの解消の結果、下顎位は前方位をとり、顎関節のコンプレッションが開放された

記のようにして求めた。

①まず低下した咬合高径を左右均等に回復することによって、前歯部の規制を開放した。

②それによって下顎は若干前方位をとるようになった。

③上下顎歯列のディスクレパンシーの解消とオープンバイトとなった前歯部は、矯正治療によって咬合させた。

④こうして自ずと設定されてきた下顎位で、均等なセントリックストップと適切なガイダンスを付与されたプロビジョナルレストレーションを装着し、若干の咬合調整を加えながら、筋肉の応答を評価した。

⑤再評価の後、緊張の取れた筋肉によって、下顎安静位から自然に誘導される下顎位と咬頭嵌合位の一致を確認。この下顎位でファイナルレストレーションを作製した。

咬合様式は、急峻すぎて下顎を後方へ押し込まないように、上顎犬歯を形態修正して $\frac{543|345}{543|345}$ によるGroup functioned occlusionとした（図16、17）。

総じていえば、下顎位の模索とは、いかに歯牙の枠を外し、神経筋系の記憶の痕跡（Engram）を消し、筋の緊張を取り去って、顎関節と許容し合える下顎位を求めるかであろう。

3．下顎位の経年的変化

しかし、多くの症例が示すように恒常不変の下顎位など存在するはずがなく、最終的に求めた下顎位も新たな環境に適応しながら経年的に変化していくものである。

―――― ファイナルレストレーション（2013年7月）――――

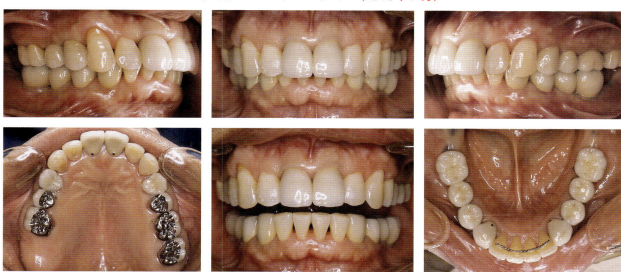

図⓮　初診時のう蝕、歯周炎、臼歯部欠損によって調和を欠いた歯列と咬合を、歯周治療、欠損補綴、矯正治療、咬合治療、歯冠修復治療を効果的な手順に従って組み合わせ、最終的に導かれた歯列咬合を示す

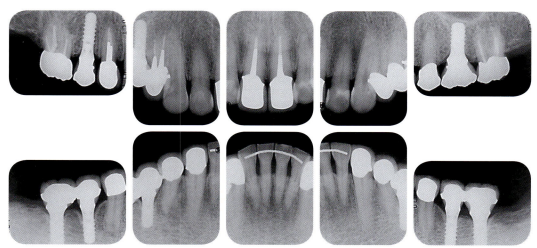

図⓯　歯周組織は安定している。 4| は歯根破折のリスクが高い

　咬合再構成が終了した状態は、むしろ咬合の不安定な状態であろう。とくに、遊離端欠損の咬合再構成では最終補綴後、臼歯部がすいてくることをしばしば経験する。これは、咬合の変化に応答して筋バランスの変動が起こり、下顎が前方位をとることによるものと思われる。

　本症例でもそれを見越して、図18に示すように、数十μmすかせていた前歯部がメインテナンスに移行後、咬合接触してきている。生体は変化するものであり、「変化しながら安定している」ことが「動的平衡」である。これは自然の摂理である。

たとえば、叢生がひどくなったり、咬耗が進行したりと形態的には変化していくが、機能的には安定した咬合が維持されている状態であればよい。このように、咬合再構成後も変化していく下顎位に注意を払い、再び崩壊へ向かわないように定期的に咬合をチェックすることが重要である。

● **咬合再構成における診断の立て方**

　重篤な咬合崩壊は、多数の原因因子や関与因子が複雑に絡み合って発症している。それゆえ、病態分析の項において、個別的診断と総合的診断を

第7章　咬合崩壊と咬合再構成　193

セントリックストップとガイダンス

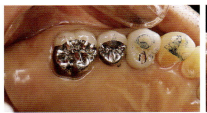
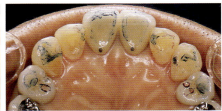
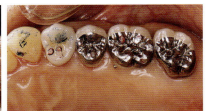
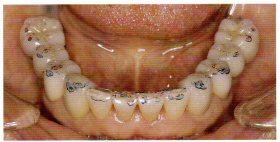

図❶ 3+3 は咬頭嵌合位で数十μmすいている。3|3 は咬耗が激しく形態不良のため滑走初期のガイダンスがとりにくい。タッピング音は非常に澄んでいて濁りがなく、スピードも速い。下段は、歯冠修復物と歯肉の状態を示すが、ブラッシングが苦手で炎症が消退しない。また、臼歯の咬合関係が1歯対1歯のため、機能咬頭は平坦である

咬合様式：Group functioned occlusion

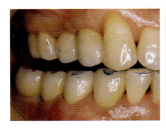
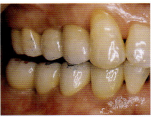
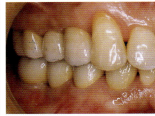

Right：$\frac{5\ 4\ 3}{5\ 4\ 3}$| guidance
3| Reshaping

Left：|$\frac{3\ 4\ 5}{3\ 4\ 5}$ guidance
|3 Reshaping

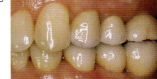
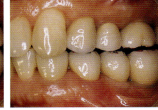
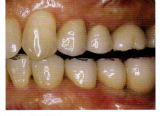

図❷ 左右とも犬歯関係は1/2Ⅱ級で、臼歯の咬合関係は1歯対1歯である。そのため下顎の咬頭が平坦なGroup functioned occlusionとなっている。犬歯切端は形態修正している。前方滑走は $\frac{2+2}{2+2}$ で誘導している

行い、疾患の実態をできるだけ正確に把握し、治療方針に結びつけていくことの重要性を説いた。

本節では少し見方を変えて、「治療方針を包摂した診断」の立て方について考えてみたい。われわれは、まず最初に診断があって、次に治療方針が決定されなければならないと思い込んでいる。しかし、実際には診断名を意識しながら処置を進めることは少なく、治療結果から"後づけの診断"を下すことも多い。

たとえば、頭頸部の不快感や疼痛を訴える患者

―――― メインテナンス ――――

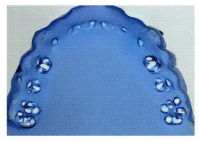
a：治療終了時。2013年8月

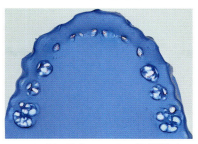
b：メインテナンス5ヵ月経過時。
2014年1月

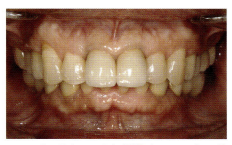
c：メインテナンス3年経過時。2016年5月

図⓲　a：治療終了時、$\frac{3\_3}{3\ 3}$は25μmの咬合紙が抜ける程度すかせている。b：最終補綴から5ヵ月後、前歯部が咬合接触してきている。これは、筋のリモデリングにより下顎が前方移動した結果であろう。また、臼歯の咬頭傾斜が平坦になるのはやむを得ないが、咬合接触面積が大きすぎる。2|2 は矯正後の後戻りが起こり、強く咬合接触している

に対して、後方臼歯の咬合調整で症状が改善した場合、疼痛の原因はその咬合干渉であったと診断することができる。つまり、この干渉を取り除いたら不快感が取れるだろう、だから診断はこうだろうと、無意識に治療後を想定しながら診断しているのである。

そして、症状が消失することが因果関連確定の必要条件である。つまり、治療が先で診断が後となる「治療を介しての診断」であり、診断のなかに治療方針と治癒像が含まれているのである。エビデンスが重視される昨今、このような"感性による柔軟な診断"の仕方も大切であろう。

咬合再構成における診断は、治療の道筋を決めるためであって、広汎性の歯周炎・Ⅲ型の顎関節症などと病態を分類することが目的ではない[1]。

3 咬合再構成における優先順位を考える

咬合再構成においては、通常の歯科治療に加えて、顎口腔系全体を俯瞰する見方が必要である。そして、歯列咬合全体の改善を目標とするとき、何を最優先すべきかを考えなければならない。また、咬合再構成において検討すべき事項と咬合再構成の手順等についても、私見を述べることにする。

○ 症例3：咬合支持の喪失と下顎頭の吸収を伴う咬合崩壊

1．病態分析
1）顎顔面

左顔面高の短縮。骨格性のⅡ級でBrachyな下顎骨である。咬合平面は左上がりで、下顎歯牙正中は左側へ偏位している（図19）。関節空隙は減少し、左側下顎頭は中央で陥凹している（図20）。

2）歯列咬合

大臼歯の咬合支持が喪失し、咬合高径が低下している。7 6|は下顎歯肉に接触するまで挺出しており、作業側での咬合干渉ならびに早期接触を認める（図21）。そのため、左側での片側咀嚼が定着し、下顎歯牙正中が左側へ1.5mm偏位している。このような機能の偏りが左顔面高の短縮や左側下顎頭の骨吸収に繋がった可能性がある。

3）歯牙歯周

随所に外傷性の骨吸収、セメント質の肥厚を認める。小臼歯4歯は過剰な咬合力によって咬合面が変形している（図22）。

2．診断と治療方針

臼歯部咬合支持の喪失による咬合高径の低下と左側下顎頭の骨吸収を伴う咬合崩壊である。咬

症例3　咬合支持の喪失と下顎頭の吸収を伴う咬合崩壊

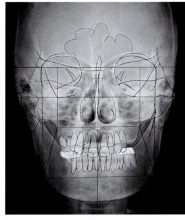
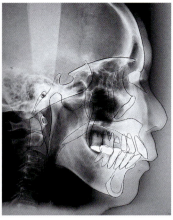

Skull is Dolichofacial
Mandible is Brachyfacial
Skeletal class is severe Ⅱ
Maxilla/Mandibula differential skelet
　is（275.3%）
Maxillary（164.3%）Mandibular（-111.0%）
Upper incisor protrusion
　is extremely increased（12.9mm. norm6.8）
Upper incisor inclination
　is extremely increased（39.9° norm28.5）
Lower incisor protrusion
　is strongly increased（6.5mm. norm1.0）
Lower incisor inclination
　is extremely increased（30.5° norm21.1）
Nasion ～ Menton. 133.5mm

図⓳　69歳、女性（2009年7月）。顎顔面の病態：全身的に頑強な骨格で、体幹の歪みはみられない。セファロより、左顔面高の短縮、下顎歯牙正中の左側偏位、咬合平面の左上がりが認められる。顔面頭蓋はドリコフェイシャルで、下顎骨はブラキフェイシャル。上顎骨の前突と下顎骨の後退による骨格性のⅡ級である

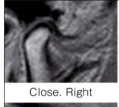
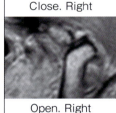
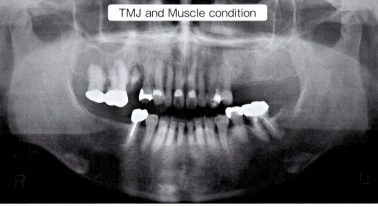

図⓴　左右顎関節ともにコンプレッションされ、関節腔隙が減少している。開口20mmで左側顎関節にクリック音がある。MRI所見より、関節円板は左右ともに閉口位・開口位でおおむね正常位置にあるが、左側下顎頭は中央で陥凹している。畑仕事をするとき、クレンチングの自覚がある。7 6 、5 6 は挺出してすれ違い咬合

合高径の回復と歯周外科によって、7 6 の補綴スペースを確保し、左側へ偏った機能を改善すべく、左右均等な臼歯部の咬合支持を回復しなければならない。

◆**咬合再構成において必ず検討すべきこと（図23）**

さてここで、咬合再構成に際して必ず考慮しなければならない事項を挙げてみる。すなわち、下顎位、顎関節、咬合状態である。これらの病態とそれぞれに対する治療介入の是非、治癒の可能性について検討しなければならない。

1）下顎位

崩壊した現在の咬頭嵌合位（下顎位）が適切な位置にあるか否か。すなわち、顎関節も含む下顎全体が顔面頭蓋に対して、どのような位置にあるのか、また筋活動と協調性がとれているか否か、を評価する必要がある。

本症例では、診断の項で述べたように下顎位の変更が必要である。

2）顎関節

機能障害があるのか、ないのか。改善できるか、現状維持か。臼歯部の咬合支持が失われた場合、顎関節に何らかの負荷がかかることは避けられないであろう。顎関節内障の有無、改善の可能性、適応や代償の程度などを把握しておくことが

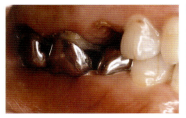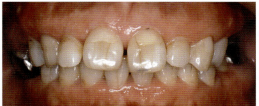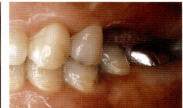
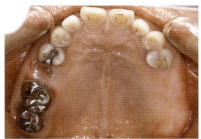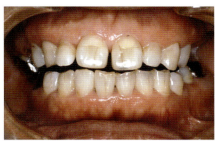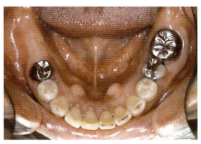

図❷¹　歯列咬合の病態：大臼歯部の咬合支持が喪失し、すれ違い咬合を呈して咬合高径が低下している。とくに、$\overline{7\,6}|$は下顎歯肉に接触するまで挺出しており、作業側への咬合干渉、ならびに下顎安静位からの閉口時に$\frac{6}{5}|$の早期接触を認める。そのため、左側での片側咀嚼となり、下顎歯牙正中も左側へ1.5mm偏位している

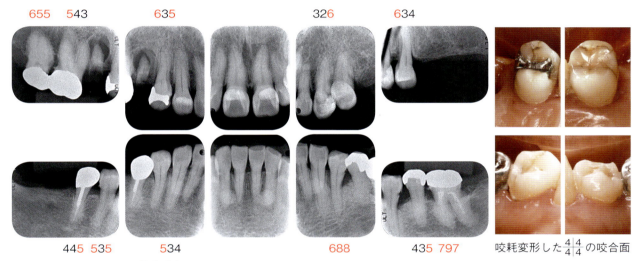

図❷²　歯牙歯周の病態：$\frac{7\,6\,4|4}{4|4\,6}$に外傷性の骨吸収を認める。$\overline{7\,6}|$、$|\overline{6}$の歯根はセメント質の肥厚が著しい。咬合支持が$\frac{4|4}{4|4}$しかないため、垂直性の骨吸収を起こし、咬合面は破砕され歯冠形態が変形している

必要である。

本症例では、コンプレッションされ、骨吸収した下顎頭に加わる荷重を軽減する必要がある。

3）咬合状態

欠損や病的な歯牙移動によって、咬頭嵌合位での安定した咬合接触が失われ、咬合干渉やガイダンスの乱れが生じてくる。どこをどのような方法で、どのように変えていくのか、具体的な治療手段を検討する必要がある。

本症例では、乱れた歯列咬合を再配列し、咬合の再プログラミングをする必要がある。

3．咬合再構成の手順とプロビジョナルレストレーションによる再評価

①歯周外科と矯正治療によるイレギュラーな骨吸収の改善（図24）。

②1mm程度咬合挙上し、水平的には安静な筋肉に誘導された下顎位で矯正のためのメタルテンポラリーを装着（図25a）。

③咬合挙上して生じたスペースを利用して、上顎前歯の舌側傾斜と歯牙・歯槽骨のレベリングを

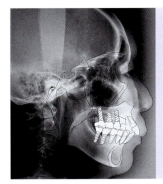

咬合再構成において、必ず検討すべきこと
1. 下顎位 ⇒ 変更するのか、しないのか
2. 顎関節 ⇒ 改善できるのか、現状維持か
3. 咬合状態 ⇒ どこをどのように変更するのか

咬合再構成とは、咬合崩壊によって機能の乱れた歯牙・歯列に対して、末梢系における新たな咬合のプログラミングをすることである

図❷ 下顎が適切な位置にあるか否か、顎関節にまで機能障害が出ているか否か、乱れた歯列咬合をどのように立て直すのか

――― 歯周外科（2010年2〜6月）―――

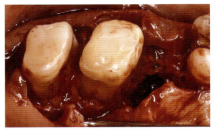
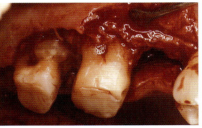
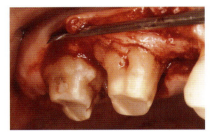

a：7 6 歯根近接とセメント質の異常な肥厚。6 口蓋根に小さなクラック　　b：7 6 治癒不良のため再手術

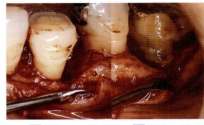
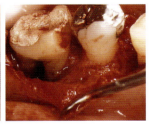
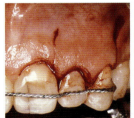
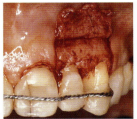

c：4 外傷性の骨吸収、6 根尖に達する骨吸収とセメント質の肥厚　　d：2 3 審美性改善目的の歯肉弁根尖側移動術
および歯根部歯質の汚染

図❷ デブライドメントと骨修正を目的とした歯周外科。4 の骨吸収は矯正的挺出によって改善。7 6 は内冠を装着して保存。6 は抜歯となった。2 3 は歯頸ラインを揃える目的で、部分層弁にて内部環境を改変

行った（図25b）。

④矯正治療終了後、左右の咬合接触のバランスをとりながら、再び低下してきた咬合高径を1mm程度挙上。初診時より変化してきた下顎位において、矯正治療後の保定と精度の高いアンテリアガイダンス付与の目的で上顎前歯部も歯冠修復を行った。図25cにプロビジョナルレストレーションを示す。

⑤この局面での咬合再構成の手順とプロビジョナルレストレーションによる再評価を図26に示す。まず、瞳孔間線に平行な上顎咬合平面を設定し、次いで順次性をもった歯列形態を模索し

ながら、歯列全体に左右均等な咬合接触と適切なガイダンスを付与する。

そして、タッピングポイントが咬頭嵌合位に収束しているか（リラックスタッピングにて）、与えた咬頭嵌合位において下顎頭が関節窩内で許容される位置にあるか（X線写真、MRI、CTにて）、下顎安静位と咬頭嵌合位間での下顎頭のズレが生理的な遊びの範疇にあるか（X線写真、コンディログラフにて）などをプロビジョナルレストレーションで再評価する。

⑥具体的なプロビジョナルレストレーションおよびファイナルレストレーションの作製法を図

矯正治療（2011年7～12月）とプロビジョナルレストレーション（2012年7月）

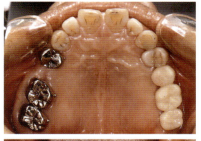
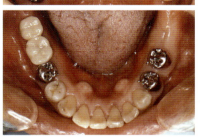
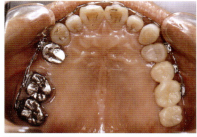
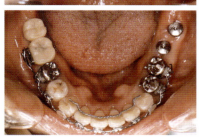
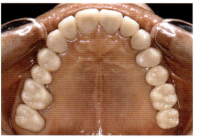
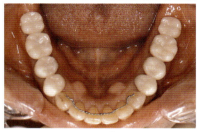

a：2011年7月、矯正前（メタルテンポラリー）

b：2011年12月、矯正終了時

c：2012年7月、プロビジョナルレストレーション

図㉕　咬合挙上して生じたスペースを利用して上顎前歯の舌側移動。垂直性骨吸収のある部位の矯正的挺出。 4 5 の頬側への拡大と近心移動。咬耗した 3 +3 切端の形態修正を見込んだレベリング。矯正治療後、再び低下した咬合高径を若干挙上し、精度の高いアンテリアガイダンス付与の目的で、 3 +3 も含むプロビジョナルレストレーションを装着

咬合再構成の手順とプロビジョナルレストレーションによる再評価

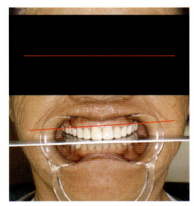
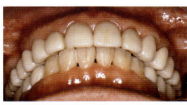
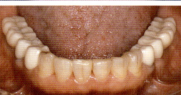

1. 咬合平面の設定
   瞳孔間線およびカンペル平面と平行な上顎咬合平面の設定
   （顔面頭蓋と上顎歯列の関係）
2. 歯列形態の付与
   前後的・側方的咬合湾曲、および連続性のある機能的咬合面の付与
3. 咬合関係の構築
   左右均等なセントリックストップとオクルーザルガイダンスの付与

図㉖　本症例では、左顔面高の短縮、左側歯槽骨の左上がりを補償するために、左右臼歯部の歯冠長を変えることで可及的に咬合平面を瞳孔間線に近づけている。プロビジョナルレストレーションによって、咬合湾曲、ガイディングエリア、咬頭嵌合位における左右均等な咬合接触を与え、咬合の再評価を行う

27に示す。

⑦再評価の後、下顎から先にファイナルレストレーションを装着し、咬合接触部位の変化や筋の応答による下顎位の変化などを観察した後、上顎ファイナルレストレーションを作製した（図28、29）。

 咬合再構成における優先順位を考える

局所的な視点での治療、たとえばできるだけ健全歯質を削らない、予後に不安が残るができるだけ歯を抜かないで保存療法に賭ける、などといった歯牙単位における治療と、顎口腔系全体を見渡した視点での治療、たとえば咬合の長期的な安定や将来のリスク要因は極力避ける、といったような立場での治療では、診断や治療方針に違いが出てくるのは当然であろう。

崩壊した歯列咬合全体を立て直し、再び崩壊しないことを目標にする咬合再構成に際しては、歯

プロビジョナルレストレーションの作製
（1）咬合平面の決定……作業目標としての瞳孔間線と平行な上顎咬合平面を設定する
　　　口腔内で咬合平面板を用いて瞳孔間線に平行な基準平面をテンポラリーに設定する
（2）上記テンポラリーの模型を咬合器の上弓と並行に装着し、基準平面とする
（3）これを基準に瞳孔間線と平行な咬合平面をもつプロビジョナルレストレーションを作製する
（4）Facial pattern、Skeletal classに応じたスピーとウィルソンの湾曲を付与する
（5）テンポラリーに与えた形態を参考にアンテリアガイダンスを付与する
（6）ファイナルレストレーションとまったく同じ形態をもつプロビジョナルレストレーションを完成する
（7）プロビジョナルレストレーションを装着し、形態と機能を再評価する

ファイナルレストレーションの作製
（1）クロスマウントを行い、プロビジョナル模型と互換性をもたせて、ファイナルレストレーションを作製する。「上下顎プロビジョナル、上顎プロビジョナルと下顎形成模型、上下顎形成模型の3つのバイトを採る」。あるいは、上顎プロビジョナルに対して先に下顎ファイナルレストレーションを作製・装着し、再度リモデリング他、厳密な再評価後、上顎ファイナルレストレーションを完成する
（2）プロビジョナルレストレーションで再評価した上顎前歯舌面形態を、レジンを用いてインサイザルテーブル上に移し、アンテリアガイダンスを付与する
（3）修正すべきところは修正し、Arch integrityのとれた歯列形態を完成する

図❷　再評価を繰り返したプロビジョナルレストレーションの情報をファイナルレストレーションに活かすには、クロスマウントによるワックスアップが有効である

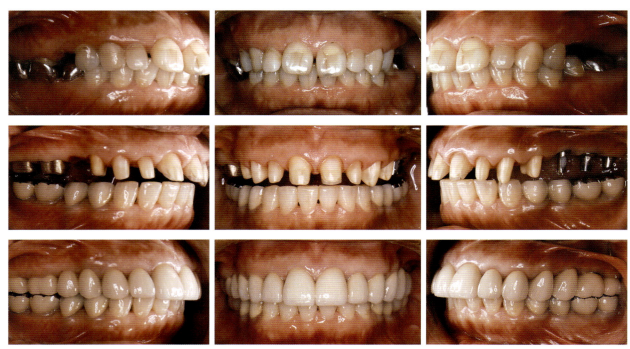

図❷　7̄6̄、|5̄の挺出歯が咬合挙上と骨修正によって咬合平面に調和している。7̄6̄|は歯根破折のリスクを減少させるために内冠装着

牙レベルよりも咬合全体の機能回復とその維持を優先すべきである。往々にして判断に窮するのは、症例ごとに異なる抜歯の基準（本症例では、図24：|6̄の保存。6̄|の抜歯）と、非機能的な咬合面形態を改善する目的で健全なエナメル質を削ることの是非である（本症例では、図22の小臼歯および図30に示す 3+3 舌側の咬耗した機能面の回復、そして咬合挙上と矯正治療に続くアンテリアガイダンスの付与を目的とした歯冠修復）。

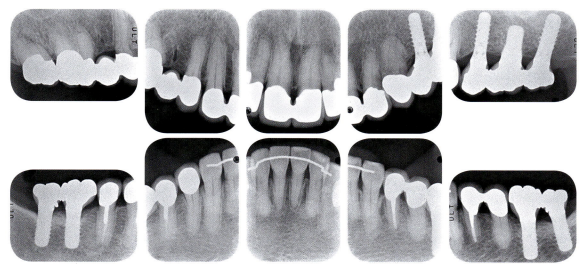

図㉙ 7 6 4|4 / 4|4 の外傷性骨吸収は改善された。インプラント対天然歯、インプラント対インプラントの咬合が、今後どう推移していくか……

治療前（2009年7月）　　　　咬合再構成における優先順位−Priority−を考える　　　　治療後（2013年7月）

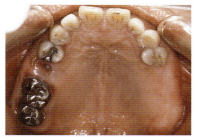
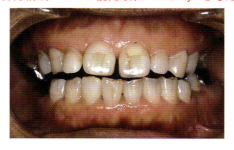
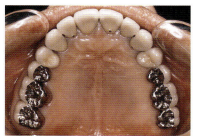
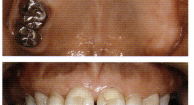
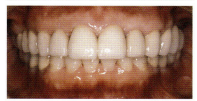
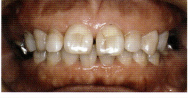

本症例では、何を優先すべきか？
エナメル質の保存か
歯列咬合の再建か

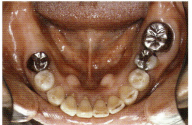
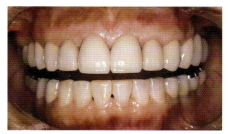
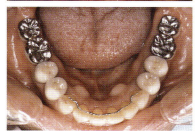

図㉚　4|4 / 4 4 5 を削除して新たに歯冠修復している。本症例は1歯単位ではなく、1口腔を1単位とした咬合再構成が必要と判断した。ただし、3|3 は、矯正治療と歯冠形態修正によって切端を揃えた

1．本症例での優先事項

　本症例の治療において何を優先すべきなのか、咬合再構成における優先事項（Priority）について考えてみたい。図30に治療前後の歯列咬合を示す。4|4 / 4 4 5 のエナメル質を削除して新たに歯冠修復している。歯牙単位でみれば、接着歯学の進展とミニマルインターベンションの立場からは、過剰な歯質の削除と非難されるであろう。

　しかし、本症例を顎口腔系全体から俯瞰的にみたとき、大臼歯欠損の放置による対合歯の挺出とすれ違い咬合（図21）、4|4 / 4|4 のみの咬合接触による機能面の咬耗と破砕（図22）、さらに咬合高径は

第7章　咬合崩壊と咬合再構成　　201

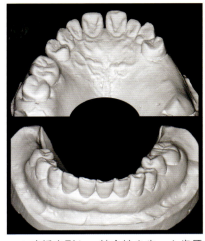 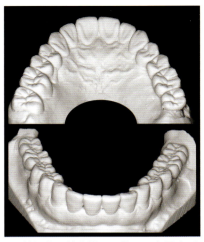 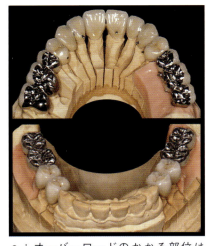

a：咬耗変形し、統合性を失った歯牙歯列　　b：機能的で統合性を回復した歯牙歯列　　c：オーバーロードのかかる部位はメタル咬合面とした

図❸1　$\frac{764|4}{54|45}$ は咬合面形態不良のため歯冠修復。Ⅱ級骨格のためウィルソン湾曲が弱くなっているが、複雑に乱れた歯列咬合がシンプルで順次性をもった形態に改善された。被圧変位量のほとんどないインプラントで咬合する部位は、メタル咬合面とした

―――――― 安定したセントリックストップとアンテリアガイダンスの付与 ――――――

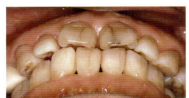 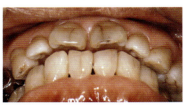 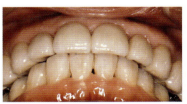

a：咬合挙上前　　　　　　　　b：咬合挙上、矯正治療前　　　　c：治療終了時、咬頭嵌合位

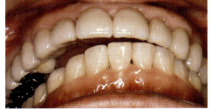 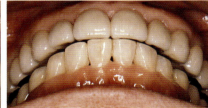 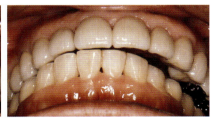

d：Mediotrusion Right　　　　e：Protrusion　　　　　　　　f：Mediotrusion Left

図❸2　新たな咬頭嵌合位における均等なセントリックストップと、適切な方向、量、角度をもったアンテリアガイダンスの付与。そのためには、上下顎間で調和のとれた歯列と、自由度のある歯冠内開口角が必要

低下し、左側下顎頭の変形を来している（図20）。

本症例においては、歯牙単位でのエナメル質の保存を優先するより、やむなく歯質を削除してでも崩壊した歯列咬合の再建が優先されるべきであろう。

2．治療の手順と再評価

咬耗し破砕された非機能的な咬合面と統合性が失われた歯列（図31a）は、エナメル質こそ残存しているものの、健常な機能を営める状態ではない。

図31b、cに示すように、歯列の歪みを改善し、顎関節や筋肉と協調した咬合を回復する必要がある。

そのためには、咬合高径を挙上し、挺出した$\underline{76}$と$\overline{56}$を歯列内に収め（図28）、咬合挙上によって生じた上下顎前歯間の空隙を矯正治療と歯冠修復によって閉鎖し、適切なアンテリアガイダンスを構築しなければならない。

図32a、bは、矯正用のメタルテンポラリーによって咬合挙上した状態である。図32c～f

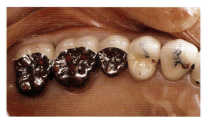
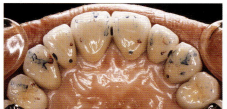
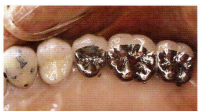
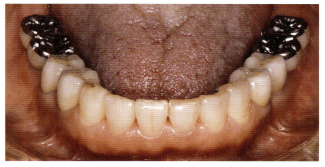

図㉝　上顎前歯舌側機能面には咬頭嵌合位付近に自由域(Freedom in centric)を設ける。咬頭嵌合位において臼歯部は緊密に咬合させ、前歯部では25μmの咬合紙がこすれながら抜ける程度の遊びを付与する。タッピングやクレンチングによってフレミタスのチェックを行い、咬合の微調整をする。その際、タッピングポイントが咬頭嵌合位に収束していることが重要である。なお、3＋3はホワイトニングをしている

治療前 ― Instrumental functional analysis with CADIAX Compact ― 治療後

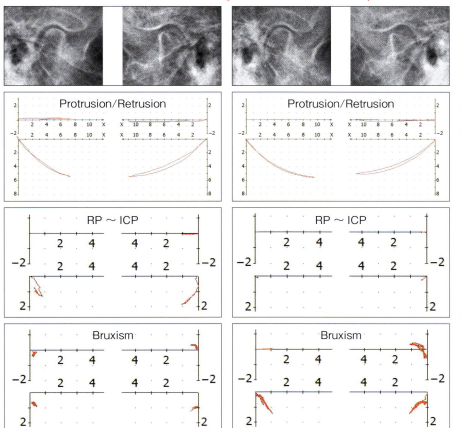

図㉞　6/5の咬合干渉によって前方へ引き出されていた下顎頭が現時点での顆頭安定位に収まったと考えられる

Protrusion/Retrusion：Y軸上でのブレの減少と後方安定性の改善が認められる

RP〜ICP：治療前は、下顎頭が下前方に1〜2mm引き出され、揺さぶられている。
治療後は、咬合支持の確保と咬合干渉の除去によって下顎頭が圧迫されなくなり、RP〜ICP間のズレが生理的な範囲に収まっている

Bruxism：治療後、右側下顎頭はRPから歯ぎしりできるようになった。しかし、左側は、靭帯の弛緩、下顎頭の吸収により、下顎頭が0.6mm下方に引き出された後に下関節腔で強く滑走運動が起こっている。そのため、歯ぎしり時、臼歯部に咬合干渉を起こしやすい状態である

※ここでいうRPとは自然にとれる下顎の最後退位を意味する。下顎安静位や筋肉位とは違う

第7章　咬合崩壊と咬合再構成

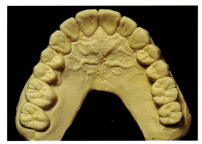 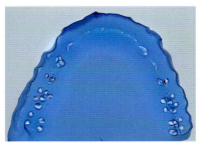 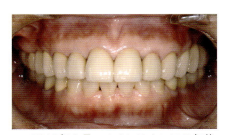

a：2013年7月、治療終了時　　b：2013年7月、sheet wax。厚さ0.36mm　　c：2016年6月、メインテナンス3年後

図㉟　ファイナルレストレーション作製時（a）、奥低にならないように、そして筋肉、下顎位のリモデリングも考慮して20μm程度臼歯部を高くしている（b）。装着時は咬合紙が抜ける程度にしていたが、次回には前歯部も咬合接触してきた。cは治療終了後3年の咬合状態である

は、咬頭嵌合位からのアンテリアガイダンスとDisocclusionを示している。図32、33に示すような上顎前歯舌側機能面および小臼歯の咬合機能を回復するには、歯冠修復によって本来の歯冠形態を回復することが必要である。ただし、$\overline{3+3}$は歯冠修復をせずに、矯正治療と歯冠形態修正のみで切端を揃えている。なお、上顎は矯正後の保定も兼ねて適所に連結している。

図34にコンディログラフによる治療前後の顎関節機能評価を示す。咬合支持の獲得や咬合干渉除去の結果、治療前に較べて下顎頭のブレが改善されている。図35に治療終了時の上顎歯列と咬合接触状態、およびメインテナンス3年の咬合状態を示す。

Over treatment vs. Under treatment

下顎位や顎関節に問題がなく、歯列咬合が大きく崩壊していない症例では、咬合調整や局所的な歯冠修復で事足りる場合が多い（Minor reconstruction）。

しかし、本症例のように歯列咬合全体が崩壊している症例では、1口腔を1単位とした全顎的な治療介入が必要となる（Fullmouth reconstruction）。それは、必然的に治療にかかわる多くのリスクと責任を抱え込むことにもなる。

筆者は、"どこまで治療介入すべきか"、患者を前にして常に葛藤しているのが実情である。エナメル質の保存に錦の御旗を掲げて治療介入しないならば、さらなる崩壊を見過ごしてしまうことになるかもしれない。つまり、Over treatmentとUnder treatmentの狭間に悩みながら、総合的な病態診断のもとに治療介入の是非を判断しなければならない。

4 形態的調和と機能的調和の模索

咬合再構成とは、病的歯牙移動や欠損によって崩壊し調和を失った歯列咬合を、その患者個有の顎顔面骨格や顎関節および咬合関連筋と形態的、機能的に調和のとれた歯列咬合に再構築することである。

症例4：歯列の歪みと中等度の歯周炎を伴う咬合崩壊

1．病態分析
1）顎顔面（図36、37）
　上下顎骨の偏位はなく、顎顔面骨格は左右対称

症例4　歯列の歪み、中等度の歯周炎を伴う咬合崩壊症例

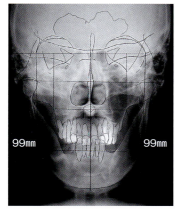
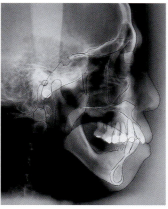

Skull is strongly Dolichofacial
Mandible is Mesiofacial
Skeletal class is I with tends to II
Maxilla / Mandibula differential skelet (64.2%)
Maxillary (-22.5%)　Mandibular (-86.7%)
Lower facial height is
　strongly increased (59.0° norm 49.5°)
Upper incisor protrusion is
　extreamely increased (16.0mm. norm 5.6mm)
Upper incisor inclination is
　strongly increased (32.4° norm 26.4°)
Lower incisor protrusion is
　extremely increased (10.3mm. norm 0.9mm)
Lower incisor inclination is normal (23.7°)

図❸❻　63歳、女性（2009年12月）。**顎顔面の病態**：左右顔面高は同じで上下顎骨の偏位もなく顎顔面骨格は対称だが、下顎前歯部歯列は左下がりである。Mandibular plane angleの大きいドリコタイプで、II級傾向を示す骨格型である。鞭打ち症を2回経験しており、首が痛む。体が左右アンバランスのためヨガをしている

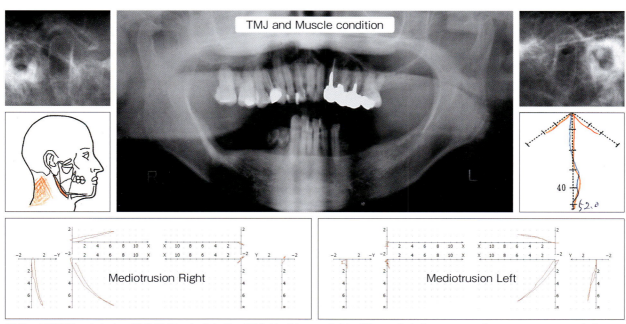

図❸❼　下顎頭は小さく、関節円板の部分転位の可能性がある。左側下顎頭の後上方へのコンプレッションと骨の変化が認められる。後頸部の筋と顎二腹筋後腹に圧痛がある。下顎運動に協調性がなく、開閉口運動で左側へ遊走する。コンディログラフより往路と復路が不一致で、関節窩内での下顎頭の遊びが大きいように思われる

である。Mandibular plane angleの大きいドリコタイプで、II級傾向を示す骨格型である。開閉口時の下顎の運動経路より、復位性の関節円板転位が疑われる。左側下顎頭は後上方へコンプレッションされている。また、下顎頭が小さく、関節窩内での遊びが大きいように思われる。

2）歯列咬合（図38）

態癖による側方歯群の舌側傾斜と叢生、ならびに上下顎歯列の強い狭窄が認められる。下顎臼歯欠損部の高度な骨吸収に伴う付着歯肉の喪失と口腔前庭の狭小を認める。咬合支持喪失により咬合高径が低下し、下顎前歯は上顎の舌側歯肉に噛み込み、ディープバイトとなり自由な下顎運動が制限されている。

3）歯牙歯周（図39）

1|1に根尖病変を認める。多量の歯石沈着がみられる中等度の慢性歯周炎である。

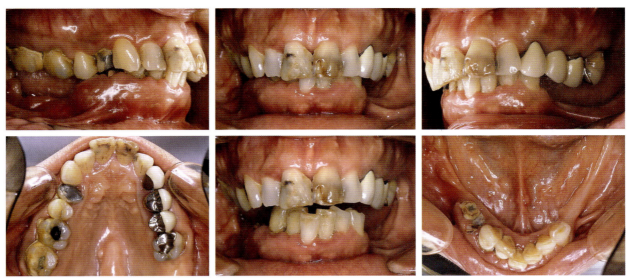

図❸ **歯列咬合の病態**：臼歯部の挺出と舌側傾斜を伴った歯列の狭窄が著明である。咬合支持喪失により咬合高径が低下し、下顎前歯は上顎前歯部の舌側歯肉に嚙み込んでいる。下顎臼歯欠損部の高度な骨吸収に伴う付着歯肉の喪失と口腔前庭の狭小が認められる。多量の歯垢、歯石が沈着し、歯肉の炎症が強い

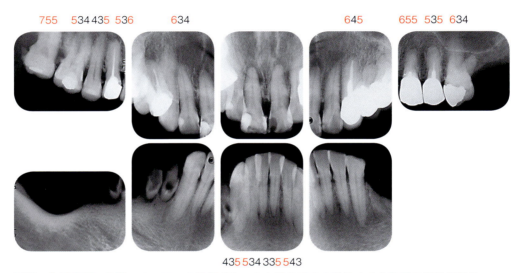

図❸ **歯牙歯周の病態**：5～7mmの歯周ポケットと根尖病変の散見する中等度の慢性歯周炎

2．診断と治療方針

　咬合支持喪失、咬合高径の低下、顎関節のコンプレッションと関節円板の部分転位が疑われる咬合崩壊である。徹底した炎症のコントロールのもとに、矯正治療による歯列弓の拡大と歯牙・歯槽骨のレベリングを行う。

　その後、パーシャルデンチャーを用いて咬合支持を確保し、可及的に上下顎咬合平面の改善を目指すと同時に、適切な下顎位を模索する。筋緊張のない下顎位、スムーズな下顎運動ができるTMJ conditionが確認できたら、プロビジョナルレストレーションにて再評価の後、歯周組織と調和した審美的な歯冠修復を目指す。

3．咬合再構成の流れと要点

1）歯周外科治療（図40）

　矯正治療による歯牙・歯槽骨のレベリングを前提とした若干の骨修正を伴う歯周外科を行った。その際、|3にクラックが見つかり、後日抜歯となった。

2）矯正治療とプロビジョナルレストレーションによる歯列咬合の改変（図41）

　徹底した炎症のコントロールのもとに、既存の

歯周外科（2010年10月）

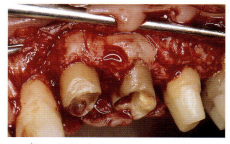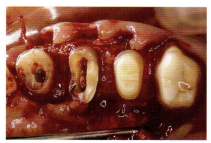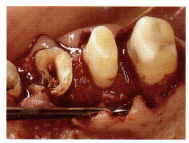

a：2〜6 Periodontal surgery with minimum osseous resection.

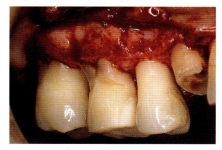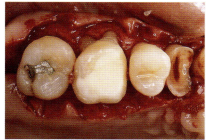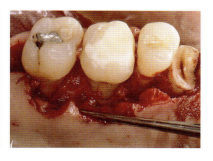

b：7〜4 Periodontal surgery with minimum osseous resection.

図㊵　矯正治療による歯槽骨のレベリングを前提とした 7〜4 2〜6 の若干の骨修正を伴う歯周外科。3 の遠心側にはクラックがあり、後日抜歯となった

矯正治療とプロビジョナルレストレーションによる歯列咬合の改変

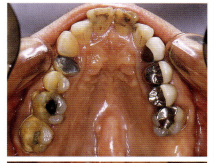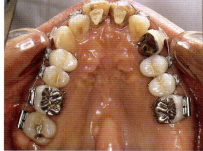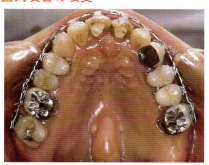

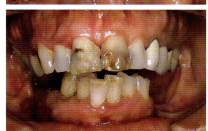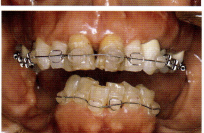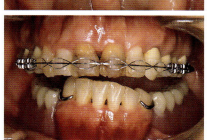

a：初診時（2009年12月）　　　　　b：矯正開始時（2011年1月）　　　　　c：矯正終了時（2011年11月）

図㊶　6 4 3〜6 にメタルテンポラリーを装着し、矯正治療を開始する。目的は、7 4 4 の矯正的挺出、全体的な歯牙・歯槽骨のレベリングと上下顎歯列の拡大である。しかし、下顎前歯部歯牙・歯槽骨の左下がりの傾斜が改善できない

歯冠修復物および歯冠形態が崩壊している歯牙に対しては、メタルテンポラリーにて本来の解剖学的な歯冠形態を回復し、上下顎歯列の拡大、歯牙・歯槽骨のレベリングを目的とした矯正治療を行った。

ただし、アンカーがないため、下顎前歯部歯牙・歯槽骨の傾斜が改善できず、3 と義歯の人工歯間に大きなステップが残っている。（図41c）。

次いで、全顎レジンテンポラリーに交換し、瞳孔間線に平行な上顎咬合平面を設定した。そして、

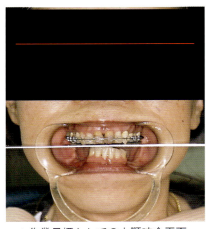
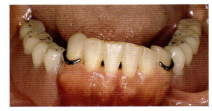
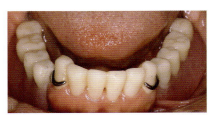
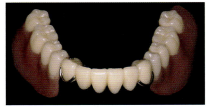
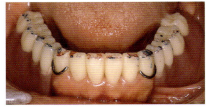

a：作業目標としての上顎咬合平面　　b：プロビジョナルクラウンとデンチャー　　c：プロビジョナルレストレーションの咬合状態

図❷　上顎咬合平面を瞳孔間線に平行に修正。上下顎歯牙をテンポラリーに変えての咬合挙上と、321の歯肉切除によって43のステップを解消した。そして、Arch integrityのとれたプロビジョナルレストレーションを装着した

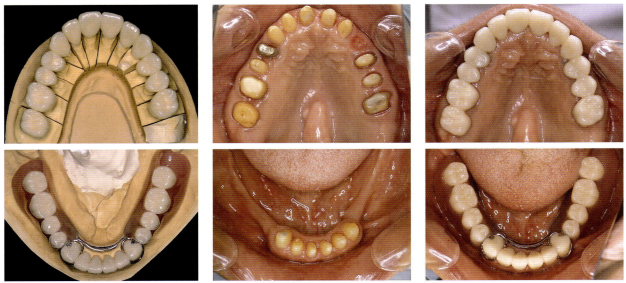

図❸　ファイナルレストレーションをシミュレーションしたプロビジョナルレストレーションの作製。歯列弓の拡大と歯牙・歯槽骨のレベリングによって、Arch integrityのとれた歯列咬合が構築できた。3部は結合組織移植後、オベイトポンティックとした

これを基準に咬合挙上しながら歯肉の修正とテンポラリーの調整を行い、Arch integrityのとれたプロビジョナルレストレーションを装着することができた（図42）。歯列の狭窄と叢生が解消され、統合性のとれた歯列形態が獲得されている（図43）。

3）プロビジョナルレストレーションでの再評価事項

形態的、機能的な両面からの再評価事項を図44に示す。治療前と較べて咬合高径や歯列形態は大きく変わった。それが生理的範疇に収まっているかどうか、筋機能と下顎位の再評価を行った。

①プロビジョナルレストレーション装着時、左右の咬合接触の微妙なアンバランスの調整、②下顎安静位からのタッピング終末点が咬頭嵌合位と一致している、③術者が強く下顎を後方へ押し込んでも前歯部で0.2〜0.3mmしか移動しない、④咬合高径の変化による筋の痛みやだるさなどの症状がない。①〜④を確認のうえ、ファイナルレストレーションへ移行していく。

4）ファイナルレストレーションによる形態と機能の再構築

前後的・側方的歯牙湾曲、咬頭傾斜の順次性、

―― プロビジョナルレストレーションでの再評価事項（2012年11月）――

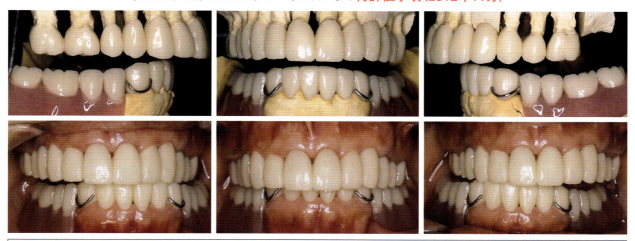

形態的にみて：咬合平面が瞳孔間線と平行か、歯列・歯牙の形態が乱れていないか、スピーとウィルソンの湾曲、セントリックストップ、アンテリアガイダンス & ディスクルージョン、ガイディングエリアは適切か、レジン歯と修復歯の配列は自然に移行して不調和ではないか、人工歯の大きさ、咬頭傾斜は適切か、全歯牙の軸面の形態が自然で左右対称か、歯周組織との調和が得られているか（これから最終形成とリマージニングの予定）、審美性の確認
機能的にみて：下顎位、咬合高径、顎関節、筋肉に違和感を感じないか、咀嚼時の干渉や嚙みにくさはないか、ブラキシズムなどの過剰な力によるファセットは許容範囲内か、口唇・頬筋の運動を干渉していないか、など

図❹ この時点で、下顎位の最終的な再評価を行う。全体的な咬合接触のチェック、下顎安静位と咬頭嵌合位の一致、咀嚼筋・口腔周囲筋の応答、ガイダンスなど

―― ファイナルレストレーションによる形態と機能の再構築 ――

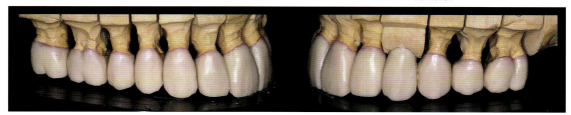

図❹a 適度な前後的歯牙湾曲と、後方歯に向かうほど緩傾斜となる咬頭傾斜の連続性。統一性のある軸面の付与

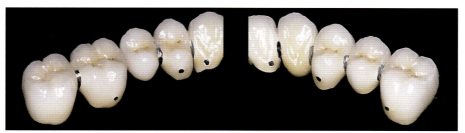

図❹b 適切なオクルーザルテーブル、適度な隆線と裂溝、自然感のある歯冠形態、清掃性を考慮した歯間鼓形空隙とエマージェンスプロファイル

軸面の連続性、エマージェンスプロファイルなどについて、ワックスアップの段階で歯科技工士と再確認する（図45a）。このようにして、プロビジョナルレストレーションでシミュレーションした形態をファイナルレストレーションに再現していく（図45b、図46）。

狭窄された歯列と歪められた歯槽骨、および咬耗変形した咬合面形態は、矯正治療と歯冠修復治療によって改善された（図47）。顎関節、咀嚼筋、口唇等、咀嚼系の諸器官と調和のとれた上下顎歯列の形態を目指す。

第7章 咬合崩壊と咬合再構成　209

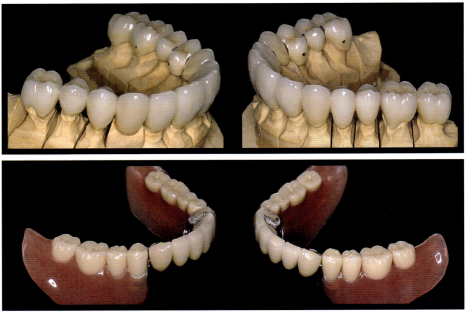

図㊻ Arch integrityの表現されたクラウン&ミリングパーシャルデンチャー。とくに、下顎の歯冠修復歯と義歯の人工歯は連続的に移行させるように注意を要する

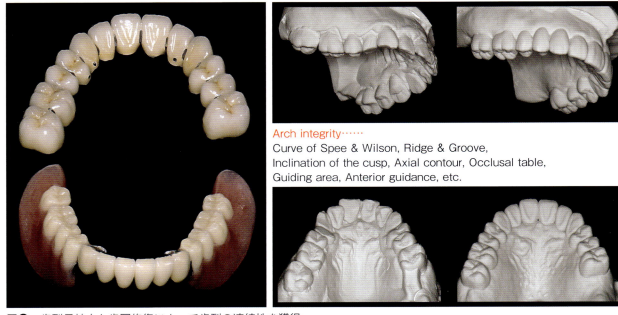

Arch integrity……
Curve of Spee & Wilson, Ridge & Groove,
Inclination of the cusp, Axial contour, Occlusal table,
Guiding area, Anterior guidance, etc.

図㊼ 歯列弓拡大と歯冠修復によって歯列の連続性を獲得

5）ファイナルレストレーションでの再評価事項

形態的・機能的な両面からの再評価事項を図48に示す。

◆形態的調和と機能的調和

「形態的調和」は、機能を開始する出発点であり、機能的調和を得るための前提条件である[6]。形態的な構成要素としての、歯牙、歯列、咬合状態、咬合平面、顎関節の間に不調和がある場合、神経筋系は常に緊張を強いられ、安静な状態を得ることができないであろう。

また、その不調和を修正し調和を獲得するために、顎口腔系全体として適応・代償性の変化が起こるであろう。

一方、「機能的調和」とは、顎口腔系の各構成要

ファイナルレストレーションでの再評価事項：形態と機能の調和は獲得できたか

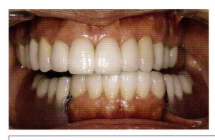 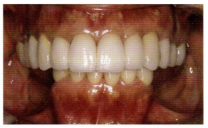 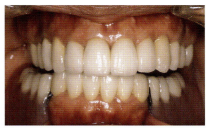

> **形態的調和**：顔貌・口唇・スマイルラインと調和しているか、修復物が生物学的幅径を侵害していないか、歯牙・歯肉・歯頸ライン・軸面が左右対称で自然感があり、審美性が達成されているか、前後的・側方的歯牙湾曲が適切か、咬合接触点とガイダンスが左右シンメトリックで形態的に調和がとれているか、など
> **機能的調和**：咬合高径は筋の長さと調和しているか、口唇と上顎前歯の関係は適切か、セントリックストップが均等か、フレミタスの診査、早期接触がないか、Anterior guidanceの角度・方向・量、Disclusion量、前歯部咬合におけるFreedom in Centricの程度、タッピング音・速度、早期接触の有無と下顎偏位、下顎頭の動きと関節雑音、患者自身に安静位や食事時に違和感がないか、など

図❹ 骨格性のⅡ級傾向であるため前歯部の被蓋が深いが、犬歯誘導はスムーズに働いている

ファイナルレストレーションと歯周組織の調和（2013年5月）

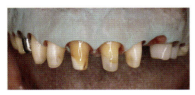 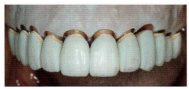 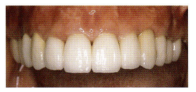

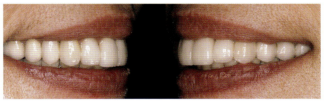

図❹ Gingival scallop、Free gingival margin、Finish lineとの協調性。口唇との関係は上顎歯牙が前突していてハイリップラインぎみである

素間に干渉がなく、神経筋系が緊張のない安静な状態にあることを意味している。つまり、発語・呼吸・咀嚼・ブラキシズム・姿勢維持などの諸機能と、その機能を遂行するための末梢器官としての歯牙・歯列・口唇・舌・頬・顎関節・筋肉間に干渉がなく、相互に協調している状態をいう。

われわれは、「機能的調和」を正確に評価する方法をいまだ手の内にしていない。咀嚼サイクルから、あるいは下顎頭の運動軌跡から咬合機能を診断しようとするME機器も、限定された条件のなかでの評価であり、生体のすべての実態を厳密に現すことはできない。

たとえば、コンディログラフによるブラキシズム時の軌跡も意識下での任意の運動であり、睡眠時の無意識下での強圧によるブラキシズムを現すものではない。これらのME機器は診断の一助として利用するに留め、全幅の信頼を託すべきものではない。

一方、「形態的調和」は目で見て、その良否を容易に評価することができる。咬合再構成においては、機能を開始する出発点である歯列咬合の形態的調和を追求することから始めるべきであろう。ただし、形態的な乱れが即、機能異常に繋がることを意味するわけではない。

6) ファイナルレストレーションと歯周組織の調和

歯冠修復物と歯周組織は、生物学的、審美的に調和していなければならない。歯槽骨縁ライン、

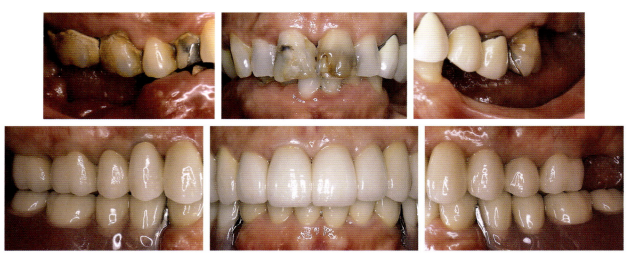

図❺0　炎症のコントロールと矯正治療によって健康な歯肉が回復した

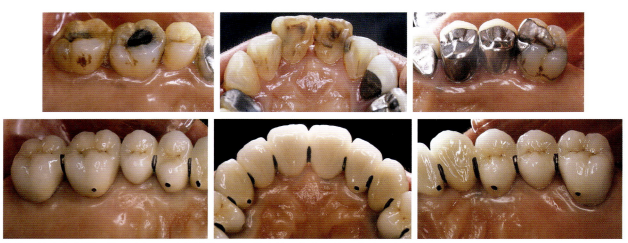

図❺1　健康な歯周組織と調和した歯冠修復。矯正治療後の保定目的で適所に連結固定している

遊離歯肉縁ライン、サルカスラインを意識してフィニッシュラインを設定することが重要である（図49）。患者と歯科衛生士の努力によって炎症はコントロールされ、矯正治療と修復治療によって健康な歯肉が蘇ってきた（図50、51）。全体像を図52に示す。

7）メインテナンス

元来、ブラッシングに無頓着な方である。歯科衛生士の努力によって、なんとか最終補綴までこぎつけたが、今後のセルフプラークコントロールに難が残る（図53）。

神経生理学的視点からみた咬合再構成と力のコントロール

咬合再構成とは、咬合異常、咬合崩壊などによって機能の乱れた歯牙、歯列に新たな末梢系における咬合のプログラミングをすることである。すなわち、歯牙の咬合面形態とその機能的な連続である歯列を変更することによって、神経筋機構のなかの末梢系において、その個体に最適なプログラムを作成することである。

そこで働くのが歯根膜の感覚受容器であり、咀嚼筋の筋紡錘である。言い換えれば、咬合治療は歯根膜感覚をいかに活かすかであろう。

しかし、これらは覚醒時において、各種顎反射が働いている場合であり、ストレスマネジメントや睡眠時ブラキシズムに対しては、歯根膜感覚受容器や筋紡錘の保護反射はほとんど無効になる。この無意識下で発現するHyper functional forceによって、歯・歯周組織・顎関節・咀嚼筋等、顎

―― ファイナルレストレーション（2013年11月）――

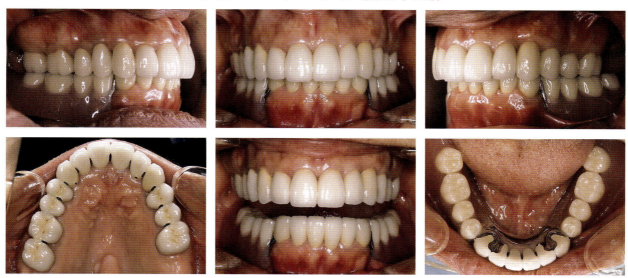

図❺❷　治療経過：炎症のコントロールのもとにテンポラリーで咬合挙上し、下顎位を模索しながら歯列の拡大を行った。そして、プロビジョナルレストレーションによって歯周と咬合の再評価の後、ファイナルレストレーションに至った

―― メインテナンス（2015年5月）――

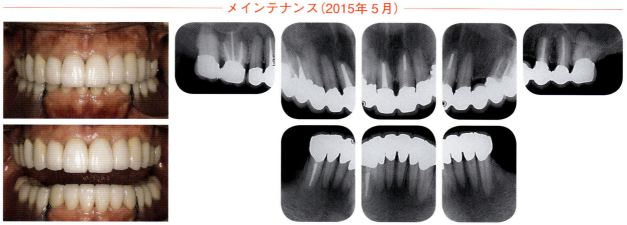

図❺❸　歯周ポケットは改善され、既存の根尖病変は縮小傾向にあるが、6̲口蓋根に歯髄壊死に由来すると思われる病変（？）。1̲の根尖病変には歯根端切除を併用した。この時点でメインテナンス2年、少し炎症のコントロールが心配である

口腔系の諸器官にさまざまな傷害が惹起されることは周知のとおりである。

病的な歯牙移動や咬合干渉によって機能の乱れた歯列に対して、形態的調和を求めて咬合再構成しても、このHyper functional forceをコントロールすることは難しい。現時点では、クレンチングやブラキシズムを抑制する効果的な治療法は見当たらない。

筆者の行っている対処法は、①Awareness training（意識化・自覚化）、②Occlusal appliance（ハードスプリントによる力の配分）、③Occlusal equilibration（干渉の除去と力の総力の減少を期待）である。メインテナンスにおいては、これら3つを応用しながら管理している。咬合再構成にあたっては、われわれの手によって、再び咬合の不調和を作らないように形態と機能の調和を目指していかなければならない。

症例5　上下顎歯列のディスクレパンシーを抱えたⅡ級咬合の咬合再構成

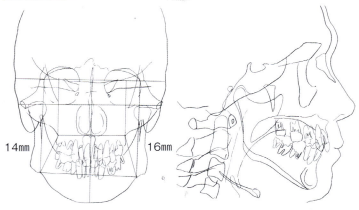

```
Skull is Dolichofacial
Mandible is Dolichofacial
Skeletal class is Ⅰ with tends to Ⅱ
Maxilla / Mandibula differential sklet （89.3%）
Maxillary skeletal location （-59.3%）
Mandibular skeletal location （-148.6%）
Lower facial height is normal（43.9° norm 47.3°）
Upper incisor protrusion
            is normal　（5.6mm.　norm5.6mm）
Upper incisor inclination
            is diminished（23.1° norm 26.4°）
Lower incisor protrusion
            is normal　（0.3mm.　norm0.9mm）
Lower incisor inclination
            is diminished（19.5°　norm 22.3°）
```

図❺❹　53歳、男性（2013年1月）。**顎顔面の病態**：右側顔面高が2mm短縮しているが大きな非対称は認められない。口唇を緊張させる癖がある。ドリコタイプで、Ⅱ級傾向をもつ骨格性Ⅰ級である

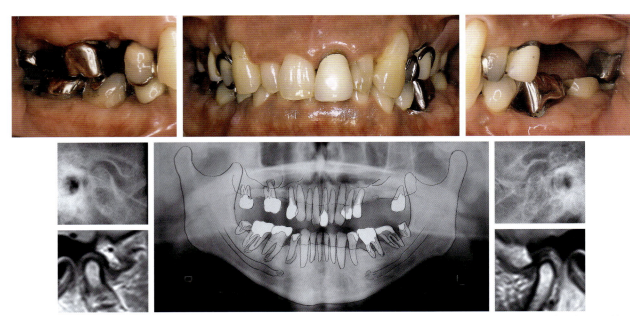

図❺❺　MRI所見より、右側下顎頭は後方へ押し込まれ関節円板は少し前方転位している。左側顎関節は正常な位置関係にある。右側に小さなクリック音を認める。趣味のバイクに乗っているとき、食いしばっている。いまは右嚙み

5 咬合再構成における補綴処置

　崩壊した歯列の再構築にあたって、その最終目標は患者固有の快適な咬合の回復にあり、それを担うのが補綴装置である。そして、補綴の前提条件として、適切な下顎位・適正な歯列・健康な歯周組織の確立が必要とされる。すなわち、炎症のコントロールに始まり、歯列の再配列、顎関節や筋への対応など多様な治療手段を経て、最終的にそれらを総括する処置として補綴を位置づけることができる。咬合再構成の流れに沿って、補綴処置にかかわる諸問題を考察してみたい。

症例5：上下顎歯列のディスクレパンシーを抱えたⅡ級咬合の咬合再構成

1．病態分析
1）顎顔面（図54、55）
　ドリコタイプで、Ⅱ級傾向のみられる骨格性Ⅰ

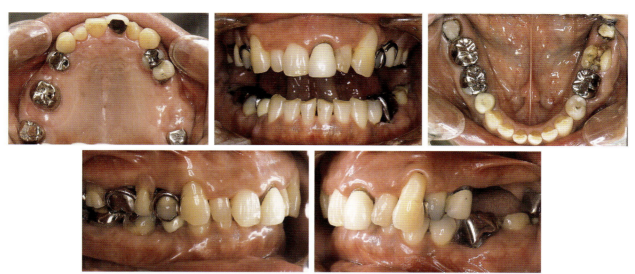

図㊹ **歯列咬合の病態**：犬歯関係は、右1/2歯分Ⅱ級・左3/4歯分Ⅱ級。$\underline{4\,5}$の近心傾斜と犬歯の唇側転移。臼歯の咬合支持が喪失し、さらに$\overline{5|5}$欠損で下顎の前後的アーチが小さいため前歯部の被蓋が深い。早期接触$\frac{4}{3|}$中心滑走して右前方へ2.5mm、アンテリアガイダンス（P）$\frac{1|1\,2}{1|1\,2}$（L）$\frac{3\,4}{3\,2}$（R）$\frac{3\,2|}{3\,2|}$

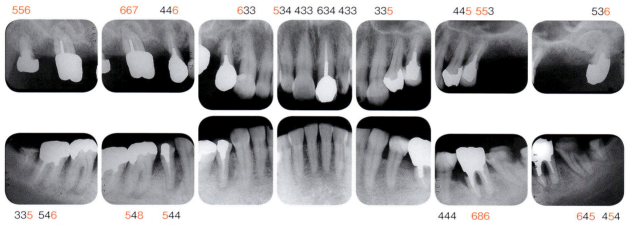

図㊺ **歯牙歯周の病態**：主訴は$\overline{7|}$が痛い。主として大臼歯部に中～重度の歯周ポケットと根尖病変を認める。臼歯部の咬合支持が崩壊している

級である。口唇を緊張させる癖があり、上顎前歯部は舌側傾斜している。MRI所見より、下顎頭は後方へ押し込まれ、右側の関節円板は若干前方転位しているようにみえる。

2）歯列咬合（図56）

$\overline{5|5}$が欠損しており、下顎歯列が前後的に短い。それに加えて、臼歯部の咬合支持が崩壊し、下顎の後方偏位と相まって前歯部の被蓋が非常に深い。歯列単位で咬合がロックされ、自由な下顎運動が制限されている。犬歯関係はⅡ級で、$\underline{4\,5}$の近心傾斜と犬歯の唇側転位が認められる。

3）歯牙歯周（図57）

大臼歯部に中～重度の骨吸収を認める。

2．診断と治療方針

骨格型としては、ドリコタイプで下顎の偏位が起こりやすい傾向がある。Caries、Endo、Perioによる歯牙歯周の崩壊に加えて、過剰な咬合力の合併した臼歯部咬合崩壊である。低下した咬合高径を回復し、下顎位の模索と緊密すぎる前歯部ガイダンスの緩和を要す。

治療計画としては、インプラントによる臼歯部咬合支持の回復と矯正治療よる歯牙歯槽骨のレベ

歯周外科・根管治療

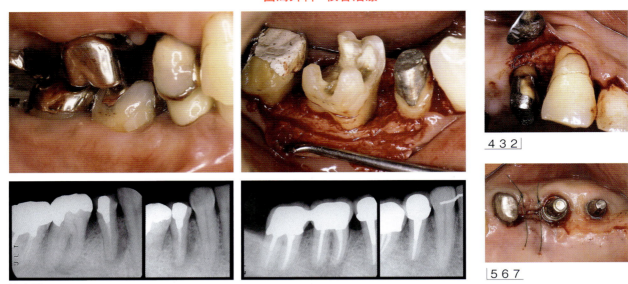

治療前　　　　　　　　治療後

図❺❽　7̲6̲5̲デブライドメント、6̲矯正的挺出 & 5̲根管治療、4̲3̲2̲部の骨の形態修正、5̲6̲7̲部の厚すぎる歯肉を修正

インプラント埋入

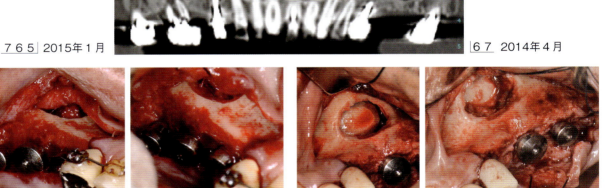

7̲6̲5̲ 2015年1月　　　　　　　　6̲7̲ 2014年4月

図❺❾　上顎洞底挙上術：自家骨と骨補塡材を用いて埋入、同時に口蓋の厚すぎる結合組織を切除（外科は徳山中央病院 歯科口腔外科主任部長 村木祐孝先生による）

リングを行い、補綴のための前提条件を整えたうえで、適切な咬合関係と審美性の回復を行う。

3．咬合再構成の流れと要点

1）歯周外科・根管治療（図58）

6̲ 近心の骨吸収は歯周外科と矯正的挺出によって改善。5̲の根尖病変は根管治療によって改善した。

2）インプラント治療（図59）

自家骨と骨補塡材を併用し、側方開窓テクニックにて埋入。上顎洞底の頬舌径が広いため、テルプラグを挿入して舌側に移植骨が流れないように注意を要した。

3）矯正治療（図60）

メタルテンポラリーを装着し、適切な咬合付与と審美的な歯冠修復を目的とした矯正治療を行った。次に、プロビジョナルレストレーションのための支台歯形成とレジンテンポラリーを製作し、下顎位など咬合にかかわる評価に移る。

矯正治療とプロビジョナルレストレーションのための支台歯形成

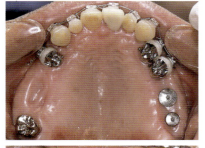
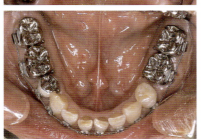
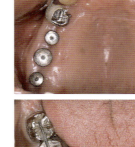
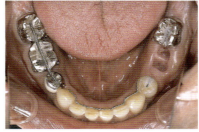
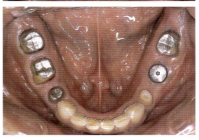

a：矯正開始時（2014年8月）　　b：矯正終了時（2015年3月）　　c：プロビジョナルレストレーションの支台歯形成

図⑳　矯正治療の目標：「上顎」①⎿1 3 矯正的挺出、② 4 3⎿間 歯周ポケット5mm、③ 4⎿5 骨植弱く抜歯になるかも、④⎿3 4 5 遠心へ傾斜移動、⑤ 2⎿2 補綴スペースの確保と⎿2 のローテーションを戻す。「下顎」⑥ 5⎿5 先欠、⑦⎿6 近心の骨吸収は遠心傾斜挺出にて対応、⑧⎿6 は矯正的挺出後に抜歯してインプラント埋入

下顎位の模索

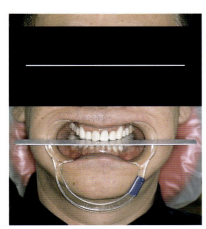
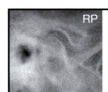
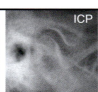
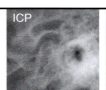
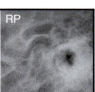

TMJ condition（2015年8月26日）

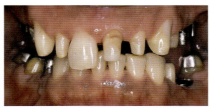
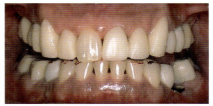

図㉑　咬合挙上、咬合平面の設定、犬歯誘導の調整、下顎安静位からのリラックスタッピングによる下顎位の再評価を行う。レジンを添加・削合して咬合調整を繰り返し、座位での確認を行う

4）下顎位の模索（図61）

　瞳孔間線を基準に上顎咬合平面を調整し、下顎安静位からのリラックスタッピングにより、咬合高径と下顎位の模索を行う。その際、「高さの違和感はなくなった。でも右小臼歯のほうが高い。犬歯と小臼歯でブロックされている感じがする」など患者の感覚と術者の手指感覚を参考に、顎関節や筋の応答も診ながら決定していく。同時に、前歯部のガイダンスの調整が終了したらプロビジョナルレストレーションに移る。

5）プロビジョナルレストレーションの作製（図62）

　修正しやすいワックスの段階で口腔内試適を行い、歯牙、歯列の形態を確認する。図63に、最終的な形態と機能をシミュレーションしたプロビジョナルレストレーションを示す。上顎大臼歯部

―― プロビジョナルレストレーションの作製 ――

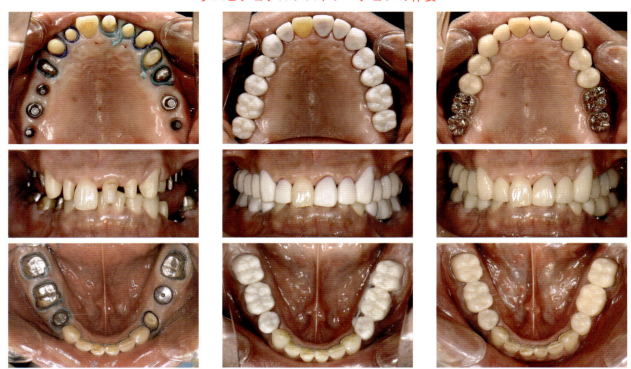

図❻2 2015年11月、プロビジョナルレストレーションの印象、ワックスでの口腔内試適と調整・装着

は咬耗による咬合高径の低下を防止する目的で、メタル咬合面としている。そして、最終補綴は下顎から製作する。

6）プロビジョナルレストレーション（図64、65）

さて、ここからいよいよ補綴処置へ移行することになる。歯周治療や矯正治療など、ここまで積み上げてきた努力を成功に導くには、最終補綴とまったく同じ形態のプロビジョナルレストレーションが必要であり、極論をいえば、本症例のような全顎的な補綴処置を行う場合、プロビジョナルレストレーションをどこまで詰められるかが治療の成否を左右するといっても過言ではない。むしろ最終補綴より、プロビジョナルレストレーションのほうが診断上の価値は大きい（プロビジョナルレストレーションの役割と意義については、修復治療の稿を参照）。

7）プロビジョナルレストレーションによる犬歯誘導の模索（図66）

犬歯関係がⅡ級の場合、第１小臼歯もガイドに参加させる必要性が生じる。また、上顎犬歯の遠心斜面に下顎犬歯の先頭が咬合するため、上顎犬歯の遠心辺縁隆線を立ち上げて、Mesial guidanceを付与する場合もある。

8）ファイナルレストレーション（図67、68）

最終補綴物は、いきなり出現するものではなく、地道な基本的処置の積み重ねのうえに完成するものである。すなわち、歯周治療・矯正治療・咬合治療を経て、最終的にこれらさまざまな処置を統合したものとして表現されるのである。

9）ファイナルレストレーションによる犬歯誘導の付与（図69）

最終補綴物による咬合の完成。ここで再度、犬歯誘導を取り上げてみよう。

◆犬歯によるMesial guidanceの意義を問う（図70）

上顎犬歯の近心斜面によるMesial guidanceは下顎を後方へ誘導しないが、遠心斜面によるDistal guidanceは下顎を後方へ押し込み、顎関節

218

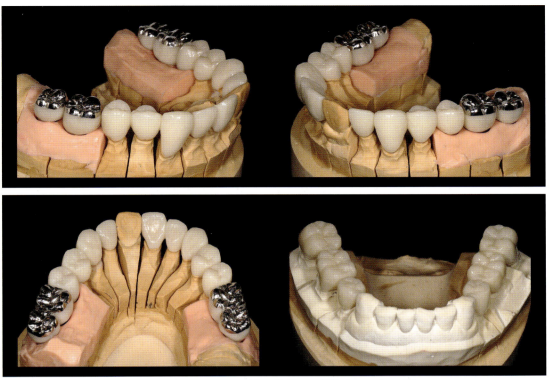

図❻❸　プロビジョナルレストレーションによる形態と機能の再構築（2015年12月）

に障害を起こしやすいとの見解がある。しかし、犬歯の関係のみによって下顎の運動方向を議論することには、少し無理があるように思う。下顎の運動を方向づける要素には歯牙接触だけでなく、骨格形態や顎関節の構造も関与しているからである。

Ⅱ級骨格では下顎は前後的に動きやすく、Ⅲ級骨格では蝶番運動が主となるであろう。また、顎関節のルーズニングがある場合には、下顎は容易に後方や側方にブレると考えられる。さらに、強圧による睡眠時ブラキシズムにおいては、咬合診査時の軽い咬み合わせによる側方滑走運動に較べて、下顎は大きくサイドシフトするであろう。このように、咬合接触・骨格型・顎関節の状態によって影響を受ける下顎運動に対して、犬歯誘導のタイプの相違はどうかかわっているのか、よくわからない。

本症例は、関節円板の部分転位ならびに下顎頭の後方偏位が疑われ、下関節腔でのズレを生じる可能性が高い。コンディログラフの所見からも作業側下顎頭の後上方への軌跡が認められる。さらに、本症例はⅡ級咬合で確実なMesial guidanceを付与することが難しい。このような症例において、犬歯のMesial guidanceがどれほどの効果を発揮するのか疑わしい。

犬歯誘導についての歴史的見解を振り返ってみると、1958年、D.Amicoは犬歯の優位性を強調し、犬歯誘導が好ましい咬合様式であるとした。1963年、StallardとStuartはD.Amicoによる犬歯誘導咬合の提案を契機として、Mutually protected occlusionを提唱した。そして現在、有歯顎の理想咬合とされるに至った（咬合学事典より引用）。

しかし、近年、Martin Grossは系統発生学的・古生物学的・動物学的知見では、前歯と臼歯が相互保護の役割（Mutual protection）を発達させ、前歯が偏心運動時に臼歯を保護するように進化し、臼歯が咬頭嵌合位で前歯を保護するように進化したとする検証は得られていないと言及している。

---プロビジョナルレストレーション（2015年12月）---

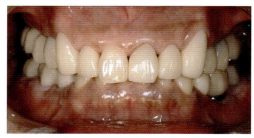
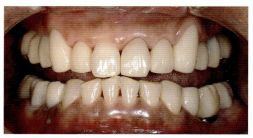

図❻ 意図した歯冠形態を最終補綴に先だってシミュレーションし、再評価を行う。なお、基本的にはプロビジョナルレストレーションの形成深度は、ほんの少し歯肉縁下に入る程度とするが、$\underline{1}$ のように歯肉のクリーピングを期待する場合は歯肉縁上マージンとする

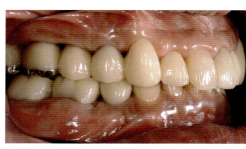
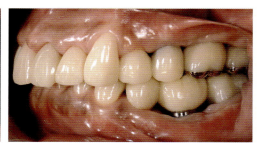
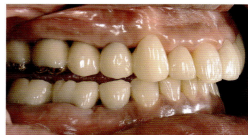
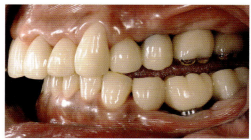

図❺ 咬頭嵌合位と犬歯誘導：犬歯関係がⅡ級のためガイダンスの設定に工夫が必要である

---プロビジョナルレストレーションによる犬歯誘導の模索---

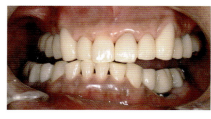
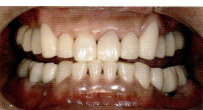
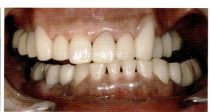
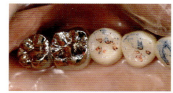
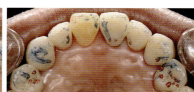
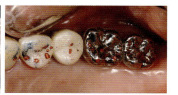
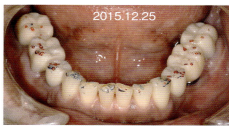

$\frac{4\,3}{4\,3}$ ガイダンスだが、中間運動では $\frac{2}{2}$ ガイダンス　　　　　$\frac{3\,4}{3}$ ガイダンスだが、主に $\frac{}{4\,3}$ でガイダンス

図❻ Ⅱ級咬合の犬歯では、小臼歯もガイドに参加させGroup functioned occlusionとなることが多い

―――― ファイナルレストレーション（2016年11月）――――

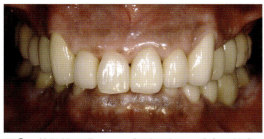
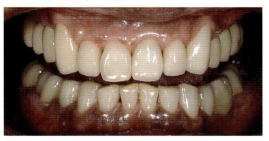

図❻ 機能性を満たした歯列の流れ。残存天然歯と調和した形態と色調をもった歯冠修復。ファイナルレストレーションは、よく吟味されたプロビジョナルのコピーにすぎない。最終的に、歯周・咬合・審美の統合されたものとして表現される

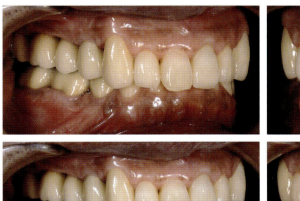
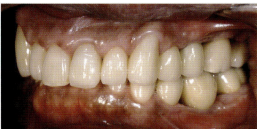
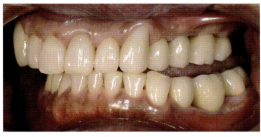

図❽ 安定した咬頭嵌合位と、そこから自由に運動できるガイダンスの付与

―――― ファイナルレストレーションによる犬歯誘導の付与 ――――

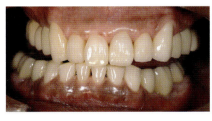
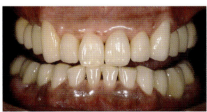
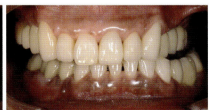
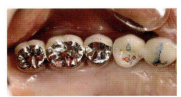
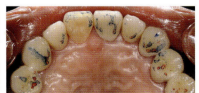
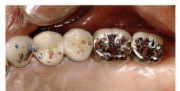

4 3｜　ガイダンス　　　　　　　　　　　　　　　　　　｜3 4 ガイダンス
4 3｜　　　　　　　　　　　　　　　　　　　　　　　　｜3

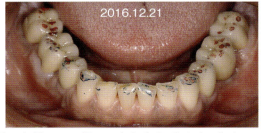

図❾ 犬歯関係が、右側 1/2Ⅱ級、左側 3/4Ⅱ級で、小臼歯もガイドに加わっている。咬合力を分散する目的で ４３｜３４５ を連結冠とした

第7章 咬合崩壊と咬合再構成　221

犬歯による Mesial guidance の意義を問う

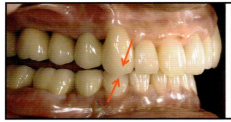
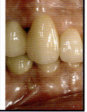
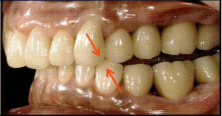

Right side 1/2 ClassⅡ. Distal guidance　　　　　　　　Left side 3/4 ClassⅡ. Distal guidance

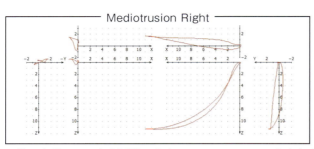
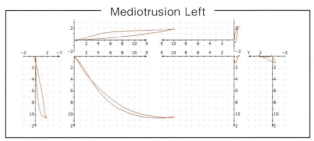

図⑳　意識下での犬歯誘導：犬歯の Distal guidance を小臼歯で補いたいところである。強圧のかからない咬合診査時の側方滑走運動においては、滑走初期から犬歯に誘導されて臼歯の離開が得られている

無意識下での睡眠時ブラキシズム

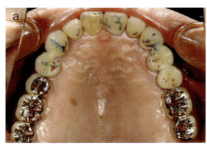
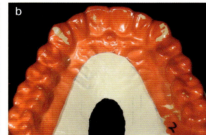
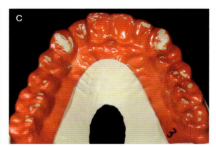

図㉑　無意識下での睡眠時ブラキシズム：bとcは、2日目と3日目の睡眠時の咬合接触を示す。ブラキシズムの程度には日間変動があり、bでは犬歯誘導が機能しているが、cでは大臼歯のファセット部に相当した非作業側の咬合接触が認められ、臼歯の離開は得られていない

人類進化学者の海部陽介氏も"犬歯誘導"という言葉は進化論的な視点から、非常に違和感を感じると言及している。犬歯誘導に関しては、いまだ議論の余地がありそうである。

◆無意識下での睡眠時ブラキシズム（図71）

意識下での弱い咬合力による側方滑走運動（図70）では、滑走初期より犬歯が有効に機能し臼歯の離開が得られているが、無意識下での強圧による睡眠時ブラキシズムでは、非作業側臼歯部に咬合接触が認められ、臼歯の離開が得られていない（図71c）。

 咬合再構成における補綴処置の役割

図72に治療前と治療後の口腔内を示す。補綴物は失われた形態・機能・審美性の回復を図ることを目的とするものであり、同時に歯周組織と調和をもって共存し、ひいては顎口腔系全体の健康維持に寄与することが期待されている。

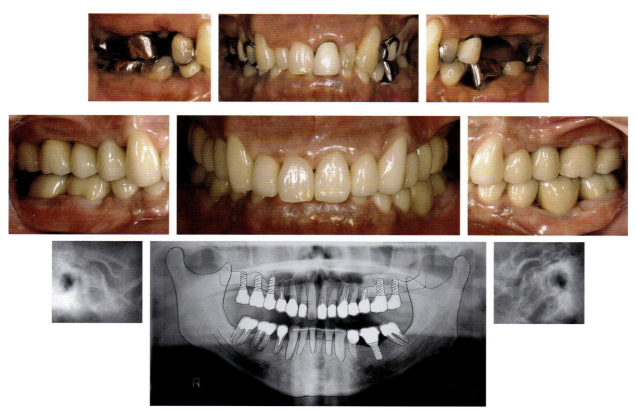

図⓲　治療終了時（2016年11月）。形態・機能・審美の回復が図られ、歯周組織との調和が得られた

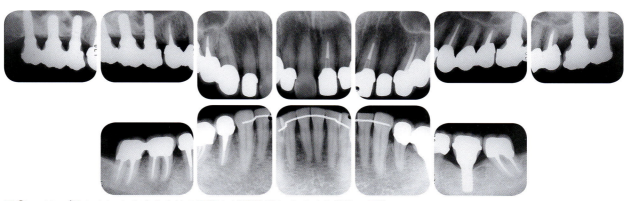

図⓳　インプラントによる咬合支持の回復と補綴治療による咬合機能の回復

　お気づきの読者もおられるだろうが、本症例は最終補綴物装着と同時に6 7のポーセレン頬側咬頭がチップしている。仮着しているので再製可能であるが、これからどんな物語が始まるのであろうか。筆者の能力では読めない下顎の動きが起こっているのかもしれない。
（なお本症例は第6章 2. 歯周組織のマネジメントの症例5の全体像である）

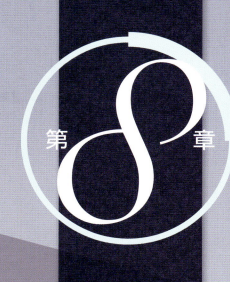

第8章 包括的歯科診療を実践するには

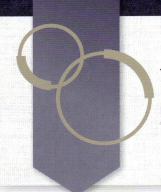

包括的歯科診療を実践するには

包括的歯科診療の実践

　包括的歯科診療を実践するには、多数の原因が複雑に絡み合って発現した病態を分析・診断し、必要な治療手段を効果的に組み合わせて治療に当たらなければならない。また、実践の場としてチームアプローチを活かせる診療システムの構築が必須である。その要点を図1に示し、若干の解説を加える。

1．総合診断

　疾患の実態を把握し、治療の道筋を考えるためには、患者個別〜歯牙歯周の各レベルにおける個別的診断と、それらを統合した総合的診断のもとに病態を分析することが必要である。その際、表に現れている"症状"だけでなく、背景に隠れている"徴候"を読み取り、治療方針に繋がる診断をすることが重要である。図2は、一例として後述する症例4の病態分析を挙げている。

2．治療手段

　さまざまな要因が錯綜した疾患を治癒に導くには、歯周治療、歯内治療、修復治療、欠損補綴、インプラント治療、咬合治療、矯正治療などを効果的に併用していくことが必要である。そして、それぞれの手段が基本に忠実に実施されなければ、病態を改善することはできない。以下に症例を提示する。

　症例1は、歯周治療の一例である。治癒レベルを高め、より安定した歯周組織を獲得するために矯正治療も併用している。炎症の消退と矯正治療による歯牙・歯槽骨のレベリングによって、歯肉形態が変化し、清掃性が向上している（図3）。

　症例2は、最終的な歯冠修復へ向けてのプロビジョナルレストレーション、プレコードの挿入、最終形成、リマージニングの一例である。基本に忠実な一つ一つの処置を積み重ねることによって、適合のよい歯冠修復が可能となる。健康な歯周組織が確立されていることが、形成、圧排、印象の前提条件である。そして、確立された臨床的に健康な歯周組織を再び破壊しないことが修復処置の要件である（図4）。

包括的歯科診療を実践するには……
1．総合診断
　　歯牙歯周〜歯列咬合〜顎顔面〜全身心（患者個別）
　　Micro 〜 Macro にわたる総合的な診査と診断が必要
2．治療手段
　　歯周治療、歯内治療、修復治療、欠損補綴、インプラント治療、咬合治療、矯正治療、審美治療、咬合再構成、メインテナンス、それぞれの基本に忠実な処置の積み重ねのみが、包括的歯科治療に繋がる早道である
3．診療システム
　　DH、DT、Dr.のチームアプローチを活かせるシステムの構築。10年を目処に自分の診療フィロソフィーをスタッフとともに実現していく

図❶　包括的歯科診療を実践するには、病態分析に基づいた「総合診断」、病変を改善するためのさまざまな「治療手段」、それを実施するための「診療システム」が必要である

包括的歯科診療を実践するには……

1. **総合診断**：全身心（患者個別）～顎顔面～歯列咬合～歯牙歯周にわたる病態分析

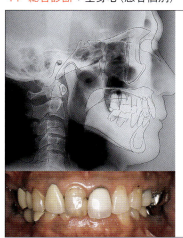

Problem list
Skull is Mesiofacial
Mandible is Mesiofacial
Skeletal class is Ⅰ with tends to Ⅱ
Clenching & Bruxismするも筋症状はない
顎関節：Compressionされ、後方へ偏位
下顎偏位なし、右噛み
Deep biteで下顎運動が制限されている
臼歯部咬合支持の劣化と咬合高径の低下
前歯部咬耗の進行
咬合平面の歪みなし
咬合様式：Group functioned occlusion
犬歯関係：Ⅰ級、臼歯の咬合は1対2歯

図❷　顎顔面から歯牙歯周に至るまでの症状と徴候を有機的に読み取り、治療方針に繋がる診断を行うことが重要（症例4の顎顔面の病態を示す）

2. **治療手段**：歯周治療、歯内治療、修復治療、欠損補綴、インプラント治療、咬合治療、矯正治療、審美治療、咬合再構成、メインテナンス

症例1　治療手段としての歯周治療

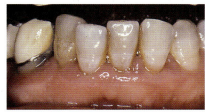 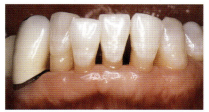 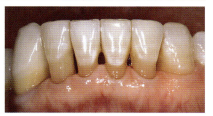

a：2005年、65歳、男性。治療前　　b：2006年、$\overline{2\ 3}$ルートプレーニング、$\overline{3|}$歯周外科後　　c：2016年、メインテナンス8年後

図❸　ルートプレーニング、歯周外科、矯正治療、修復治療、咬合治療、PMTCによって健康な歯周組織が維持されている。Attachment levelは変化せず、炎症性細胞浸潤がなくなり、上皮化が完了した状態。臨床的には2～3mmの大きな歯肉退縮が生じたことによってポケットが減少した修復機構による二次治癒である。8年後、タイトに引き締まって抵抗性のある健康な歯肉

症例2　治療手段としての修復治療

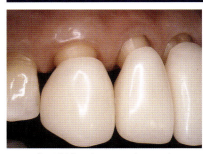 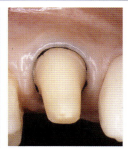 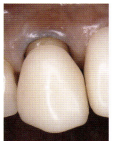 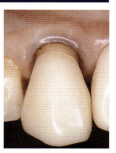

a：プロビジョナルレストレーション　　b：プレコードの挿入　　c：リマージニング前　　d：リマージニング後

図❹　徹底した炎症のコントロールのもとでの、プロビジョナル・最終形成・リマージニング。リマージニング前の豊隆の強すぎるエマージェンスプロファイルがリマージニング後は絞られている。この後、ティッシュサポートやブラックトライアングル等を考慮してファイナルレストレーションを作製する

症例3　治療手段としてのインプラント治療

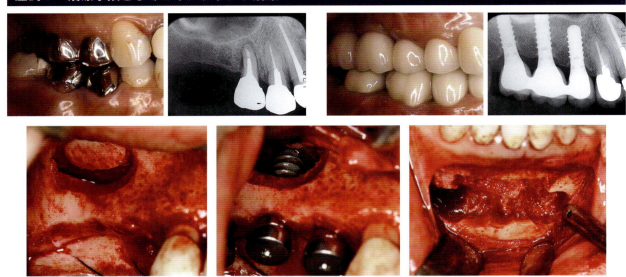

図❺　自家骨移植による上顎洞底挙上術を併用したインプラント治療。自家骨を採取した下顎前歯部は失活歯。インプラントによる臼歯部咬合支持の回復によって下顎位の安定が得られた（外科は徳山中央病院 歯科口腔外科 主任部長　村木祐孝先生による）

症例4　治療手段としての咬合再構成①：インプラント、矯正治療、歯冠修復で対応した症例

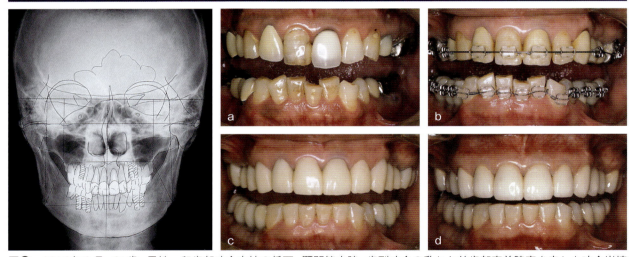

図❻　2010年9月、61歳、男性。臼歯部咬合支持の低下、顎関節内障、歯列咬合の乱れと前歯部審美障害を来した咬合崩壊。a：初診時、b：矯正治療による歯牙・歯槽骨のレベリング、c：プロビジョナルレストレーションによる再評価、d：ファイナルレストレーション

　症例3は、上顎洞底挙上術によるインプラント治療である。歯周治療、矯正治療、修復治療を併用して咬合機能を回復した（図5）。

　症例4は、臼歯部にインプラントを用いた咬合再構成の症例である。臼歯部の咬合支持が崩壊し、咬合高径の低下と顎関節内障を惹起している。上顎前歯部は強い口唇圧により舌側傾斜し、下顎を後方へ押し込んでいる。本症例では、1口腔を1単位とした治療、すなわち、歯牙歯周、歯列咬合、顎顔面を包括的に診断し、最適な治療手段を組み合わせた全顎的な治療介入を必要としている（図6～10）。

　症例5は、前歯部に部分床義歯を用いた咬合再構成の症例である。交通事故による上顎前歯部の

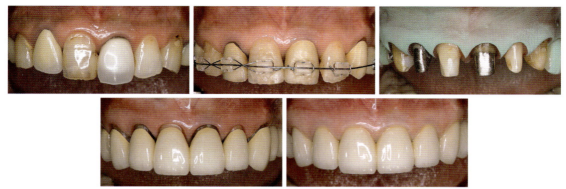

図❼ 歯牙・歯槽骨のレベリングによる歯頸ラインの修正と歯冠修復による審美性の回復

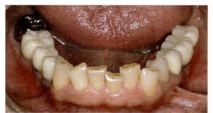 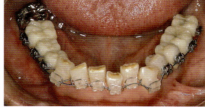 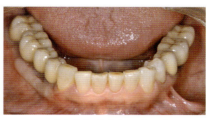

a：プロビジョナルレストレーション　　b：矯正治療開始時　　　　　　　　c：ファイナルレストレーション

図❽　$\overline{654|67}$ インプラント埋入後、矯正治療と歯冠修復によって機能的な歯列の連続性を獲得

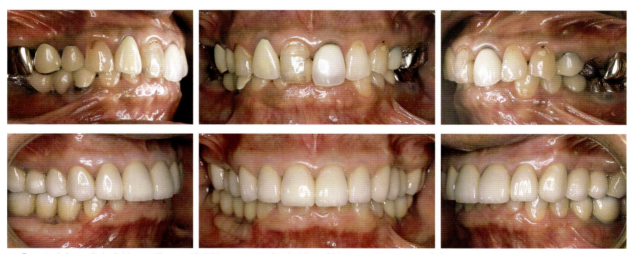

図❾　臼歯部の咬合支持を回復し、統合性のとれた歯列形態を付与した。また、前歯部のOver guidanceも緩和された。これで、ひとときの咬合の安定は得られるだろうが、経年的な生体の適応の流れに乗れないインプラントの存在は、顎口腔系全体の動的平衡を乱し、咬合の不調和を惹起する可能性が高い。$\dfrac{5|45}{654|67}$ はインプラントによる歯冠修復

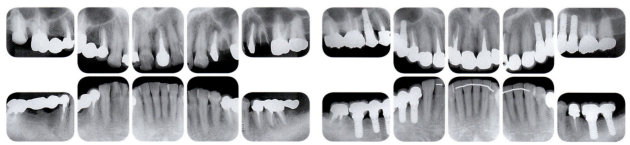

図❿　経年的に咬耗し、位置を変え、調和を保ちながら変化していく天然歯列に比べて、連結固定された歯や不動のインプラントの混在した歯列は、将来の軋轢を内包している

症例5　治療手段としての咬合再構成②：パーシャルデンチャーと歯冠修復で対応した症例

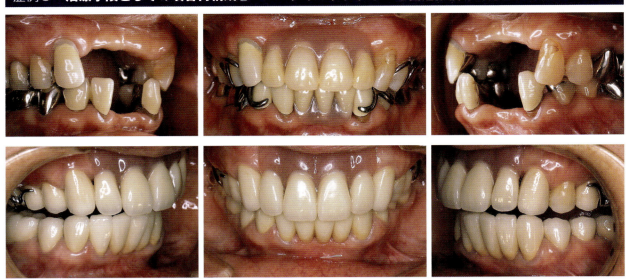

図⓫　2011年12月、63歳、女性。主訴：3|3のバネが気になる。上顎前歯部は骨欠損が大きいため、リップサポートを容易に得られる部分床義歯を採用した。下段は咬頭嵌合位と犬歯誘導を示す。義歯の人工歯と歯冠修復歯との調和は審美的、機能的に重要である

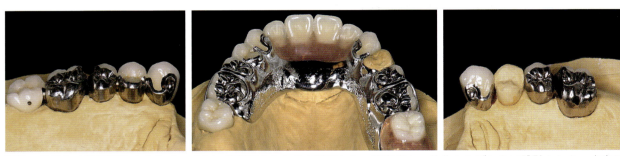

図⓬　修復歯の舌側面は十分なブレイシング機能をもたせた形態とし、残存歯と一体化したブレない設計とした。犬歯には審美的な配慮からクラスプを架けていない

骨欠損が大きく、骨造成には大きな外科的侵襲が必要となる。患者と相談の結果、いままでと同様に部分床義歯で対応することになった。ただし、安定した機能を付与するために、鉤歯の舌側面とイスムスをミリングし、ブレイシング機能を十分にもたせることによって、リジッドで残存歯と一体化するような設計とした。本症例のようにインプラント補綴が難しい場合は、部分床義歯という治療手段も検討しなければならない（図11〜14）。

症例6は、いずれもメインテナンス時に見られた問題点である。繰り返し行われたルートプレーニングによって歯根が削られている（図15a）。神経症的なブラッシングによる歯根露出（図15b）。

PMTCペーストの研磨剤によるメタルクラウン（12％金銀パラジウム合金）表面のダメージ（図15c）によって、かえって汚れが付きやすくなる場合もある。

長期にわたってメインテナンスを良好に維持するために重要なことは、病的なポケットや根分岐部病変などの残存しない、プラークコントロールしやすい歯周環境の整備がどれだけできているかである。メインテナンスに移行してからの再治療は、多くの場合治療の失敗と受け取られ、患者の信頼を失いかねない。それゆえ、歯周環境の改善に全力を尽くし、それでも不安要素の残る場合は、そのリスクを患者としっかり共有しておくことが

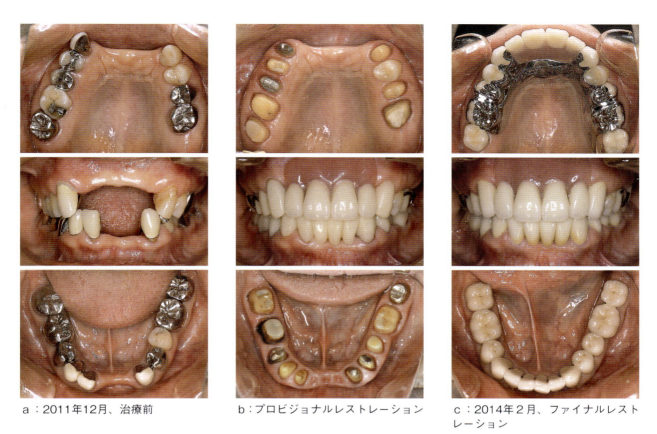

a：2011年12月、治療前　　b：プロビジョナルレストレーション　　c：2014年2月、ファイナルレストレーション

図⓭　顎関節や下顎位に問題はなく、歯列咬合のみの修復で済んだ。義歯はリジッドな設計とした

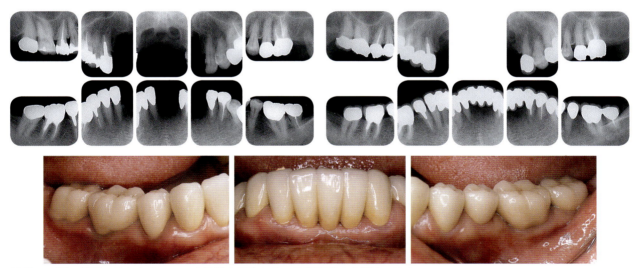

図⓮　下顎は外観に触れやすいので審美性を優先した。歯周組織とも調和がとれている

第8章　包括的歯科診療を実践するには

症例6　治療手段としてのメインテナンス

Maintenance：SPT（Supportive Periodontal Therapy）にかかわる問題点

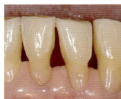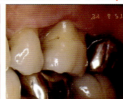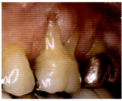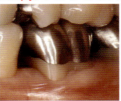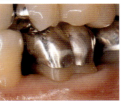

a：Over Instrumentation　b：Over Brushing……5年後、歯根の露出　　　c：PMTC……13年後、研磨剤による傷

図⓯　術者や患者の誤った認識によって、メインテナンス中にさまざまな問題を惹起してしまうことがある

重要である。また、メインテナンスでは決して痛みを与えないことが大切である。治療中の痛みは我慢できても、治療が終了してからの痛い思いはしたくないものである。PMTCの気持ちよさや術後の爽快感によって、患者はメインテナンスを続けたいと思っている。

3．診療システム

歯周病をはじめとして、生活習慣由来性の疾患がほとんどを占める歯科治療においては、患者のコンプライアンスが得られ、患者自身の意欲的な治療参加が得られるかどうかが重要な鍵を握っている。もしも、患者の協力が得られなければ、あらゆる治療の構想も机上の空論と化してしまうであろう。

長期にわたる治療期間を通して、常に歯科衛生士や歯科医が情熱をもってサポートを持続してこそ、患者もモチベーションを維持することができるのである。つまり、患者も含めた医院全体のチームアプローチを活かせるシステムの構築が必須となる。

第9章

フォローアップからみる
経年的変化

フォローアップからみる経年的変化

　フォローアップは、歯周治療や歯冠修復あるいは全顎的に治療介入した顎口腔系に対して、継続的なメインテナンスを行い、疾患の再発を早期に発見し、必要に応じて迅速に対応するために欠かすことができない。

　自分の下した診断とそれに基づく処置が適正であったか否かを判定するには、治療の予後を観察する必要がある。どれほど精度の高い咬合再構成がなされようとも、臨床では長期経過中にどこかにトラブルが発生するものである。それゆえに、フォローアップという概念のなかには、術後のリカバリーをも含めて考えるべきであろう。

　また、トラブルの原因を解明し、それを他の症例に活かすという側面も重要である。ここでは、フォローアップのなかからみえてくる"生体の経年的変化"とその問題点に焦点を絞って考察してみたい。

1. 生体の経年的変化

　生体の経年的変化は、口腔衛生状態の悪化によるう蝕や歯周病などの「病的変化」と歯の咬耗や叢生の進行などの「生理的・加齢的変化」に区別できる。図1に生体の経年的変化の要点を記す。

2. 病的変化

1）感染による病的変化

　症例1（図2）は本格的な歯周治療を行っておらず、フォローアップしているとはいえないが、11

フォローアップからみる経年的変化

長期にわたるフォローアップによって、歯周組織や咬合機能の経年的変化を観察することができる。生体の経年的変化は「病的変化」と「生理的・加齢的変化」に区別される

- ■ 病的変化 ［ 感染による病的変化：う蝕、歯周病の再発
　　　　　　力による病的変化：オーバーロードや口腔外圧によるさまざまな病態

- ■ 生理的・加齢的変化：咬耗の進行、歯の連続的挺出、隣接面の摩耗、歯の近心傾斜、叢生の進行、咬合様式の変化、咬合高径の低下、下顎位の変化、下顎頭、関節窩、顆路角の平坦化、歯肉退縮、歯髄腔の狭小化、歯冠部の変色等

図❶　う蝕や歯肉炎の再発はいうまでもなく病的変化であるが、力による変化は、それが病的な変化か、あるいは生理的（適応的）、加齢的な変化かの見極めが必要である（参考文献[1]より引用改変）

症例1　病的変化：感染（炎症）による病的変化

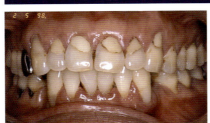
a：1986年（50歳）

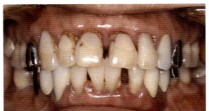
b：1993年、7年後（57歳）

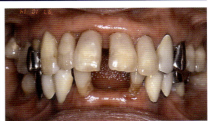
c：1997年、11年後（61歳）

図❷　炎症がコントロールされず病的な歯牙移動、二次的な咬合性外傷を惹起し、咬合が崩壊するに至った

症例2　病的変化：力による病的変化①

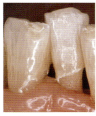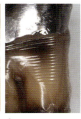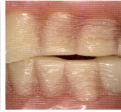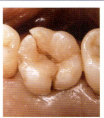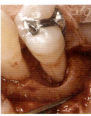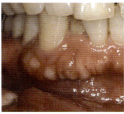

図❸　左から、アブフラクション、歯根および義歯に現れたリューダース線条、歯牙破折、ジグリングによる骨吸収、骨隆起。治療終了後もHyper functional forceは継続して顎口腔系にオーバーロードをかけ続ける

症例3　病的変化：力による病的変化②：ブラキシズムによる歯根破折

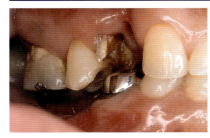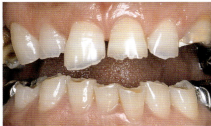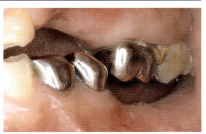

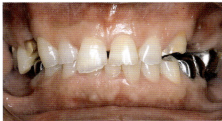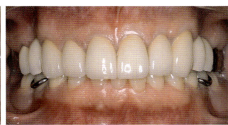

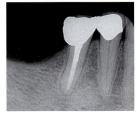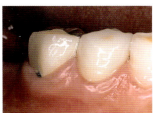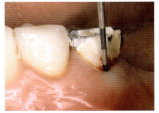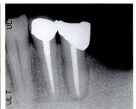

メインテナンス時。5|ポーセレンの破折と|5歯根破折

図❹　58歳、男性。制御できないHyper functional forceをもつ症例の咬合再構成は術後のトラブルが頻発する

年間の炎症による病態の悪化を例示している。この後、全顎的な治療介入を行った。

2）力による病的変化①

症例2（図3）は、オーバーロードによる病態の諸相を示している。治療以前から治療終了後まで継続して加わるこのHyper functional forceは、コントロールが難しい。

3）力による病的変化②：ブラキシズムによる歯根破折

症例3（図4）は、う蝕と過剰な咬合力による咬合崩壊症例である。臼歯部咬合支持の喪失と前歯部の異常な咬耗および咬合高径の低下が認められる。咬合再構成後、ナイトガードの装着を義務づけていたにもかかわらず過剰な力をコントロールできず、下顎小臼歯部に咬合力が集中し、ポーセレンの破折と歯根破折を引き起こしてしまった。

このような強いクレンチング、ブラキシズムをもつ臼歯部の欠損症例は、術後のトラブルを起こしやすい難症例である。

症例4　生理的変化と加齢的変化①：下顎位・咬合高径の変化

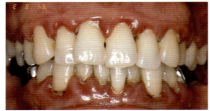
1994年、治療前（46歳）

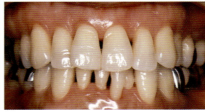
2002年、8年後（54歳）

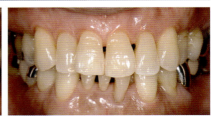
2015年、21年後（67歳）

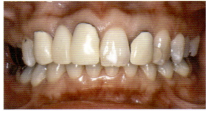
1994年、治療前（41歳）

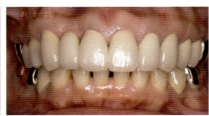
1999年、5年後（46歳）

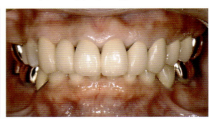
2016年、22年後（63歳）

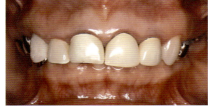
2000年、治療前（50歳）

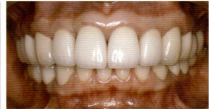
2007年、7年後（57歳）

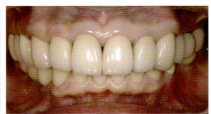
2016年、16年後（66歳）

図❺　10〜20年の単位で観察すると、回復した咬合高径もやがて再び低下し、下顎は後退する傾向にある

　とくに支台歯が失活歯の場合、歯根破折のリスクが非常に高くなる。たとえ、下顎の欠損部にインプラントを適用したとしても、Hyper functional forceを制御できず、崩壊の道を辿ることになるであろう。必ず術後のリカバリーを考慮した補綴設計を検討しておかなければならない。

3．生理的変化と加齢的変化

1）下顎位・咬合高径の変化（症例4）

　図5上段は、咬合崩壊までは至っていない歯周炎の症例である。経年的に咬合高径の低下が認められ、下顎前歯部の叢生が進行し、2̄は舌側に転位している。これは咬合高径の低下に伴い上顎前歯舌面からの圧力を受けたためであろう。

　図5中段は、骨格性Ⅱ級で咬合高径を挙上し、下顎を前方誘導した症例だが、経年的に咬合高径が低下して重度のⅡ級になっている。

　図5下段は、さらに重度の骨格性Ⅱ級症例である。咬合再構成したものの、やはり経年的に咬合高径の低下が認められる。

　しかし、3症例ともこれを病的変化としてではなく、生理的・加齢的変化、いやもっと正確にいえば"適応的変化"として捉えるべきであろう。なぜなら、生理的・加齢的というには、変化のレンジが大きすぎるからである。いずれも何ら機能障害は認められず、顎口腔系全体での適応的変化と考えてもよさそうである。また、Ⅱ級骨格は経年的に重度になっていくのが骨格的性格である。

2）歯牙の近心傾斜と咬耗（症例5）

　天然歯列では、隣接接触点が経年的に摩耗して点から面へと変化する。それを補償する歯の近心傾斜が起こり、咬合接触点は遠心機能咬頭に集中するようになる（図6a）。

　この生体の生理的（適応的）な歯牙移動の流れに乗れないインプラントの存在は、近心側の天然歯との間にオープンコンタクトを発生することがあ

症例5　生理的変化と加齢的変化②：歯牙の近心傾斜と咬耗

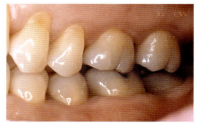 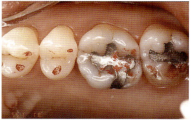 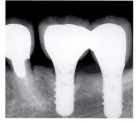 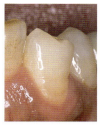

a：咬合力は近心方向へのベクトルを発生し、隣接面の摩耗につれて歯の近心傾斜を引き起こす。隣接辺縁隆線に段差が生じ、咬合力は遠心機能咬頭に集中する

b：インプラント近心側にオープンコンタクト

c：犬歯の咬耗による咬合様式の変化

図❻　隣接面の咬耗に伴う歯の近心移動は、歯列形態を保ち、咬合機能を維持しようとする生体の適応的変化である。この流れに乗れないインプラントは顎口腔系の動的平衡を乱すことになる

症例6　生理的変化と加齢的変化③：咬耗と連続的挺出による咬耗咬合：Attritional occlusion

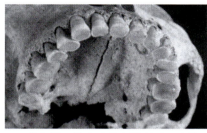 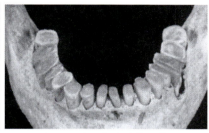 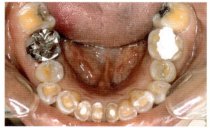

a：北海道の先史時代人骨（参考文献[2]より許諾を得て転載）。先史時代の成人では、この咬耗咬合が一般的であった

b：人工物が混在した歯列では生理的な調節機構が働きにくくなる

図❼　aの先史時代の極端な咬耗咬合が病的な変化か生理的な変化かの判断は難しい。しかし、bの現代人の高度に咬耗した歯列は、歯冠破折や露髄を伴っており病的である

る（図6b）。また、天然歯同士の1年間の咬合面エナメル質の摩耗量は20〜40μmで、20年間に犬歯部で約1.3mm咬合高径が減少するとの報告もある（図6c）[1]。

犬歯の咬耗の進行によって咬合様式も変化し、犬歯誘導からグループファンクション、さらには症例6のようなフルバランスとなり機能咬頭の咬耗が進行すれば、アンチウィルソンカーブとなる。

補償的な歯の挺出量を超えた咬耗は咬合高径の低下に繋がり、下顎位も変化していく。やがて、顎関節部においても下顎頭や関節窩の平坦化などの加齢的な骨変化が生じ、顆路角も緩くなる。

3）咬耗と連続的挺出による咬耗咬合（症例6）

天然歯列においては、咬耗によって歯冠の高さは減少するが、歯と歯槽骨の連続的挺出によって咬合高径の50％以上が代償（代償性挺出）されており、隣接面の摩耗による空隙は歯の近心移動によって補償されている。

図7aは、先史時代の人骨で極端な咬耗咬合と切端咬合を呈している。縄文人やアボリジニの成人ではこれが一般的な咬合であり、人類進化学者の海部陽介氏は、「ヒトの顎骨と歯列の発育の仕方は、骨への強い力学的刺激と歯の咬耗を前提としてプログラムされてきた可能性が高い。……歯が咬耗しそれを補償するために移動するという現象は、人類に限らず、そもそも哺乳動物全般にみられる生理的メカニズムである」と言及している[2]。

現代人における咬頭嵌合位や中心位という概念は、ここでは通用しない。しかし、これは天然歯列においての現象であり、日常の臨床では、図7bに示すように歯冠修復物が混在している場合がほとんどである。咬耗度の違うセラミックスや不動のインプラントによる歯冠修復物の存在は、この本来備わっている生理的メカニズムの調和を乱

第9章　フォローアップからみる経年的変化

すことになるであろう。咬合は継続的に変化しており、咬耗や歯の移動に伴う咬合様式や下顎位の変化は、動的平衡を維持しようとする生体の適応的変化のひとつと考えられる。

何が正しくて、何が間違っているのか？

われわれが疑念なく正しいと思い込んでいる諸々の咬合論は、本当に正しいのだろうか。たとえば、アンテリアガイダンスがないと臼歯部に過剰な負担が生じる。中心位を咬合再構成の基準とする。クレンチングやブラキシズムは異常機能である。咬耗した歯は咀嚼効率が悪く、強い咬合力を必要とする。先史時代のような咬耗咬合は、筋や顎関節などの咀嚼系器官にとってよくない等、知らぬ間にバイアスのかかった咬合論によって、顎口腔系機能の善し悪しを判断するのは非常に危険である。

海部陽介氏は、著書の最後に「過去と現在を比較する人類学的研究は、現代人集団だけをみて"正常"という概念を定義することの危うさに気づかせてくれる」と記述している[2]。時代や見方によって正常咬合の定義も変化していく。正常咬合とはいったいどういう事態を指しているのだろうか。

そもそも自然界に正常や異常といった概念はなく、診断の便宜のために歯科医のつくった概念に過ぎない。自然科学的思考に染まったわれわれは、物事を対象化し定義することによって安心する傾向がある。このようななかで、われわれの行った診断と治療が正しい(適切)か否かを判定するには、長期にわたるフォローアップを行い、時間軸のなかで再評価することが、重要な手段となるであろう。

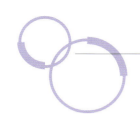

おわりに

　う蝕・歯周病・咬合に関連した病変など顎口腔系疾患を、炎症・力・時間の視点から包括的に診断し治療することの必要性について私見を述べてきた。また、個々に捉われず全体を俯瞰的にみると同時に、個々の手技を基本に忠実に行うことの重要性についても何度も繰り返してきた。つまり、どんな立派な理念であっても、ルートプレーニングや適合など、一つ一つの処置が確実に行われていなければ、自ら医原性疾患をつくることにもなりかねないからである。常々、危うい時代の潮流に流されず、地に足の着いた歯科臨床を学ぶことの大切さを感じている。若い先生方に伝わるところが多少ともあれば幸いである。

　最後に、あらゆる面で臨床の指標を与えてくださった、故筒井昌秀先生、筒井照子先生に心より御礼申し上げます。また、本書の執筆を勧めてくださり、さまざまな助言をいただいた南崎信樹先生。原稿のチェックをしていただいた國原崇洋先生、中玉利 剛先生、椋 誠二先生、村中哲也先生、そして私の臨床の拠り所である一〇会（いちまる）に感謝いたします。ならびに、本書の出版にあたり、編集の労を取っていただいたデンタルダイヤモンド社と編集長の山口徹朗様に御礼申し上げます。

　私の臨床は当院のスタッフなくしてはあり得ません。歯科技工士の黒田芳尚氏、歯科衛生士の小山由紀子さんをはじめ、わがままな私をいつも辛抱強く支えてくれるスタッフに感謝の意を表します。また、多くの症例の技工を担当していただいているプレシジョンデンタルセラミックの松野浩文氏にも感謝いたします。

参考文献

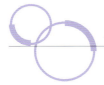

第1章
1) 筒井昌秀, 筒井照子：包括歯科臨床. クインテッセンス出版, 東京, 2003.
2) 宮下邦彦：頭部X線規格写真法の基礎. クインテッセンス出版, 東京, 1999.
3) Peter E. Dawson：Functional Occlusion. 小出 馨(監訳), 医歯薬出版, 東京, 2010.
4) Jeffrey P. Okeson：TMD. 矢谷博文, 和嶋浩一(監訳), 医歯薬出版, 東京, 2006.

第2章
1) 筒井昌秀, 筒井照子：包括歯科臨床. クインテッセンス出版, 東京, 2003.
2) Peter E. Dawson：Functional Occlusion. 小出 馨(監訳), 医歯薬出版, 東京, 2010.
3) Jeffrey P. Okeson：TMD. 矢谷博文, 和嶋浩一(監訳), 医歯薬出版, 東京, 2006.
4) 保母須弥也, 高山寿夫, 波多野泰夫：新編 咬合学事典. クインテッセンス出版, 東京, 1998.
5) 長谷川成男, 坂東永一(監修)：臨床咬合学事典. 医歯薬出版, 東京, 1997.

第3章
1) Franco Mongini, Wilhelmine Schmid：下顎偏位の診断法と治療法(宮内修平, 監訳). クインテッセンス出版, 東京, 1990.
2) 佐藤貞雄, 鈴木祥井(監修)：顎顔面のダイナミックスを考慮した不正咬合治療へのアプローチ. 東京臨床出版, 東京, 1991.
3) 根津 浩, 永田健司, 吉田恭彦, 菊池 誠：バイオプログレッシブ診断学. ロッキーマウンテンモリタ, 東京, 1984.
4) 保母須弥也, 細山 愃：インプラントの咬合. クインテッセンス出版, 東京, 2006.
5) Perter E. Dawson：Functional Occlusion. 小出 馨 (監訳), 医歯薬出版, 東京, 2010.
6) Jeffrey P. Okeson：TMD. 矢谷博文, 和島浩一(監訳), 医歯薬出版, 東京, 2006.
7) Martin Gross：咬合のサイエンスとアート. クインテッセンス出版, 東京, 2016.
8) 佐藤貞雄, 玉置勝司, 榊原功二：ブラキシズムの臨床. クインテッセンス出版, 東京, 2009.
9) 浦郷篤史：口腔諸組織の加齢変化. クインテッセンス出版, 東京, 1991.
10) 宮下邦彦：頭部X線規格写真法の基礎. クインテッセンス出版, 東京, 1999.
11) 佐藤貞雄：生体に調和した咬合の再構成をめざして. 歯科技工, 25（3）：1997.
12) ルネ・デュボス：人間と適応. みすず書房, 東京, 1985.
13) 中村桂子：自己創出する生命. 哲学書房, 横浜, 1993.
14) 西原克成：顎・口腔の疾患とバイオメカニクス. 医歯薬出版, 東京, 2000.
15) 三木成夫：生命形態の自然誌. うぶすな書院, 東京, 1994.
16) 佐々木 勉：歯周病にかかわる力の問題(その1). 日歯医誌, 55（2）：27-32, 2002.
17) 佐々木 勉：歯周病にかかわる力の問題(その2). 日歯医誌, 55（3）：221-226, 2002.
18) 萩原正剛, 内藤 徹, 日高理智, 横田 誠：歯周組織破壊と歯列の変化との関係. 日本歯周病学会会誌, 45（2）：180-192, 2003.
19) 保母須弥也, 高山寿夫, 波多野泰夫：新編 咬合学事典. クインテッセンス出版, 東京, 1998.
20) 福岡伸一：動的平衡 生命はなぜそこに宿るのか. 木楽舎, 東京, 2009.

第4章
1) A R Ten cate：Ten cate口腔組織学. 平井五郎, 久米川正好(監訳), 医歯薬出版, 東京, 1982.
2) 下野正基：新編・治癒の病理. 医歯薬出版, 東京, 2011.
3) 筒井昌秀, 筒井照子：包括歯科診療と歯周疾患—炎症と力のコントロール. デンタルフロンティアQA, 17：26-33, 2001.
4) 筒井昌秀, 筒井照子：包括歯科診療. クインテッセンス出版, 東京, 2003.
5) 筒井照子, 西林 滋, 小川晴也：態癖—力のコントロール. クインテッセンス出版, 東京, 2010.
6) 佐藤貞夫, 鈴木祥井(監修)：顎顔面のダイナミックスを考慮した不正咬合治療へのアプローチ. 東京臨床出版, 東京, 1991.
7) 佐藤貞雄, 他：ブラキシズムの臨床. クインテッセンス出版, 東京, 2009.

8）山田好秋：インプラント治療への生理学からの提言．歯界展望，119（6）：1082-1083，2012.

9）保母須弥也，細山 愃：インプラントの咬合．クインテッセンス出版，東京，2006.

10）三木成夫：生命形態学序説 根原形象とメタモルフォーゼ．うぶすな書院，東京，1995.

11）Jeffrey P. Okeson：TMD．矢谷博文，和嶋浩一（監訳），医歯薬出版，東京，2006.

12）中野雅徳，坂東永一（編）：咬合学と歯科臨床．医歯薬出版，東京，2011.

13）森本俊文：顎運動の生理．顎口腔機能分析の基礎とその応用，デンタルダイヤモンド社，東京，1991.

第5章
1）河合隼雄：河合隼雄著作集 物語と科学．岩波書店，東京，1988.

2）河合隼雄，丸森英史：対談：生活習慣病の治療と患者の物語．歯界展望，101（5）：2003.

3）神田橋條治：神田橋條治・医学部講義．創元社，大阪，2013.

第6章
1）眞坂信夫：Dental Mook 現代の歯科臨床 印象．医歯薬出版，東京，1988.

2）丸森賢二：Dental Mook 現代の歯科臨床2 インレー．医歯薬出版，東京，1980.

3）保母須弥也，高山寿夫，波多野泰夫：新編 咬合学事典．クインテッセンス出版，東京，1998.

4）筒井昌秀，筒井照子：包括歯科臨床．クインテッセンス出版，東京，2003.

5）上林 健，森田 誠，瀬戸延泰，茂野啓示：正常な歯槽骨と歯肉から得られる生物学的・審美的な歯冠形態．補綴臨床，33（3）：238-263，2000.

6）長谷川成男：咬合学序説．医歯薬出版，東京，1988.

7）土屋賢司，清水良典：重度な歯周・咬合崩壊症例への審美的アプローチ．Esthetical Basic of Elements．別冊QDT，2000.

8）内藤正裕：審美修復における歯間乳頭を考える．Esthetic of Dental Technology，別冊QDT，1999.

9）Edward S. Cohen，鴨井久一，太田紀雄（訳）：コーエン・歯周外科アトラス．西村書店，東京，1993.

10）平井憲夫：原発がどんなものか知ってほしい．内田 樹，中沢新一，平川克美（編），大津波と原発．朝日新聞出版，東京，2011.

11）Pascal Magne，Urs Belser：Bonded Porcelain Restorations in the Anterior Dentition，Quintessence Publishing Company，2002.

12）小濱忠一：前歯部審美修復 天然歯編．クインテッセンス出版，東京，2007.

第7章
1）神田橋條治：神田橋條治・医学部講義．創元社，大阪，2013.

2）中野雅徳，坂東永一（編）：咬合学と歯科臨床．医歯薬出版，東京，2011.

3）普光江 洋，武井順治，榊原功二：咬合治療ナビゲーション．クインテッセンス出版，東京，2014.

4）森本俊文：顎運動の生理．顎口腔機能分析の基礎とその応用，デンタルダイヤモンド社，東京，1991.

5）山田好秋：インプラント治療への生理学からの提言．歯界展望，119（6）：1082-1083，2012.

6）Perter E. Dawson：オクルージョンの臨床 第2版．医歯薬出版，東京，1993.

第8, 9章
1）中野雅徳，坂東永一（編）：咬合学と歯科臨床．医歯薬出版，東京，2011.

2）海部陽介：歯の咬耗を考える：人類学からみた"正常"な歯列．歯科に役立つ人類学—進化からさぐる歯科疾患，金澤英作，葛西一貴（編著），わかば出版，東京，2010.

3）ジェローム・グループマン：医者は現場でどう考えるか．石風社，福岡，2011.

4）P. R. Begg：ベッグ法—その基本術式と臨床．医歯薬出版，東京，1980.

5）亀田 晃：ダイレクトボンディングを用いたBegg法—その理論と実際．医歯薬出版，東京，1978.

6）宮地建夫：経過観察から何を学ぶのか．Quintessence YEARBOOK2016 長期経過症例から学ぶ"炎症と力のコントロール"，クインテッセンス出版，東京，2016.

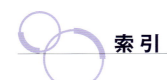

索引

あ行

医療者サイドの責任と患者サイドの責任……131, 132, 155
インレー……9, 158, 159
エマージェンスプロファイル……164, 165
炎症と力……14, 15, 186
炎症と力のコントロール……80, 91

か行

下顎位……29
下顎位の評価……33
下顎位の経年的変化……192
下顎位をどう求めるか……188, 191
下顎偏位……29, 30, 31, 33, 35
顎関節……28, 29, 32, 33, 55, 126, 192
顎顔面頭蓋……20, 21, 22, 23, 60, 61
顎顔面の病態……20, 21, 30
顎口腔系疾患……8, 15, 50, 52
顎口腔系疾患に関与する因子……52
顎口腔系疾患治療の流れ……48
顆頭位……33, 34, 55
患者個別の病態……20, 21
機能単位と機能要素……55
機能的調和……60, 204, 210, 211
機能的適応……54, 60, 61, 68
機能要素間の相互関係……8
機能要素間の動的平衡……54, 55
筋活動と保護反射……27
筋収縮のタイプ……27
筋肉位……33, 34, 35, 191, 192
クラウン……161
クレンチング……26, 27, 111, 112, 120, 235
形態的調和……60, 204, 210, 211
形態と機能……60, 64, 65, 209, 211
経年的変化……234
健康＝正常か……48
犬歯によるMesial guidance……37, 73, 118, 218
犬歯誘導と臼歯離開咬合……106, 107, 109, 111, 113, 116, 119, 120

口腔外からの力……121, 127
口腔習癖と態癖……121, 137
咬合位……33, 34, 55, 191, 192
咬合干渉……35, 36, 37, 52, 55, 100, 121
咬合高径の変化……236
咬合再構成……99, 187, 198, 201, 214
咬合再構成と力のコントロール……212
咬合再構成において検討すべきこと……196
咬合再構成における診断の立て方……193
咬合再構成における優先順位……195, 199, 201
咬合診査表……38, 40
咬合性外傷……58
咬合接触の考察……162
咬合の経年的変化……64, 192
咬合平面……30, 61, 199
咬合崩壊……91, 186, 187
咬合崩壊を確定する3つの指標……187
咬合様式……35, 36
個別的診断……20, 39, 40, 53
咬耗咬合……236, 237

さ行

歯牙歯周の病態……37, 38
歯科臨床を時間軸のなかでみる……131
時間軸……14, 18, 130, 131, 137, 155
時間による再評価……155, 238
歯頸ライン……89, 90, 167, 173, 175, 177, 178
歯周組織と調和した歯冠修復……163, 166, 169, 170
歯周組織の治癒像……84, 85
歯周組織の内部環境と外部環境……86, 87
歯周組織のマネジメント……166, 167, 171
疾患の背景にある流れを診る……133
歯列咬合の病態……31
神経筋機構……26, 121, 212
神経生理学的視点からみた力の問題……121
審美的要求に対する歯冠修復……166
睡眠時ブラキシズム……106, 109, 110, 112, 121, 212, 219, 222
生活環境と口腔内環境……134

生物学的幅径……87, 88, 89, 90, 164, 171

正貌セファロ……20, 21

生理的・加齢的変化……234, 236

早期接触……33, 34, 35

総合的診断（の基本概念）……54

側貌セファロ……20, 21

た行

代償（コンペンセイション）……54, 56, 130, 237

ダウエルコア……160

タッピング……31, 34, 35

力のコントロールの要素……99, 100, 106

中心滑走……34, 35

治療介入の是非……54, 60, 70, 77, 204

治療の予後に影響を与える要因……141

適応（アダプテーション）……54, 56, 57, 58, 59, 60, 61, 62, 68, 69, 130

適応的な歯牙移動……56, 57, 58, 59, 60, 130

な行

ナラティブ……134, 137

は行

バイオタイプ……163, 165, 168

非作業側の咬合干渉……52

病態分析……14, 20, 39

病的な歯牙移動……56, 57, 58, 59, 186

病的な歯周組織……81

病的変化……234, 235, 236

ファイナルレストレーション……181, 182, 183, 221

フィニッシュライン……162, 164, 165

フォローアップ……234

ブラキシズム……27, 101, 106, 108, 109, 110, 111, 112, 118, 120, 121, 222

プロビジョナルレストレーション……180, 181, 182, 198, 199, 200, 218, 219, 220

崩壊する歯列と崩壊しない歯列……138

崩壊をいかにマネジメントするか……146

包括的歯科診療……8, 226

包括的な診断と治療に関する概念図……53

ホメオスターシス機構……56, 58

ま行

メインテナンス……230, 232

ら行

リスク評価……131, 134, 137, 138

リマージニング……163, 227

リモデリング……56, 130

英数字

Facial pattern……21, 22

Hyper functional force……100, 101

Life is Adaptation……57

Over treatment vs. Under treatment……204

Posterior bite collapse……186

Skeletal class……21, 22, 23

■著者略歴

小川廣明（おがわ ひろあき）

1974 年　大阪歯科大学卒業
1980 年　小川歯科医院開院
　　　　一〇会（山口歯科臨床研究座談会）会員
　　　　一〇会ベーシックコース主宰、現在 20 期
　　　　小川塾主宰

··

小川歯科医院
〒 745-0823　山口県周南市周陽 2- 2-16
TEL：0834-28-6062

包括的歯科診療入門
現象と時間の視点から

発行日	2017 年 11 月 1 日　第 1 版第 1 刷
著　者	小川廣明
発行人	濱野　優
発行所	株式会社デンタルダイヤモンド社
	〒 113-0033 東京都文京区本郷 3- 2-15 新興ビル
	電話 = 03-6801-5810 ㈹
	https://www.dental-diamond.co.jp/
	振替口座 = 00160-3-10768
印刷所	株式会社エス・ケイ・ジェイ

©Hiroaki OGAWA, 2017
落丁、乱丁本はお取り替えいたします

● 本書の複製権・翻訳権・上映権・譲渡権・公衆送信権（送信可能化権を含む）は㈱デンタルダイヤ
モンド社が保有します。
● JCOPY 〈㈳出版者著作権管理機構　委託出版物〉
本書の無断複写は著作権法上での例外を除き禁じられています。複写される場合は、そのつど事前に㈳
出版者著作権管理機構（TEL：03-3513-6969、FAX：03-3513-6979、e-mail：info@jcopy.or.jp）の
許諾を得てください。